职业技能等级认定培训教材

供老年人能力评估师、老年机构服务人员、大中专老年护理学专业学生使用

老年人能力评估师

主　审　李增宁

主　编　雷　敏　陈海英

副主编　骆　彬　谢　颖　赵　燕　王冰飞　杨惠霞

人民卫生出版社

·北　京·

图书在版编目（CIP）数据

老年人能力评估师 / 雷敏，陈海英主编. — 北京：
人民卫生出版社，2023.5
ISBN 978-7-117-31728-3

Ⅰ. ①老… Ⅱ. ①雷… ②陈… Ⅲ. ①老年人–健康
状况–评估–技术培训–教材 Ⅳ. ①R161.7

中国版本图书馆 CIP 数据核字（2021）第 101038 号

人卫智网	**www.ipmph.com**	医学教育、学术、考试、健康， 购书智慧智能综合服务平台
人卫官网	**www.pmph.com**	人卫官方资讯发布平台

老年人能力评估师
Laonianren Nengli Pinggushi

主　　编：雷　敏　陈海英
出版发行：人民卫生出版社（中继线 010-59780011）
地　　址：北京市朝阳区潘家园南里 19 号
邮　　编：100021
E - mail：pmph @ pmph.com
购书热线：010-59787592　010-59787584　010-65264830
印　　刷：北京汇林印务有限公司
经　　销：新华书店
开　　本：787×1092　1/16　印张：22
字　　数：535 千字
版　　次：2023 年 5 月第 1 版
印　　次：2023 年 7 月第 1 次印刷
标准书号：ISBN 978-7-117-31728-3
定　　价：68.00 元

打击盗版举报电话：010-59787491　E-mail：WQ @ pmph.com
质量问题联系电话：010-59787234　E-mail：zhiliang @ pmph.com
数字融合服务电话：4001118166　E-mail：zengzhi @ pmph. com

编 者 （按姓氏笔画排序）

马卫国　华北制药集团有限责任公司

王冰飞　河北医科大学护理学院

王翠香　石家庄理工职业学院

付　钊　河北省直属机关第一门诊部

毕宏观　河北省第八人民医院

杜国英　河北省优抚医院

杨惠霞　石家庄市第三医院

陈海英　河北医科大学护理学院

周　强　河北医科大学第三医院

赵　燕　河北医科大学护理学院

骆　彬　河北医科大学第一医院

谢　颖　河北医科大学第一医院

雷　敏　河北医科大学第三医院

河北省健康职业培训教材评审委员会

前言

目前,我国已经进入老龄化社会的快速发展阶段,为适应国家老龄事业和养老服务发展的需求、规范老年人能力评估师的从业行为、引导老年人能力评估师职业教育培训方向、全面落实老年人能力评估师从业人员国家职业资格证书制度、推动老年人能力评估师职业技能鉴定工作的开展,以人力资源和社会保障部制定的《老年人能力评估师国家职业技能标准》(2020年版)为纲领编写本书,用于老年人能力评估师职业考核以及行业培训。

本书紧贴考试要求,内容上体现"以岗位需求为导向,以职业能力为核心"的指导思想,本着"通俗易懂、简练实用"的原则,将教材分为两部分,即基础知识和技能操作上下两篇。其中,上篇包括老年人能力评估、老年人能力评估师、老年人综合评估、老年人常见病症、老年人慢病管理、老年人的安全与环境、老年人康复、老年人能力评估相关知识等八章内容,应用言简意赅的语言和文字,使初学者能在短时间内掌握老年人能力评估中所涉及的相关知识,并针对老年人常出现的一些问题提供理论指导。下篇包括评估准备与信息采集利用、日常生活活动能力、日常身体活动能力、认知功能与精神状态、感知觉与沟通能力、社会参与能力、能力评估等级评定与报告撰写、环境评估、需求评估、能力康复建议、健康与风险教育、培训指导与研究、评估质量监控与管理等十三章内容,详细阐述了老年人能力评估的步骤、方法及技巧,按照评估程序和标准对评估的内容给出准确判断,使评估师通过培训能熟练掌握该技能,并可应用到实际工作中。

本书不仅可作为老年人能力评估师、老年机构服务人员、大中专老年护理专业学生培训及学习的专用教材,还可给相关从业者提供翔实的学习资料。

本书由老年诊疗、康复、护理等多位专家共同努力编写而成,在编写过程中得到了河北省人力资源和社会保障厅职业技能鉴定指导中心、河北医科大学等单位的指导和大力支持,在此表示衷心感谢。

由于编写时间仓促,错误在所难免。但我们遵循教学相长的原则,今后还要不断改善与补充,也希望关注老年人能力评估人才培训的有识之士能继续给予关注和提出宝贵意见。相信在社会和每一名热爱老年事业人士的共同努力下,一定会培养一批德艺双馨的老年人能力评估人才,以进一步保障和促进老年人健康事业的迅速发展。

雷 敏 陈海英

2023年5月

目 录

下篇　技能操作

上篇 基础知识

第一章

老年人能力评估概论

学习目标

认识与记忆：

1. 掌握老年人能力评估的定义和特点。

2. 熟悉我国老年人能力评估的国家标准。

3. 了解国外养老服务评估经验及我国养老服务评估工作的发展现况。

理解与运用：

1. 理解并遵循老年人能力评估原则做好评估工作。

2. 理解并运用老年人能力评估的基本设计原则。

3. 理解和根据老年人能力评估的基本步骤、常用服务流程做好评估工作。

目前我国已进入老龄化社会快速发展阶段。2022年9月20日，国家卫生健康委员会召开新闻发布会指出，截至2021年年底，全国60岁及以上老年人口已达2.67亿，占总人口的18.9%；65岁及以上老年人口达2亿以上，占总人口的14.2%。预计"十四五"期间60岁及以上老年人口总量将突破3亿，占比将超过20%，进入中度老龄化阶段；2035年左右，60岁及以上老年人口将突破4亿，在总人口中的占比将超过30%，中国将进入重度老龄化阶段。庞大的老龄人口给国家和社会带来了沉重的负担，如何有效应对人口老龄化带来的长期护理服务需求，实现有限资源的最优化利用，成为亟待解决的问题。

第一节 老年人能力评估的定义和特点

一、老年人能力评估的定义

由于老年人逐步衰弱与衰老而产生的特殊身心状态，老年人能力不再是特定工作技能或技术的体现，而是日常生活活动能力、心理状态及社会参与程度等相互作用的结果。老年人能力的改变极大地影响着老年人的生活质量。

1. **老年人能力** 老年人能力是指老年人的生理状态、心理状态、社会参与程度等多种因素共同作用的结果。

2. 评估 评估是指根据某种目标、标准、技术或手段,对已有信息,按照一定的程序,进行分析,判断其结果和价值的一种活动。

3. 老年人能力评估 老年人能力评估是指评估人员通过使用专业的能力评估工具,对老年人的生理、心理和社会状态进行评价,进而确定老年人能力等级。它是通过老年人生活自理的表象作出评估,主要用于老年照护服务的等级划分。老年人能力评估的专业人员,包括医疗辅助服务人员、健康咨询服务人员、康复矫正服务人员、公共卫生辅助服务人员、生活照料服务人员、保健服务人员、其他健康服务人员等相关职业专门人才。专业的评估人员一般分别从日常生活活动能力、认知功能和精神状态、感知觉与沟通能力、社会参与能力4个方面,对老年人各项能力进行评估,分别得分,相加确定老年人能力评估最终等级。按能力完好程度将老年人划分为4个等级:能力完好、轻度失能、中度失能和重度失能。老年人能力评估为准确量化老年人真正需求和合理配置养老服务资源提供了科学依据。

二、老年人能力评估主体与方法

1. 评估员 是指具备评估相关专业技能,能对老年人能力进行全面测试和评估者。评估员应具有老年人能力评估师证书,并经考核合格后持证上岗。

2. 评估机构 老年人能力评估机构一般为老年照护机构、第三方保险公司、社保机构或专门的第三方评估机构。其中,老年照护机构最易被认定为评估机构,因为机构很容易获得有资格的老年人能力评估员和评估专家,其他机构要成为评估机构,应获得人力资源和社会保障部的资格认证或委托,负责委派、指定或聘请评估员对老年人能力进行评估。如果评估机构本身是属于结果的利益相关方,则必须实施回避原则。

3. 评估方法 通过测试、观察、询问、查找等方法综合评价一级指标,最后形成对老年人能力的判断,确定老年人的能力等级。

三、老年人能力评估的特点

1. 侧重于老年人能力的评估 老年人能力评估,是对老年人晚年期老化过程的客观评价,注重的是能力,如生活能力、自理能力、生存能力,以及生活能力康复等。对老年人能力客观准确的评估是对老年人长期照护和基础照护服务的基础。

2. 老年人能力评估专业性强 老年人能力评估融合了多学科如社会学、医学、心理学、社会工作、法律等各专业知识体系,这样才能全面洞察老人的客观行为、与老人进行有效交流、准确分析数据、客观评价老人能力,成为一名优秀的老年人能力评估师。

3. 老年人能力评估内容广泛 老年人能力评估的内容主要包括一般医学评估、身体功能评估、精神心理评估、感知觉与沟通能力评估、社会评估等。

(1)医学评估类同传统意义上的医学诊断,它是一种以疾病为中心的诊疗模式,评估的目的在于确定患者有何种疾病以及疾病的严重程度。

(2)身体功能评估通常是评估老年人的日常生活能力。比如对老年人进食、洗澡、修饰、穿脱衣服、大小便控制、如厕、床椅转移、平地行走、上下楼梯等能力的评估。

(3)精神心理评估主要是对老年人进行认知功能和情绪状态等的评估。比如画钟实验等。

(4)感知觉与沟通能力评估主要包括对老年人进行意识水平、视力、听力、沟通交流能力的评估。

（5）社会评估主要是对老年人进行社会参与能力的评估，比如生活能力、工作能力、时间/空间定向力、人物定向力和社会交往能力等方面的评估。

第二节 老年人能力评估的理论和国家行业标准

一、相关理论

老年人生活能力及生活需求评估及体系的建立，理论基础为奥瑞姆自理理论及马斯洛的人类基本需要层次理论。

（一）奥瑞姆自理理论

自理理论是国际上最富影响力的护理理论之一。属于广域性理论，由美国护理理论家奥瑞姆提出。该理论由三部分组成，即自理理论、自理缺陷理论和护理系统理论，其中自理理论解释什么是自理，人有哪些自理需求；自理缺陷理论是其该理论的核心，解释什么人什么时候需要护理的问题；护理系统理论则阐述如何通过护理系统帮助个体满足其治疗性自理需求。

1. 自理理论　在自理理论中，奥瑞姆重点说明了什么是自理，人有哪些自理需要，哪些因素会影响个体的自理能力。

（1）自理：也称为自护、自我护理或自我照顾。自理是个体为维持生命，确保自身结构完整和功能正常，促进健康与幸福而采用的一系列自我调节行为和自我照护活动。自理可以通过学习和经他人的帮助、指导而获得。自理是一系列连续的、有目的的活动。正常成年人都能进行自理活动。自理活动贯穿于人的日常生活中，但儿童、老年人、残疾人等由于各种原因导致个体的自理活动受限，就需要依赖他人的照护来完成。

自理活动包括进食、穿衣、洗漱等日常生活，也包括社会交往、适应环境变化等方面的个体活动。每一种具体的自理活动，都会涉及一系列环节，任何一个环节不能有效进行，都会对个体产生影响，而且每个人所采取的实际行动也是不同的。

（2）自理能力：是指个体从事自理活动或实施自理行为的能力。这种能力大小与年龄、发展水平、生活经历、文化背景、健康状况及可获得的资源、条件等因素有关。不同的人，甚至同一个人处于不同的发展阶段或健康状况下，其自理能力均有所不同。奥瑞姆认为人的自理能力包括以下10个方面：①维持并训练对影响个体内外部环境的因素保持警惕的能力；②对执行自理活动的身体能力的控制能力；③对执行自理活动的躯体运动的控制能力；④在自我照顾框架范围内的推理能力；⑤目标指向自我照顾的行为动机；⑥作出并执行自理决策的能力；⑦获得、保持并运用有关自理所需的技巧性知识；⑧完成自理活动所需的认知、感知、操作、沟通等全部技能；⑨有效安排自理活动的能力；⑩寻求恰当社会支持和帮助的能力。正常情况下，成人的自理能力足以使其完成对自我的护理。而对于儿童、老年人、残疾人等需要他人提供照顾。

2. 自理缺陷理论　自理缺陷理论（theory of self-care deficit）是奥瑞姆自理理论的核心。在该部分奥瑞姆重点阐述了个体什么时候需要护理。奥瑞姆认为当个体的自理能力不足以满足其治疗性自理需要时，个体就出现了自理缺陷，此时就需要护理的介入和帮助。个体出现自理缺陷的主要原因可能是个体因病导致其自理能力下降;或自理需要增加,使其自理能力低于治疗性自理需要;或个体不能完成所有自理活动时,就需要他人的帮助。

3. 护理系统理论　奥瑞姆的护理系统理论阐述了如何通过护理系统来帮助个体克服自身缺陷,满足自理需要,即解释了如何提供护理帮助的问题;护理系统要有护士根据患者的自理需要和自理能力而设定。奥瑞姆依据个体自理缺陷的程度设计了三种护理补偿系统:

(1)全补偿系统:服务对象完全没有自理能力,需要照护者给予全面帮助,满足其所有的基本需要。

(2)部分补偿系统:服务对象自理能力部分缺陷,需照护者给予适当帮助。照护者和服务对象均需参与自理活动。照护者一方面补偿服务对象的自理缺陷,另一方面需要发挥其服务对象的主动性,帮助其提高自理能力。

(3)支持教育系统:当服务对象通过学习后才能具备完成某些自理活动的能力时,照护者需为患者提供教育、支持、帮助,以促进患者自理能力的提高。

(二)马斯洛的人类基本需要层次理论

1. **基本理论**

马斯洛的人类基本需要层次论是由美国人本主义心理学家亚伯拉罕·马斯洛在1943年提出。马斯洛将人的需要分为七个层次,两个水平,按其重要性和发生的先后顺序,由低到高依次为生理需要、安全需要、爱与归属需要、尊重需要、求知需要、审美需要和自我实现需要,其中前四位为基本需要,后三位为成长需要。

(1)生理需要(physiological needs):指维持生存及种族延续的最基本的需要,包括空气、适宜温度、避免疼痛、休息和活动、性等。生理需要是人类最基本、最强烈、最具有优势的需要,是其他需要产生的基础。对于处于饥饿状态的人来说,其对食物的需要可能要比对安全、爱、自尊的需要更为强烈。如果这些需要不能得到满足,人类的生命就会受到威胁,继而会影响个体追求高层次的需要。

(2)安全需要(safety needs):指希望受到保护、免遭威胁,从而获得安全感。安全需要是在生理需要得到相对满足后显露出来,包括对组织、秩序、安全感和可预见性等的需要。处于这一需要层的人最主要的目标是减少生活中的不确定性,以确保自己能生活在一个免遭危险的环境中。如果安全需要得不到满足,个体可出现焦虑、恐惧、害怕等负性情绪体验以及寻求安全的行为等。

(3)爱与归属需要(love and belongingness needs):指被他人或群体接纳、爱护、关注、鼓励及支持的需要。包括得到和给予两个方面。处于这一层次的人需要被别人爱,希望被他人和社会集体接纳,建立良好的人际关系等。如果这一需要得不到满足,个体会感到空虚、孤独、寂寞、被遗弃等。

(4)尊重需要(esteem needs):在前三种需要得到基本满足后出现,包括自尊与他尊方面。自尊需要指个体渴求能力、信心、成就、实力等。他尊需要指个体希望得到别人的尊重、认可、赞赏等。尊重需要得不到满足,个体就会失去自信,怀疑自己的能力和价值,产生自卑、懦弱、无能等感受。

(5)求知需要(needs to know):指对己、对人、对周围事物有所了解和探索的需求。求知主要源于人的好奇心,学习和发现未知的东西会给人带来满足和幸福。

(6)审美需要(aesthetic needs):指对美好事物欣赏并希望周围事物有秩序、有结构、顺自然遵循真理等心理需求。马斯洛认为,人需要美正如人需要饮食一样,美有助于人变得更健康。

(7)自我实现需要(needs of self-actualization):指个体希望最大限度地发挥潜能,实现自我价值。自我实现需要是在其他需要获得基本满足后才出现,是最高层次的需要。处于这一需要的人努力发挥自己的潜能,努力实现理想。自我实现是人们追求和奋斗的终极目标,并不是所有人都能达到真正的自我实现。

2. 各层次需要之间的关系　马斯洛认为,人类的基本需要具有层次性,且相互关联。

(1)需要的满足过程逐级上升:较低层次需要的满足是较高层次需要产生的基础。低层次需要需优先满足,当低层次需要得到基本满足后才会追求高层次需要。古人"仓廪实而知礼节,衣食足而知荣辱"正反映了此道理。

(2)各种需要需满足的紧迫性不同:有的需要必须立即满足,如对氧气的需要。有的需要可暂缓或长久地延后满足,如休息、饮食、尊重的需要等。但这些需要始终存在,最终都需要得到满足。

(3)各层次需要相互依赖、可重叠出现:较高层次的需要并不是在较低层次的需要完全得到满足后才出现,而是随着较低层次需要的不断满足和基本满足后就会逐渐出现。这一过程一般遵循从无到有、由弱到强、逐步发生的规律。前后层次之间往往会有重叠。

(4)各种需要的层次顺序并非固定不变:不同的人,在不同的条件下各需要的层次顺序会有所不同,最明显、最强烈的需要应首先得到满足。古人"饿死不受嗟来之食"即体现了人为维护自尊的需要而放弃生理需要的满足。

(5)需要的层次越高,其满足方式和程度的个体差异性越大:人们对空气、食物和睡眠等生理需要的满足方式基本相同,但对尊重、自我实现等较高层次需要的满足方式,却因个人的性格、教育水平和社会文化背景的不同而有较大的差异。

(6)基本需要满足的程度与健康密切相关:生理需要的满足是维持生存和健康的必要要求,有些高层次的需要虽然并非生存所必需,但能促进生理功能更加旺盛,如果不被满足,会产生焦虑、恐惧、抑郁等负性情绪,导致疾病发生。

二、我国养老服务评估工作的发展现况

随着我国人口老龄化的到来,老年人对日常生活照料、医疗护理、精神慰藉等服务的需求越来越迫切,如何应对快速增长的养老服务需求成为我国必须解决的难题之一。"十三五"规划中强调开展应对人口老龄化行动,加强顶层设计,构建以养老服务、社保体系、健康保障、社会参与等为支撑的人口老龄化应对体系,统筹规划建设公益性养老服务设施,支持面向失能老年人的老年养护院、社区日间照料中心等设施建立。因此,对养老服务业老年人服务需求评估势在必行。

(一)香港和台湾地区

香港和台湾地区较内地/大陆而言,香港和台湾地区老龄化进程相对较早,早年借鉴欧美等发达国家的经验,已形成了比较完善的照护体系。在香港地区:一方面,政府很注重发展机构养老,发布《安老院条例》用于规范养老服务;另一方面,香港于1997年引入美国 Inter RAI 评估工具,经过香港大学的翻译和矫正,最终形成"安老服务统一评估机制",规定由专

业的认可评估员对老年人的生理功能、自理能力、认知行为、情绪、社会支持、家庭支援等方面进行全面评估并分级,目前已得到国际认可。由于人口老龄化的压力,20 世纪 80 年代末 90 年代初,台湾地区逐渐形成了长期照护理论,并于 2007 年颁布"长期照顾十年计划",规定每个要进入机构享受养老服务的老年人均应接受日常生活活动(ADL)、工具性日常生活活动(IADL)、感知感觉(MMSE)、营养评估(MNA)等多方面的综合评估,从而将其分为轻度、中度、重度失能 3 个等级并协调护理服务内容。

(二)内地/大陆

国家发布相关规范和标准 我国民政部于 2001 年 2 月颁布了《老年人社会福利机构基本规范》,指出要对老年机构的老年人进行科学分级护理——规定社会福利机构根据老年人的日常生活行为将老年人划分为自理老人(提供一般照护)、介助老人(提供半照护)和介护老人(提供全照护)3 个等级,并规定每个级别相对应的护理内容,主要包括清扫房间、整理床单、整理衣物、整理仪表、口腔护理、二便护理等生活护理,但各等级的划分标准并未作出详细的规定。

2009 年,民政部将《老年人能力评估》标准列为行业标准项目,经过几年的策划、编写、认证、调研论证、讨论修改和标准审定,制定《中华人民共和国民政行业标准》(MZ/T 039-2013)于 2013 年 8 月发布,10 月 1 日实施。该标准面向需要接受养老服务的老年人,由专业的评估人员填写老年人基本信息,然后分别从日常生活活动能力、精神状态、感知觉与沟通能力、社会参与能力 4 个方面,对老年人的能力进行综合评估,确定老年人能力初步等级。标准的制定为我国老年人能力评估提供了统一、规范和可操作的评估工具,是实现科学开展老年人能力评估工作的基础。

2013 年 9 月,中央相继出台了《国务院关于加快发展养老服务业的若干意见》服务评估指标体系,以此规范和推动养老服务产业,使各相关部门和机构在开展老龄工作时目标明确且有据可依。

三、我国养老服务评估展望

随着人口老龄化的发展,高龄、独居和患有慢性疾病等需要长期照料的老年人数量迅速增加,给政府带来了沉重的负担,构建适合于我国的养老机构评估体系迫在眉睫。我国目前拟建立以居家养老为支撑、社区养老为依托、机构养老为补充的社会化养老服务体系,但因起步晚,基础薄弱,尚未从根本上解决老年人的照护需求问题。近年来,国内养老服务评估的应用研究逐步兴起且发展迅速,许多医疗机构与养老机构或护理机构联合,试图建立医院—社区—居家间的无缝转诊或无缝对接服务。我国急需将老年综合评估技术全面系统地应用于养老服务体系建设,以保证老年人养老评估体系的快速构建,使不同级别的老年人得到及时、有效的救助。我国养老服务业的专业评估处于起步阶段,需要借鉴日本、澳大利亚、美国和瑞典的养老服务体系建设经验,科学界定老年人服务需求类型,给予老年人个性化的照护服务。

针对我国养老体系有待完善及养老服务评估发展的现状,我国应尽早建立养老服务评估体系,具体应做好以下工作:

1. 加强养老服务评估体系建设的顶层设计,建立多部门相互协作机制 应尽早建立并不断完善我国养老服务评估体系的相关法律、法规,只有相关法律、法规的出台,才能从整体上推进我国养老服务评估体系的建立。国家民政部、国家卫生健康委员会、人力资源和社会保障部(以下简称"人社部")及财政部等相关部门应联合推行统一的养老评估制度,以解决与养老服务相关的诸多问题,实现多部门协作、总体调控、资源共享、责任共担的综合运行机制。

2. 形成全国统一的养老服务评估标准与服务规范　评估内容应包括老年人的一般医学评估、躯体功能评估、精神心理评估、社会经济状况评估、生活环境与居家安全评估、生活质量评估、常见老年综合征和老年照护问题的评估等,也应包括对老年人家庭和照顾者的评估。应由国家民政部和国家卫生健康委员会牵头,建立全国统一的养老服务业老年综合评估标准和服务规范。

3. 加强养老服务评估人才队伍的建设　老年人能力评估师应对老年人的养老服务需求、健康状况和功能状况作出全面的、符合实际的评估。在评估服务中应引入第三方的监督管理机制。建立专业的评估团队,有利于提高评估的质量和老年照护服务水平。培养专业、相对稳定的评估人员队伍,应建立长效培训机制,对评估员进行资质认证,逐步使评估人员纳入国家职业行列,更好地促进养老服务业老年人能力评估向职业化发展。

4. 实现数据资源的共享服务　老年人的健康状况和能力评估结果不仅可以帮助老年人进行养老服务选择、辅具配置、家庭无障碍设施改造和长期护理保险的申请,也可辅助国家和政府进行养老服务资源的配置、宏观决策的制定和养老津贴的发放等。

5. 建立统一的信息化管理平台　评估是一个动态的过程,评估结果需要动态化的管理,只有建立统一的信息化管理平台,才能比较系统地记录老年人不同时期的健康状况和功能状况,实现老年评估数据的动态化管理,从而为政府部门进行统一的资源调配和评估监管提供数据支撑;也只有建立统一的大数据和云管理平台,才能实现不同管理部门、不同服务机构、不同服务人员之间的资源共享服务。

总之,我国的养老服务评估体系的建设任重而道远,需要多部门的共同协商和密切协作,需要医疗机构和养老机构之间充分结合或有效融合,需要医护工作者和养老照护工作者的密切配合和鼎力支持,才能为老年人提供科学、合理、综合、高效的医养结合服务。

第三节　老年人能力评估的科学基础

一、老年人能力评估的主要原则

1. 权益优先,平等自愿　坚持老年人权益优先,把推进养老服务评估工作与保障老年人合法权益,把社会服务和社会优待结合起来。坚持自愿平等,尊重接受评估的每位老年人的意愿,加强隐私保护。

2. 政府指导,社会参与　充分发挥政府在推动养老服务评估工作中的主导作用。进一步明确部门职责,建立完善的资金人才保障机制。充分发挥和依托第三方评估机构专业性优势,以政府购买服务等方式,支持专业评估机构,特别是本地具备一定能力的公益性社会组织,承接养老服务评估等工作。强化社会监督,提升评估工作的社会参与度和公信力。

3. 客观公正,科学规范　坚持以 2013 年民政部发布的《老年人能力评估》(以下简称"标准")和2020 年人力资源和社会保障部制定的《老年人能力评估师国家职业技能标准》为准则,统一工作规程和操作要求,保证结果真实准确。坚持中立公正的立场,客观真实地反映老年人能力等级和服务需求。

二、老年人能力评估的基本设计原则

（一）科学设置老年人能力评估指标

根据 2013 年民政部"标准"中 4 个一级指标，本教材设置了技能操作的指标体系。民政部"标准"不仅相对清晰地描绘出老年人的身心状态，而且勾勒出了老年人能力评估师的职业特点，从科学客观的角度确定老年人的最终能力等级。

（二）设置评估指标的必要性

老年人能力评估所涉及的领域比较广泛，涵盖着医疗、福利、心理、社会等方方面面的知识，各领域间虽有相关性，但是不能忽视每一个领域的独立性。例如，A 老年人有抑郁症状，不爱说话也不爱活动，但是这并不能直接判定 A 老年人沟通交流能力、社会交往能力一定非常薄弱。三者之间虽有一定的相关性，但却没有必然联系。若把抑郁症状、沟通交流能力、社会交往能力三个评估指标项目都放在一起进行评估，难免会出现所选结果前后矛盾的情况，导致评估结果准确性遭受质疑。

（三）老年人能力评估结果的判定

老年人能力等级结果的判定是界定能力等级的客观依据，其判定方法不只是将每一项目的得分进行相加，由分数高低来判定，而是在实验数据的基础上得出的综合判定方法来确定老年人能力初步等级（"感知觉与沟通能力"的判定方法同理），再结合等级变更条款得出老年人能力最终等级。最终评估结果包含了老年人实际复杂的身心状态、精神状态和生活能力，每个指标对最终评估结果均具有较大影响，所以对于每项指标要准确描述。

第四节　老年人能力评估的基本步骤和常用服务流程

一、老年人能力评估实施细则

（一）确定评估频次

按评估时间，能力评估主要分为首次评估（准入评估）和持续评估（跟踪式评估）。

首次评估是指接受养老服务前的准入评估，由经人力资源和社会保障部认证、授权的第三方社会组织、专业评估机构负责实施。

持续评估是指接受养老服务后的跟踪式评估，除第三方社会组织、专业评估机构外，也可由养老服务机构内部持有人力资源和社会保障部颁发的老年人能力评估师职业资格证书的专业人员负责实施。若无特殊变化，至少每 12 个月定期评估一次。若出现特殊情况导致能力发生变化，应进行即时评估。

（二）确定评估人员

1 名老年人，应由 2 名评估员同时进行评估。若老年人在评估过程中发生突发状况，且该状况会直接或间接影响到评估结果时，应中止评估，与老年人（或家属）进行协商，待老年人情况稳定后另择他日再次进行评估。

（三）确定评估日期

若原计划评估日，遇到老年人刚接受完治疗、因患病刚出院不久等身心状态尚未稳定的情况时,根据情况严重程度,可与老年人(或家属)进行协商,待老年人情况稳定后另择他日再次进行评估。

二、老年人能力评估工作的基本步骤

(一)评估日程的调整、确定

1. 评估员需提前与提出申请的老年人本人、代理人或监护人取得联系,调整、确定实施能力评估的日期。

2. 能力评估需在成功受理老年人的申请资料30日内完成。若评估的实施因不可抗因素造成延期,也需尽可能不影响后续审核工作。

3. 评估过程中需与老年人本人及其主要照护者、家属进行沟通,尽可能选择至少有一名家属在场的时间进行评估。若无家属陪同,须在"特殊事项"中如实写明。

(二)评估场所的选择、确定

1. 评估工作尽可能在老年人日常居住场所完成,如家、医院、社区服务机构等。若日常居住场所与申请资料中所填写的地址不同,评估员必须提前进行核实。

2. 在除"家"以外的场所,如医院、养老机构等,必须与相关负责人员进行沟通、核实,确定老年人日常生活环境。在核实沟通过程中,要注意对老年人隐私的保护。

3. 评估场所内具备至少3把椅子、1张桌子。评估师需提前与老年人或其家属进行确认是否具备该条件或是否有能力准备,若不具备该条件,评估员需提前准备,确保评估当日顺利评估。

4. 评估环境应安静、整洁、光线明亮、空气清新、温度适宜。

5. 若使用老年人能力评估软件等信息化工具进行评估,则必须事前对评估场所的网络覆盖状况进行调查、测试,确保系统正常运行。

(三)评估携带物品要求

1. 评估师进行评估时要佩戴人力资源和社会保障部颁发的评估师证。

2. 条件允许的情况下,准备4~5个移动台阶,台阶的踏步宽度不小于0.30m,踏步高度为0.13~0.15m,台阶有效宽度不应小于0.90m走道扶手安装高度为0.8~0.9m。

3. 若使用老年人能力评估软件等信息化工具进行评估,需携带安装了人力资源和社会保障部认可的正规老年人能力评估系统的平板电脑等便携式电子设备,备用纸质老年人能力评估表及特殊事项记录单表。

(四)询问方法及顺序

1. 询问用词礼貌得体,声音响亮,发音清晰,使用老年人容易理解的词语进行询问,尽可能不使用专业用语、缩略语等。

2. 老年人作答速度缓慢时,做到不催促、不强迫、不诱导,耐心聆听。

3. 每个评估员可根据自己的经验和实际情况,结合肢体语言、文字书写等多种形式循循善诱,营造轻松的作答氛围。

4. 评估员可根据实际情况决定评估项目的询问顺序,做到灵活、规范、完整。

5. 若遇到老年人无理由不配合评估工作时,可与老年人所在社区民政部门进行沟通,视情况作出调整处理。严重时,可根据实际情况将该老年人的能力评估申请作无效处理。

（五）注意事项

1. 评估开始前 ①评估员必须向老年人、陪同人员出示评估员证,说明此次评估的目的;②仔细检查评估辅助工具及评估场所的环境,确保安全无误。

2. 评估进行时

（1）在保证老年人安全的前提下,尽可能让老年人当场自主完成评估项目,如上下楼梯、床椅转移等动作。若出现条件不允许老年人当场示范评估动作,或评估员根据经验认为老年人当场示范动作与平常实际情况有出入时,须在"特殊事项记录单"中详细地写明实际情况、判断理由、通常状态等。

（2）尽可能直接对老年人居住的周边环境进行观察,对老年人本人及陪同人员进行直接询问,有条件时可要求老年人提供其他参考资料。综合所见所闻,完成评估表。

（3）条件允许的情况下,尽可能分别与老年人、其主要照护者、家属进行沟通交流。个别情况下,可进行多次访谈。建议评估员与每个人私下沟通,避免当面多人讨论。如果出现对同一个问题,老年人、其主要照护者和家属答案不一的情况时,评估员需根据常识和经验进行综合判断并得出结论。必要时,需在"特殊事项记录单"中如实进行备注说明。

（4）若使用老年人能力评估软件,评估时系统会自动进行各级指标选项间的逻辑校正。原则上,以评估软件的逻辑校正标准为准进行评估。但是,老年人的身心健康状态多种多样且受影响的因素较多,所以若碰到特殊情况时,评估员可根据自己的经验知识并结合老年人的实际情况另作判定。但必须在"特殊事项记录单"中如实写明实际情况、判断理由等为评估小组组长的最终判定提供有效参考。

3. 评估结束后 ①重点确认系统出现逻辑校正的项目,保证不存在人为错误而导致评估结果错误;②与老年人本人及陪同人员就评估项目存在疑问的地方,再次与老年人、陪同人员进行沟通确认,确保评估结果符合老年人的真实能力水平;③确定所有评估项目都完成且结果准确无误后,2名评估员进行签名。同时,老年人本人或陪同人员也需签名确认。

总之,评估员应时刻清楚自己的职责与工作任务,处处尊重老年人及陪同人员,礼貌待人。如果在评估工作中发生任何异常情况,如发现老年人可能存在受到虐待或漠视,或存在未被重视的急性病症等应第一时间通知相关负责单位(如管辖的民政部门、社区负责人等),以保证情况得到及时处理。

三、老年人能力评估的常用服务流程

1. 评估申请 老年人或代理人向养老机构或者专业评估机构(第三方机构)提交申请。无民事行为能力或者限制民事行为能力的老年人可以由其监护人提出申请。

2. 审核资料 养老机构或者专业评估机构(第三方机构)接收申请时,需审核资料。资料符合要求,进入评估环节;资料不足或有缺陷,需退还申请人补充。

3. 实施评估 两名评估员实施评估,具体见上述基本步骤。

4. 审核评估结果 评估小组组长通过对评估结果及特殊事项记录单等资料的审核,发现有选项前后矛盾、评估员的判断不符合老年人的身心状况等现象,应通知责任评估员及老年人进行复评,以免影响到评估结果的准确性。

5. 确定评估结果 告知老年人或代理人结果。若老年人或代理人对结果提出质疑,需向地方人力资源和社会保障部门提出申请复核,重新评估。

6. 老年人或代理人认可结果后,在养老机构或者专业评估机构(第三方机构)进行备案,申请照护。

(陈海英)

推 荐 阅 读

1. 郭红艳,王黎,王志稳,等. 老年人能力等级划分方式的研究. 中国护理管理,2013,13(09):35-38.

2. 田兰宁. 老年人能力评估基础操作指南. 北京:中国社会出版社,2016.

3. 田兰宁. 老年人能力评估师职业前景分析. 中国社会工作,2020(26):26-27.

4. 宋岳涛. 老年综合评估. 2 版. 北京:中国协和医科大学出版社,2019.

5. 王燕君,朱远,张沁,等. 国内外养老机构分级护理现状及我国的构建思路. 中国全科医学,2017,20(34):4224-4228.

6. 吴仕英,肖洪松,董韵捷. 生活能力评估技术. 北京:中国纺织出版社,2019.

7. 伍欣. 全国政协委员王海京建议让社会组织在老年人能力评估中发挥枢纽作用. 中国社会组织,2018(06):12.

8. 于雨倩. 居家养老中老年人的能力评估及影响. 名医,2017(03):86-87.

9. 中国人力资源和社会保障部. 老年人能力评估师国家职业技能标准(2020版). [2020.09.20]. http://www.tyak-agedcare.com/news/qyxw/726.html.

10. 中华人民共和国民政部. 老年人能力评估(MZ/T 039—2013). [2020.09.20]. http://www.mca.gov.cn/article/gk/wj/201805/20180500009037.shtml.

第二章

老年人能力评估师概论

学习目标

认识与记忆：

1. 掌握老年人能力评估师职业守则。

2. 掌握老年人能力评估师职业基本要求。

3. 掌握老年人能力评估师职业工作要求。

4. 掌握老年人能力评估师的工作风险管控。

5. 熟悉老年人能力评估师职业功能。

6. 熟悉老年人能力评估师职业素质要求。

7. 熟悉老年人能力评估师申报条件。

8. 熟悉老年人能力评估师考试权重要求。

9. 了解老年人能力评估师职业定义。

10. 了解老年人能力评估师职业等级。

11. 了解老年人能力评估师工作特点。

12. 了解老年人能力评估师职业道德。

13. 了解老年人能力评估师申报评价要求。

14. 了解老年人能力评估师的职业发展前景和面临的挑战。

理解与运用：

1. 理解老年人能力评估师职业功能。

2. 理解老年人能力评估师职业素质要求。

3. 理解老年人能力评估师职业守则。

4. 理解与运用老年人能力评估师的工作风险管控。

为适应国家老龄事业和养老服务发展需要，规范老年人能力评估师的从业行为，引导老年人能力评估师职业教育培训的方向，为老年人能力评估师职业技能鉴定提供依据，依据《中华人民共和国劳动法》和《中华人民共和国老年人权益保障法》，人力资源和社会保障部委托国合天宏企业管理集团有限公司共同组织有关专家，编写制定了《老年人能力评估师国家职业技能标准》，于 2020 年正式颁布。本章围绕老年人能力评估师概论的基础知识进行阐述。通过学习老年人能力评估师的职业概述、老年人能力评估师的职业申报和鉴定、老年人能力评估师职业的发展前景和面临挑战、老年人能力评估师的评估工作要求,老年人能力评估师的工作风险管控会对本职业有更深入的认识和理解,为职业能力学习提升、规划和发展提供方向。

第一节 老年人能力评估师的职业概述

我国是人口老龄化程度较高的国家,并且正处在快速发展阶段。在这种情况下,针对老年人开展能力评估,确定老年人照护等级,意义重大。老年人能力评估师这一职业的出现,可为养老机构、居家照护机构等提供专业的老年人能力评估,为精准的制定照护方案提供依据,并且政府也可根据不同的照护等级确定补助标准,根据失能老人数量、程度及时制定应对政策。

一、职业定义

老年人能力评估师,即为有需求的老年人提供日常生活活动能力、认知能力、精神状态等健康状况测量与评估的人员。

2020 年,人力资源和社会保障部发布了《老年人能力评估师国家职业技能标准》。其中包含了日常生活活动能力、认知功能和精神状态、感知觉与沟通能力、社会参与能力等方面评估。每个方面又各有多项细分指标。在有关部门制定的评估标准基础上,专业养老机构还需要针对服务特点、服务理念等因素升级自身评估标准,作为机构评估的依据,而这些工作都需要专业评估师来进行,以期为每位老年人提出个性化的照护建议、照护方案。

"老年人能力评估师"这一新职业的形成,使养老更加专业化、规范化、标准化、精细化。在养老体系中,进行老年人身体状况评估、确定护理等级、建立健康档案、制定护理措施等工作流程,每个节点都离不开评估师。通过老年人能力评估,真正掌握老年人身体、心理各方面的照护需求,可以合理分配有限的资源,科学地规划市场供给,有针对性地进行养老服务机构建设、养老专业人才培养等,更好地保障老年人的权益,并促进我国的养老行业在急速发展中走向专业化、规范化。

二、职业等级及功能

(一)职业等级

1. 三级老年人能力评估师/高级工。

2. 二级老年人能力评估师/技师。

3. 一级老年人能力评估师/高级技师。

(二)职业功能

老年人能力评估师因其职业等级不同,所承担的工作范畴及实施的职能有所不同,但对其技能要求和相关知识要求依次递进,高级别涵盖低级别的要求。

1. 三级老年人能力评估师　能对老年人一般情况、日常生活活动能力、认知功能和精神状态、感知觉与沟通能力、社会参与能力、居住环境、照护服务需求、社会参与服务需求进行评估和客观综合性分析,完成等级评定和报告撰写,并对老年人及照护者进行简单的健康教育和风险教育。

2. 二级老年人能力评估师 在三级评估师工作的基础上,能对老年人进行工具性日常生活活动能力、身体活动能力、适老环境、社会参与支持、特殊照护服务需求、社会支持服务需求、康复潜力进行评估和客观综合性分析;能针对老年人的特殊、复杂、突变等情况进行专项能力评估,并能正确复核评定结果;能根据老年人能力评估报告提出康复建议,并对老年人和照护者进行详细的健康教育和风险教育;能对三级评估师进行理论知识培训和技能培训指导。

3. 一级老年人能力评估师 在二级评估师工作的基础上,能对老年人进行特殊事项、综合情况、风险发生评估和客观综合性分析,并能对老年人的能力康复进行指导和康复效果评价;能完成能力评估开展工作中的质量、数据和应急管理;能对老年人个体或群体进行健康管理和风险教育;能对二级、三级评估师进行培训及工作指导;能开展老年人能力评估相关研究和科普推广工作。

三、职业特点

老年人能力评估师是面对每一位老年人开展的能力评估工作。开展老年人能力评估已经成为我国卫生事业发展的趋势,同时,随着我国人口老龄化的加剧、疾病谱与死亡谱的改变,探索适宜的老年人能力评估途径,是适应人民群众的需求,也是适应卫生服务的需求。

(一)老年人能力评估师工作特点

1. 社会需求量大 我国的社会养老服务体系建设正处于快速发展的关键时期,要积极与新形势、新任务、新需求相适应。保证统筹规划合理性、整体性及连续性。目前社区养老服务和养老机构供求量攀增,服务队伍专业化程度不断提高,医疗团队力量不断壮大,因此社会对老年人能力评估师的需求较大。

2. 与行业共同发展 在大数据互联网的环境下,信息化共享化也成了行业新形态。因此老年人能力评估师要与时俱进,掌握最新技术,提供准确服务,科学分配资源,规划市场供给,进而改善医疗服务质量,保障老年人权益。

3. 以促进健康为中心 随着医学模式由单纯的生物医学模式向生物—心理—社会医学模式的转变和人们对老年人群的理解与关注,老年人能力评估这一工作的重心将围绕着促进健康、预防疾病来展开。

4. 以个体为中心 老年人能力评估针对的对象是一个人,而不是以某种形式的社会组织或团体结合在一起的一群老年人。因此针对每一位评估的老年人,要按流程、按步骤、细心开展每一项工作,完成好信息采集、能力评估以及提出康复意见。要求其对所面对的每一个个体,都要全面细致地做好评估。

5. 进行综合服务 老年人的健康受多种因素的影响,能力评估则是衡量老年人综合能力的重要环节。能力评估不是独立的环节,其与其他因素密切相关,是综合服务的体现。能力评估要以评估能力、维护健康、促进健康的整体观点出发,对老年个体进行综合服务。

(二)老年人评估职业素质要求

老年人能力评估师应人格健全,身体健康,有爱心、耐心和责任心;具有一定的学习、理解、分析、判断和计算能力;具有较强的语言表达与沟通能力;空间感和形体知觉能力较强;视觉、听觉正常;四肢灵活,动作协调。并且具有以下显著特征:

1. 职业感强 区别与传统养老服务体系,老年人能力评估师要对每位老年人进行细致全面的评估,在医养结合的模式下,每一位老年人能力评估师要按照收集个人信息、进行身体能力状况评估、确定能力等级、建立健康档案、制订改善方案的工作流程,细致入微地实施每一步操作。

2. 丰富的专业知识 老年人能力评估师不仅要掌握医学知识,还应掌握信息、饮食、生活、环境、沟通、交流等知识,其次,由于能力评估的综合性,要求评估师不仅掌握如何评估相关知识,也要掌握如何教育及干预等相关知识。

3. 良好的心理素质 老年人能力评估师保持良好的心态,也能促使老年人去积极配合评估工作的实施。工作中做好心理维护,应努力改善每个老年人的精神状况,尤其在工作中的情感表达要适度,既面带微笑又沉着冷静,调节好个人情绪。

四、职业道德及素质

(一)职业道德

《新时代公民道德建设实施纲要》中明确指出:"要大力倡导以爱岗敬业、诚实守信、办事公道、热情服务、奉献社会为主要内容的职业道德,鼓励人们在工作中做一个好建设者。"因此,作为老年人能力评估师要具备基本的职业道德:"遵纪守法,爱岗敬业;爱护老人,平等尊重;勤奋好学,恪尽职守;认真观察,合规操作;文明礼貌,友善协作"。

1. 遵纪守法,爱岗敬业 是社会主义职业道德最基本、最普通的要求。爱岗,就是热爱自己的工作岗位,热爱自己的本职工作。敬业,就是以极端负责的态度对待工作。敬业的核心要求是严肃认真,一心一意,精益求精,尽职尽责。

2. 爱护老人,平等尊重 是做人的基本准则,也是社会道德和职业道德的一个基本规范。尊重长辈、尊重老者、尊重他人是一种美德的表现。平等尊重既是良好的行为准则,也是做人做事的基本准则,是社会主义最基本的道德规范之一。

3. 勤奋好学,恪尽职守 作为老年人能力评估师要善于主动学习,不断磨炼自己专业技能。同时认真做好本职工作,尽心尽力,履行好本岗位的各项职责,在工作岗位中树立良好的个人形象。

4. 认真观察,合规操作 对于在工作中需要进行操作的项目,要做到观察学习在先,规范操作在后,避免意外的发生。同时要及时观察老年人的反应,如若碰到出现不良反应的现象,要及时停止,并规范就医。

5. 文明礼貌,友善协作 是社会主义职业道德的本质特征,自始至终体现在各种要求之中。在工作中,对待工作伙伴或者评估对象要注意文明礼仪,主动奉献,同时要有大局观念,从自己做起,从身边做起,提高自身素质,从而提高社会公共道德水平,构建文明和谐的有序社会环境。

(二) 职业素质

1. 组织协调能力 对于老年人能力评估师而言,协调能力是必须的,而且是能否顺利开展评估工作的前提条件。只有具备了较强的协调能力,才能有效地安排各项工作,协调好每个环节的评估工作。因此,协调能力是顺利开展评估工作的必要条件。

2. 沟通交流能力 沟通能力是非常重要的素质之一,良好的沟通能力需要通过有效的听、说、读、写获取信息,从而准确传达信息。老年人能力评估师要具备逻辑清晰、主次分明的沟通方式,从而可以准确快速获取相关信息,全面高效进行评估。

3. 社会动员能力 我国老龄化人口较多,因此更好的服务、关爱老年人是全社会关注的问题。老年人能力评估环节作为其重要环节,发挥着关键性作用。因此老年人能力评估师要具备良好的社会动员能力,积极调动参与者的热情,使评估内容更加丰富、评估开展更加广泛、评估工作更加顺利。

五、职业守则

老年人能力评估师的职业守则是社会道德在职业生活的具体体现,是社会主义道德体系建设的重要内容,作为老年人能力评估师在职业活动中应遵循的行为准则如下:

(一) 恪守独立,客观公正

严格遵守老年人能力评估师与服务老年人没有利害关系的原则。为委托方提供服务时,在社会公众或第三者面前呈现出一种独立于委托人的形象,但要在委托方配合的具体过程中把握好独立性,不能片面理解独立性,经过全面分析和思考后,独立、客观、公正地对评估业务作出判断意见。

(二) 遵纪守法,诚实守信

遵纪守法是共产主义道德的基本要求,是每名老年人能力评估师的义务。老年人能力评估师应提高遵守纪律的自觉性,养成遵守纪律的习惯,并且还要知法、守法、护法。诚实是忠诚老实,忠于事物的本来面貌,不隐瞒自己的真实思想,不掩饰自己的真实感情,不说谎,不作假,不为不可告人的目的而欺瞒他人。守信是讲信用,讲信誉,信守承诺,忠实于自己承担的义务和责任。

(三) 科学严谨,专业规范

老年人能力评估师在工作中要持有科学严谨的态度,科学是客观事实,是客观真理;严谨的态度和方法,可以去粗取精、去伪存真、由此及彼、由表及里,得到正确的结论。在工作的实施过程中,要按照既定的标准、规范的要求进行操作,使某一行为或活动达到或超越既定的标准。

(四) 友善老人,理解尊重

友善即与人为善,老年人能力评估师真诚、友好、和善地对待老年人,是构建和谐人际关系和社会关系的道德纽带,更是维护健康良好社会秩序的伦理基础。以尊重为前提,要对老年人的言语和行动进行准确理解。

（五）热情服务，勤勉尽责

在为老年服务对象提供服务时，应真正做到表里如一、全心全意、真心实意、充满善意，这是内在美和外在美的结合。另外，还应勤奋工作、忠于职守、尽到责任。

（六）以人为本，保护隐私

以人为本，充分体现了中国共产党全心全意为人民服务的根本宗旨，老年人能力评估师要以老年人作为根本，重视他们的需要，保护他们的隐私。

第二节　老年人能力评估师的职业申报评价和要求

一、职业申报

（一）申报对象

高中毕业（或同等学历）。

（二）培训期限

三级/高级工 120 标准学时；二级/技师、一级/高级技师 80 标准学时。

二、评价要求

（一）申报材料

报名时须提交以下材料：

1. 单位出具的本职业工作年限证明原件。

2. 本人身份证、学历证书复印件。

3. 相关职业资格证书原件及复印件。

4. 本人近期免冠照 1 张。

（二）评价方式

分为理论知识考试、技能考核以及综合评审。理论知识考试和技能考核均以笔试、机考等方式为主。理论知识考试主要考核从业人员从事本职业应掌握的基本要求和相关知识要求；技能考试主要采用虚拟现实（VR）场景考试、实操情景考核等方式进行，主要考核从业人员从事本职业应具备的技能水平；综合评审主要针对技师和高级技师，通常采取审阅申报材料、答辩等方式进行全面评议和审查。

理论知识考试、技能考核和综合评审均实行百分制，成绩皆达 60 分（含）以上者为合格。

（三）监考人员与考生配比

理论知识考试中的监考人员与考生配比不低于 1∶15，且每个标准教室不少于 2 名监考人员；技能考核中的考评人员与考生配比不低于 1∶5，且每个标准教室不少于 2 名考评人员；综合评审委员为 3 人（含）以上单数。

（四）评价时间

理论知识考试不少于 90 分钟；技能考核不少于 60 分钟；综合评价时间不少于 15 分钟。

(五)评价场所设备

理论知识考试在标准教室或配备一定数量电脑设备的标准机房进行;技能考核在配备评估工具和一定数量电脑设备的室内进行。

三、申报条件

(一)三级/高级工申报

具备以下条件之一者,可申报三级/高级工:

1. 取得相关职业①四级/中级工职业资格证书(技能等级证书)后,累计从事本职业或相关职业工作5年(含)以上。

2. 取得相关职业四级/中级工职业资格证书,并具有高级技工学校、技师学院毕业证书(含尚未取得毕业证书的在校应届毕业生);或取得相关职业四级/中级工职业资格证书,并具有经评估论证、以高级技能为培养目标的高等职业学校本专业或相关专业毕业证书(含尚未取得毕业证书的在校应届毕业生)。

3. 具有大专及以上本专业②或相关专业③毕业证书,并取得本职业或相关职业四级/中级工职业资格证书后,累计从事本职业或相关职业工作2年(含)以上。

(二)二级/技师申报

具备以下条件之一者,可申报二级/技师:

1. 取得本职业或相关职业三级/高级工职业资格证书(技能等级证书)后,累计从事本职业或相关职业工作4年(含)以上。

2. 取得本职业或相关职业三级/高级工职业资格证书的高级技工学校、技师学院毕业生,累计从事本职业或相关职业工作3年(含)以上;或取得本职业或相关职业预备技师证书的技师学院毕业生,累计从事本职业或相关职业工作2年(含)以上。

(三)一级/高级技师申报

具备以下条件者,可申报一级/高级技师:

---

① 相关职业:心理治疗技师、康复技师、健康教育医师、康复科医师、社群健康助理员、社区护士、医疗临床辅助服务员、其他健康服务人员、全科医师、中医全科医师、中医亚健康医师、中医康复医师、健康教育医师、内科护士、外科护士、中医护士、乡村医生、其他卫生专业技术人员、内科医师、外科医师、康复科医师、中医内科医师、中医外科医师、中医推拿医师、中医营养师、养老护理员、医疗护理员、健康照护师、健康管理师、保险核保专业人员、保险理赔专业人员、保险代理人、听力师、中医推拿师、心理咨询师、康复辅具工程师、社会工作者、家政服务员等,下同。

② 本专业:临床医学、护理、健康管理、心理咨询、社会工作、老年人服务与管理、民政服务与管理、公共事务管理、康复治疗技术、言语听觉康复技术、中医康复技术、预防医学、卫生信息管理、社区康复等,下同。

③ 相关专业:分为高等职业学校和普通高校本科两类。高等职业学校专业:中药学、中医骨伤学、医学检验技术、眼视光技术、呼吸治疗技术、中医养生保健、公共卫生管理、人口与家庭发展服务、医学营养、公共事务管理、社区管理与服务、民政管理、家政服务与管理;普通高校本科专业:护理学、康复治疗学、临床医学、中药学、眼视光学、运动康复、听力与语言康复学、预防医学、公共事业管理、信息管理与信息系统、食品卫生与营养学、心理学、应用心理学、教育学、家政学、社会学、社会工作、公共事业管理、保险学等,下同。

取得本职业或相关职业二级/技师职业资格证书(技能等级证书)后,累计从事本职业或相关职业工作 4 年(含)以上。

四、职业基本要求

老年人能力评估采用多学科方法评估老年人躯体情况、功能状态、心理健康和社会环境状况,并依此制订以维持及改善老年人健康和功能状态为目的的治疗计划,最大限度地提高老年人生活质量。作为老年人能力评估师应该掌握以下知识及内容。

(一)老年人能力评估师基础知识

1. 老年人能力评估相关国家行业标准及评估工具基础知识。

2. 老年人能力评估量表应用基础知识。

3. 老年人能力评估工具应用基础知识。

4. 老年人能力综合评估报告撰写规范基础知识。

5. 老年人能力维护与康复基础知识。

6. 老年人能力评估信息系统应用基础知识。

7. 老年人能力评估工作风险管控基础知识。

(二)老年人医学基础知识

1. 老年综合评估基础知识。

2. 老年常见病基本知识。

3. 老年人慢病管理基础知识。

4. 老年人常用药物基础知识。

5. 老年人健康教育基础知识。

6. 老年人安全防护与急救基础知识。

7. 老年康复辅助器具配置及适老化改造基础知识。

(三)康复学基础知识

1. 生活自理能力训练基础知识。

2. 认知功能训练基础知识。

3. 听力语言功能训练基础知识。

4. 中西医结合康复治疗基础知识。

(四)其他相关知识

1. 老年心理学相关知识。

2. 老年社会学相关知识。

3. 信息学相关知识。

4. 医学伦理学相关知识。

5. 语言和非语言沟通相关知识。

6. 计算机应用相关知识。

(五)安全基础知识

1. 消防安全基础知识。

2. 人身安全基础知识。

3. 公共安全基础知识。

(六) 相关法律、法规知识

1.《中华人民共和国老年人权益保障法》相关知识。

2.《中华人民共和国劳动法》相关知识。

3.《中华人民共和国劳动合同法》相关知识。

4.《中华人民共和国民法典》相关知识。

5.《中华人民共和国基本医疗卫生与健康促进法》相关知识。

6.《中华人民共和国社会保险法》相关知识。

7.《中华人民共和国消防法》相关知识。

五、职业工作要求

(一) 评估准备

能依据评估规范要求核对被评估人身份、地址、家属或照护人等基本信息;收集被评估人预约评估、过往评估或复评(核)有关信息;根据评估需要选择相应的评估量表、评估系统、特殊事项记录单(表)和评估报表。能核对确认评估工具、备用物品的类别、项目、数量以及替代物性能、安全性能等符合评估规范要求;依据评估规范要求配备身体基础检测设备;根据评估需要调试老年人能力评估信息化系统;根据评估现场情况调整选用替代性工具。能根据评估需要协调被评估人家庭、所在社区、养老机构等提供符合规范要求的评估环境条件;依据评估规范要求整理、布置评估环境,配备评估所需工具和用品,调试现场设备设施。

(二) 信息采集

能全面采集老年人姓名、年龄、性别、民族、籍贯、文化程度、职业经历、婚姻状况、宗教信仰等基本信息,睡眠、饮食、卫生、药物依赖等日常生活状态信息;采集老年人身高、体重、血压等生命体征和一般状况数据,居住状况、居家适老环境、医疗费用支付方式、经济来源等环境和条件信息,疾病诊断记录信息,查阅病历、护理记录和辅助检查等资料获取老年人现有病情、既往病史,接受的治疗护理服务等疾病诊疗信息,近 30 日内出现的跌倒、走失、噎食、自杀、误吸、中毒、中暑、烫伤、冻伤等意外事件信息,生活环境、经济状况及家庭和社会支持系统信息。

能准确填写评估基本信息表、被评估人基本信息表、信息提供者及联系人信息表等相关表单信息;使用老年人能力评估信息化系统记录、存储、检索、更新信息和数据;建立老年人基本信息档案,分类、汇总健康状况信息并建立健康档案;解读、审核老年人基础信息和健康状况信息记录;管理、分析动态健康信息资料。

(三) 老年人日常生活活动能力、认知功能和精神状态、感知觉与沟通能力、社会参与能力的评估

能评估老年人进食、洗澡、修饰、穿衣、如厕、大(小)便控制、床椅转移、平地行走、上下楼梯、购物、家务、理财、食物储备、交通、使用电话、洗衣、服药能力等,评估老年人身体活动的

步态、平衡能力、肌力、耐力和转移能力,分析老年人身体活动持续性变化、力量性变化、身体活动耐力性变化及平衡协调性变化的原因及对老年人能力的影响。依据评估指标准确计算评估结果得分,分析、确定评估对象的日常生活活动能力分级。

能运用简明认知评估量表评估老年人认知功能,评估老年人攻击倾向和攻击性风险;运用老年抑郁评估量表评估老年人抑郁症状,评估老年人妄想、恐惧、焦虑、抑郁、负性情绪和精神状态能力。依据评估指标准确计算评估结果得分,分析、确定评估对象认知能力和精神状态分级。

能辨识老年人神志清醒程度,评估老年人意识水平,运用视力测量方法和工具评估老年人视力状况,运用简易量表或器具评估老年人感知声音信息能力,通过问卷、交谈、肢体语言交互等方法评估老年人沟通交流能力。依据评估指标准确计算评估结果得分,分析、确定评估对象的感知觉与沟通能力分级。

能通过分析老年人生活自理状况评估老年人生活能力、对熟练工作或技能的保留程度评估老年人工作能力、对家庭成员和周围人的辨识程度评估老年人人物定向能力、人际感受和适应社会环境的程度评估老年人社会交往能力,测试老年人时间观念和地址名称、方位的掌握程度评估老年人时间和空间定向能力。依据评估指标准确计算评估结果得分,分析、确定评估对象的社会参与能力分级。

(四) 老年人专项、特殊事项、综合及风险的评估

评估人员能根据病情变化、功能状态改变、手术后、生活环境发生重大改变等进行专项动态评估,在老年人因特殊情况导致能力发生明显改变进行专项即时评估。能与失明、失聪、失语等功能受损的老年人沟通并进行能力评估,对游走、作息混乱、干扰、强迫、自伤、不洁行为等认知障碍伴有精神行为异常的老年人进行评估,采取适宜的安全防护措施对患有抑郁症、狂躁症、精神分裂症等症状的老年人进行评估。能对老年人跌倒、疼痛、压疮、失禁、多重用药等老年综合征进行初筛,对老年人废用综合征进行评估。能对被照护老年人噎食、压疮、烫伤、走失、跌倒、坠床、晕厥、窒息、多重用药等安全性风险进行评估,抑郁、谵妄、痴呆等认知功能和精神性风险,老年人照护环境和辅助器具应用性风险进行评估。

(五) 确定并出具老年人能力评估等级评定报告

能统计、分析各项能力评估得分和能力分级数据,依据老年人能力等级标准评定能力等级,依据老年人能力评估特殊事项、变更条款等,对应调整评估等级。能全面规范填写《老年人能力评估报告》各项规定内容,核对评估人员、信息提供者签名及评估日期,客观全面陈述评估过程和结果,提供符合复核要求的全套评估文件资料。能复核、判定有特殊事项记录和变更条款的评估报告,复核、修正下级评估师的初步评估结果,复评有争议或质疑而申请复议的评估。

(六) 为老年人能力康复提出建议

能依据老年人能力评估结果,分析老年人功能性变化发展趋势和能力维护与康复的潜力,提出建议方案、配置康复辅助器具建议方案,以及家庭、社区和机构适老化改造建议方案。能评估老年人能力康复建议方案的经济学效果并提出改进建议,对老年人康复辅助器

具和设备的适配方案进行优化,运用老年人能力评估结果提出选择长期护理险险种的建议方案,评价照护服务计划对老年人能力维护与康复的影响、作用和效果。

(七)为老年人开展健康教育

能利用家庭、社区、社会资源对公众普及老年人能力维护与改善方面的健康教育,对老年人作息、饮食、卫生等生活习惯进行健康引导教育。能对老年人及其照护者进行能力受损风险预防性教育、安全风险防范指导、健康认知教育、能力维护、改善教育与指导,提高功能障碍者素质和能力。能针对老年人个体或群体需求进行能力健康风险教育,制订能力维护与提高教育计划、健康风险防范和应急处置宣传教育方案,对照护者进行照护风险教育。能对老年人能力健康教育效果进行评价,并提出改进建议。

(八)开展培训指导和研究

能指导下级评估师进行理论培训学习和技能培训,对培训实施效果进行评价,并提出优化方案,对老年人家属和照护人员进行老年人能力健康风险预防知识培训,对失能、失智老人家属和照护人员进行风险防控技能指导,对老年人进行适老设备、照护和康复辅具应用技能指导,对下级的评估师开展职业生涯规划辅导,督导下级评估师开展工作。能分析老龄事业发展趋势,撰写老年人能力评估科普文章,运用调查研究和实践成果,撰写老年人能力评估师职业发展研究报告。

第三节　老年人能力评估师的考试权重要求

为规范老年人能力评估师的从业行为,引导老年人能力评估师职业教育培训方向,为老年人能力评估师职业技能鉴定提供依据,中华人民共和国人力资源和社会保障部颁布了《老年人能力评估师国家职业技能标准(职业编码:4-14-02-05)》(2020年版),这个标准的制定对各等级老年人能力评估师从业者的理论知识水平和技能水平进行了明确规定,以此为学习和考核指标,为老年人能力评估师这一职业的客观评价提供依据。

一、理论知识权重

理论知识共12项内容,包括两大类:基本要求及相关知识要求。其中基本要求的内容为:职业道德、基础知识;相关知识要求的内容为评估准备、信息采集、能力评估、等级评定、环境评估、需求评估、康复建议、评估管理、健康教育、培训指导/研究。

一级/高级技师(%):能力评估占比最大(25%),其次为康复建议(20%)、评估管理及健康教育(15%),基础知识及培训指导/研究(10%),职业道德(5%),其余内容(评估准备、信息采集、等级评定、环境评估、需求评估)均不涉及。

二级/技师(%):能力评估占比最大(20%),其次为康复建议(15%),基础知识、信息采集、等级评定、需求评估、健康教育(10%),职业道德、环境评估、培训指导/研究(5%),其余内容(评估管理、评估准备)均不涉及。

三级/高级工(%):能力评估占比最大(20%),其次为基础知识、信息采集(15%),评估准备、等级评定、环境评估、需求评估(10%),职业道德、健康教育(5%),其余内容(康复建议、评估管理、培训指导/研究)均不涉及。

理论知识权重详见图 2-3-1。

理论知识权重

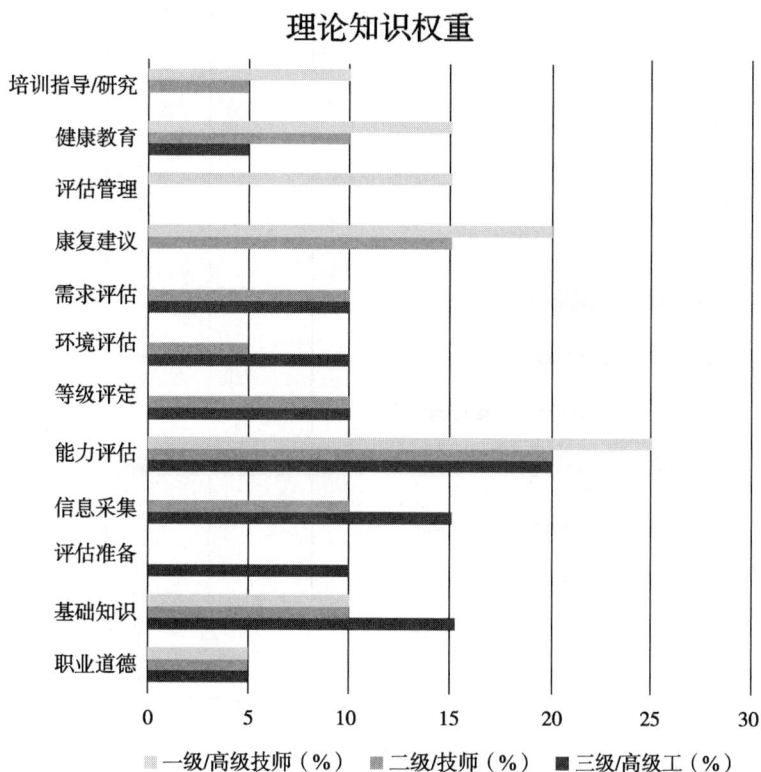

图 2-3-1 理论知识权重

二、技能要求权重

技能要求共 10 项内容,包括评估准备、信息采集、能力评估、等级评定、环境评估、需求评估、康复建议、评估管理、健康教育及培训指导/研究。

一级/高级技师(%):能力评估占比最大(35%),其次为康复建议、评估管理(20%),健康教育(15%),培训指导/研究(10%),其余内容(评估准备、信息采集、等级评定、环境评估、需求评估)均不涉及。

二级/技师(%):能力评估占比最大(30%),其次为等级评定、康复建议(15%),信息采集、需求评估、健康教育(10%),环境评估、培训指导/研究(5%),其余内容(评估准备、评估管理)均不涉及。

三级/高级工(%):能力评估占比最大(30%),其次为信息采集、等级评定(15%),评估准备、环境评估、需求评估、健康教育(10%),其余内容(康复建议、评估管理、培训指导/研究)均不涉及。

技能要求权重详见图 2-3-2。

技能要求权重

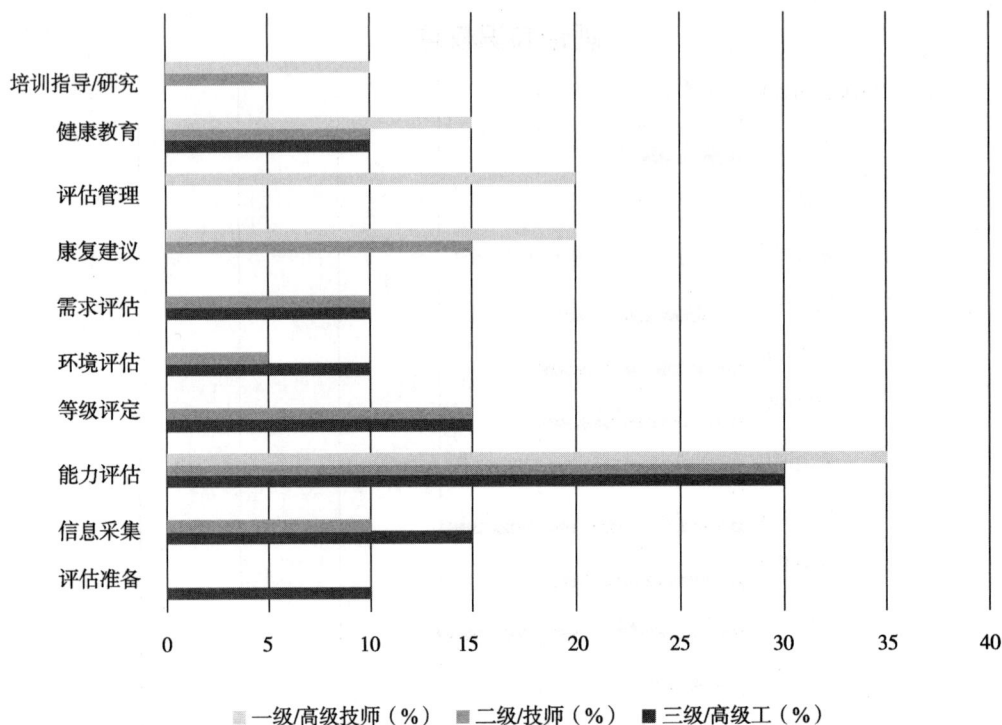

图 2-3-2　技能要求权重

第四节　老年人能力评估师的工作风险管控

老年人能力评估师的工作风险管控是指老年人能力评估师采取各种措施和方法,消灭或减少风险事件发生的各种可能性,或者减少风险事件发生时造成的损失。风险管控的四种基本方法是:风险回避、损失控制、风险转移和风险保留。风险管控的过程通常分为:风险识别、风险量化、应对计划、风险监控。

一、风险识别

是指在风险事故发生之前,人们运用各种方法系统地、连续地认识所面临的各种风险,以及分析风险事故发生的潜在原因。风险识别过程包含感知风险和分析风险两个环节。

感知风险:即了解客观存在的各种风险,是风险识别的基础,只有通过感知风险,才能进一步在此基础上进行分析,寻找导致风险事故发生的条件因素,为拟定风险处理方案和进行风险管理决策服务。分析风险:即分析引起风险事故的各种因素,它是风险识别的关键。

二、风险量化

用于衡量风险概率和风险对老年人能力评估目标影响的程度,它依据风险管理计划、风险及风险条件排序表、历史资料、专家判断及其他计划成果,利用灵敏度分析、决策分析与模拟的方法与技术,得到量化序列表、项目确认研究以及所需应急资源等量化结果。

三、应对计划

是针对已识别的风险进行的;对于未来未知的风险,不可能预先制订相应的应对计划或应急计划。例如,老年人能力评估中的主要风险,针对该风险的主要应对措施,每个措施必须有明确的人员来负责,明确要求完成的时间以及进行的状态。制订风险应对计划的主要内容如下:

1. 需要应对的风险清单　风险清单最初在风险识别过程中形成,在风险定性和定量分析中得到更新。应对计划的风险清单包括:已识别的风险、风险的描述、受影响的领域(如老年人的健康受损)、原因(如评估工具不达标),以及它们可能怎样影响项目目标。风险清单要符合优先权排序并和所计划的应对策略的详细程度一致。高、中级风险通常会更仔细地处理。

2. 形成一致意见的应对措施　在风险应对计划过程中,要选择好适当的应对策略,预计在已经采取了计划的对策之后仍将残留的风险,以及那些主动接受的风险;预计实施一项风险应对措施可能直接产生的继发风险;根据项目的定量分析和组织的风险极限计算出的不可预见事件储备。

3. 实施所选应对策略采取的具体行动　风险应对策略可分为规避策略、转移策略、减轻策略及接受策略。针对规避策略可采取改变项目计划以消灭风险;针对转移策略可采取事先签署保险、合同等,将风险责任明确;针对减轻策略可选取更简化的流程、更可靠的平台;针对接受策略,即当风险发生时不对项目计划作出改变。

4. 明确风险管理人和分配给他们的责任　风险管理部门负责对项目的风险管控情况进行检查督导,发现风险并及时预警,提出处置方案,并督促处置方案的落实。同时要定期对监管项目的业务风险进行分析,并汇总上报相关情况。

5. 风险发生的征兆和预警信号　在老年人能力评估过程中,不可避免会存在一定风险,因此要在评估过程中及时发现风险及预警信号。评估过程中可能会出现仪器损害、老年人状态变化、外界条件变化等。若遇到风险发生的征兆要及时向相关部门进行报告,以避免风险的发生。

6. 实施所选应对策略需要的预算和进度计划活动　针对所选用的策略可先进行项目描述,根据项目描述采取不同的逻辑关系拟定项目计划、确定项目预算。项目计划及经费预算可选用表格的形式进行描述,并注意逻辑关系清晰、项目内容准确。

7. 设计好要准备的符合有关当事人风险承受度的用在不可预见事件上的预留时间和费用　在老年人能力评估过程中,针对不同的评估对象或不同的评估方法,往往其当事人所面临的风险是不一样的。针对不同的当事人应采取不同的处置方法,在风险处置预留时间上的控制应根据当事人的情况需求选择,使当事人最大化受益。

8. 应急方案和要求实施方案的引发因素　应急方案应形成体系,针对各类可能发生的应急事故制定专项应急预案,并明确事先、事发、事中、事后的各个过程中相关部门及人员的职责。应急预案的引发应根据当时状况进行快速选择,以避免风险扩大化。

9. 及时退出　要使用的退出计划,它作为对某个已经发生,并且原来的应对策略已被证明是不当风险的一种反应。风险应对策略有不同种情况,确立一种应对策略后,项目负责人及当事人应积极进行配合。若在策略实施过程中出现更加严重的其他突发事件时,可选择立即停止项目计划并及时退出。

10. 签署第三方合同　对于特定的风险,如果它们可能发生,为了规定各方的责任,可以准备用于保险、服务或其他相应事项的合同。保险及相应的合同为一种保障机制,是风险管理的基本手段。双方在事先签署的合同是一种合同法律关系,明确双方职责并对双方都有一定的约束力。

四、风险监控

是指在老年人能力评估实施过程中,对风险的发展与变化情况进行全程监督,并根据需要进行应对策略的调整。

风险是随着内部、外部环境的变化而变化的,它们在老年人能力评估工作的推进过程中可能会增大或者衰退乃至消失,也可能由于环境的变化又生成新的风险。

风险监控就是通过对风险规划、识别、估计、评价、应对全过程的监视和控制,从而保证风险管理能达到预期的目标,它是在老年人能力评估工作实施过程中的一项重要工作。

(一)风险监控的目标

1. 努力及早识别风险。
2. 努力避免风险事件的发生。
3. 积极消除风险事件的消极后果。
4. 充分吸取风险管理中的经验与教训。

(二)风险监控的流程

1. 针对已识别的风险　做风险应对计划并执行风险应对计划;如采取积极的接受,则执行应急计划或风险储备,以上措施如不能达到预期效果,则执行额外的风险应对规划。

2. 针对新风险　当前风险已发生负面影响,则采取权变措施;如风险尚未发生,则更新识别、分析、应对规划。

老年人能力评估工作风险管控对保证评估工作的顺利开展、实施和质量控制尤为重要,是本职业赖以生存和发展的保证;是形成服务对象满意的必要条件;是社会效益和经济效益的源泉。

第五节　老年人能力评估师的职业发展前景和面临的挑战

一、发展前景

(一)老年人数量迅速增加

我国老龄化现状日趋严重,近几年来,60岁以上老年人的比例不断攀增,中国已经进入老年型社会。预计"十四五"期间,中国将进入中度老龄化阶段;2035 年左右,中国将进入重度老龄化阶段。因此,需要评估的老年人也随之增加,需要更多的老年人能力评估师给予准确评估,为老年人能力恢复提出建议。

(二)政策支持

我国政府高度重视人口老龄化问题,积极发展老龄事业,初步形成了政府主导、社会参与、全民关怀的发展老龄事业的工作格局。国家成立了全国老龄工作委员会,确定了老龄工作的目标、任务和基本政策,颁布了《中华人民共和国老年人权益保障法》,于2021 年 12 月又制订了《"十四五"国家老龄事业发展和养老服务体系规划》,部署了 9方面具体工作任务。老年服务事业发展迅速,我国政府修订了《老年人建筑设计规范》《城市道路和建筑物障碍设计规范》等相关条例,方便老年人的居住与出行。社区卫生站、托老所、老年活动中心、老年学校、老年休闲广场等老年服务设施逐渐增加,服务老年人的志愿者队伍不断壮大,也需要老年人能力评估师这一职业来规范和提高服务水平。

(三)市场稀缺

当前制定老年人照护等级成为社会、老人和政府的迫切需求。截至 2020 年第一季度,全国养老服务机构和设施总数达 36 万个,床位 812.6 万张,按照一个机构配备至少 5 名老年人能力评估师计算,全国需求老年人能力评估师至少 180 万人。"老年人能力评估师"这个新职业带来巨大的人才缺口,意味着这一行业将迎来更快速、更专业、更精细化的发展。养老行业不仅仅需要单纯的护理,随着行业的崛起,其工种也将越来越细分,技能也将越来越多元,人员也会越来越专业,这一职业的出现也是符合市场发展所需。

二、面临挑战

(一)我国社会养老服务体系建设处于起步阶段

我国社会养老服务体系建设存在着与新形势、新任务、新需求不适应的问题,主要表现在缺乏统筹规划,缺乏整体性和连续性;社区养老服务和养老机构床位不足,供需矛盾突出;设备简陋,功能单一,难以提供照料护理、医疗康复、精神慰藉等多方面服务;服务队伍专业化程度不高,医疗团队力量较为薄弱等问题。所以,需要加快建设专业的养老服务团队,提高专业人员水准,从而有力解决养老难、难养老等问题。

(二)养老意识有待提升

我国养老产业发展较晚,基础建设尚未完善,人民的养老意识有待提高。中国自古崇尚家庭养老,但由于独生子女所带来的空巢老人现象非常普遍,老年人的照护存在着各种各样的疏漏,因此提高养老意识应由全社会共同发起、共同参与,改变传统观念,积极适应当前新局面。

(雷　敏　杨惠霞)

推 荐 阅 读

1. 本刊编辑部.国务院:"立柱架梁"力推老龄事业和养老服务体系高质量发展——聚焦国务院发布《"十四五"国家老龄事业和养老服务体系规划》.社会福利,2022,598(02),6-9+1.
2. 全国养老服务机构和设施总数已达 36 万个.中国信息报,2022-09-22(001).DOI:10.38309/n.cnki.nzgxx.

2022.000902.

3. 河北省人力资源和社会保障厅,河北省卫生健康委员会. 老年人能力评估师行业企业评价规范. 2020.

4. 田荣云. 医学伦理. 北京:人民卫生出版社,2008.

5. 王陇德. 健康管理师 基础知识. 2 版. 北京:人民卫生出版社,2019.

6. 中国人力资源和社会保障部. 老年人能力评估师国家职业技能标准(2020 版). [2020.10.20]. http://www.tyak-agedcare.com/news/qyxw/726.html.

第三章

老年人综合评估基础知识

学习目标

认识与记忆：

1. 掌握老年健康的相关概念。

2. 掌握老年人生理功能相关知识，了解老年人生理特点。

3. 掌握老年人躯体功能的相关知识，了解老年人躯体功能的特点。

4. 掌握老年人精神心理的相关知识，了解老年人精神心理的特点。

5. 掌握老年人社会活动的相关知识，了解老年人社会活动的特点。

6. 掌握老年人生存质量的相关知识，了解老年人生存质量的特点。

7. 掌握老年人疾病的概念和分类，熟悉老年人疾病的临床特点。

理解与运用：

1. 理解并评估老年人的健康。

2. 理解并评估老年人生理功能。

3. 理解并评估老年人躯体功能。

4. 理解并评估老年人精神心理。

5. 理解并评估老年人社会活动。

6. 理解并评估老年人生存质量。

随着我国人口老龄化程度日趋严重，如何正确评估老年人各种能力，为老年人提供适宜的养老服务需求已成为重中之重。本章节将对老年人生理特点、健康老年人的标准、老年疾病的特点、心理特点等进行阐述，为有针对性地做好老年人的生理功能、活动能力等评估打下理论基础。

第一节　老年健康的标准

一、老年健康的相关概念及特点

（一）概念

1. 老年健康（elderly health）　世界卫生组织（WHO）于 20 世纪中期提出，指个体不仅没有疾病和衰弱，并且在身体、精神和社会上都呈现完满状态。并符合以下条件：①有充沛的精力,能从容不迫地应付日常生活和工作的压力,而不感到过分紧张;②处事乐观,态度积极,乐于承担责任,事无巨细,不挑剔;③善于休息,睡眠良好;④应变能力强,能适应外界环境的各种变化;⑤能够抵抗一般性感冒和传染病;⑥体重适当,身体匀称,站立时头、肩、臀位置协调;⑦眼睛明亮,反应敏锐,眼睑不易发炎;⑧牙齿清洁,无空洞,无痛感,齿龈颜色正常,无出血现象;⑨头发有光泽,无头屑;⑩肌肉、皮肤有弹性。

2. 积极老龄化(active aging) 是在老年时期,为了提高生活质量,使参与健康和保障的机会尽可能获得最佳程度的过程。此于 2002 年由世界卫生组织提出。其核心内容是"参与、健康和保障",提倡的是一种主观能动的态度和行动,使老年人尽可能在较长时间内保持良好状态。

(二)特点

目前对于健康老年人尚无统一的标准和定义。部分国家或相关组织就健康老龄化,以及健康老年人标准或定义处于不断更新或完善中。在 1982 年,我国中华医学会老年医学分会曾提出了有关健康老年人标准的 5 条建议,认为健康老年人是指主要脏器没有器质性病理改变的老年人。

1995 年,中华医学会老年医学分会依据医学模式从生物医学模式向社会—心理—生物医学模式转变的要求,又对这一标准进行了补充,修订为 10 条。①躯干无明显畸形,无明显驼背等不良体型,骨关节活动基本正常;②神经系统无偏瘫、老年痴呆及其他神经系统疾病,神经系统检查基本正常;③心脏基本正常,无高血压、冠状动脉粥样硬化性心脏病(以下简称"冠心病")(心绞痛、冠脉供血不足、陈旧性心肌梗死等)及其他器质性心脏病;④无明显肺部疾病,无明显肺功能不全;⑤无肝肾疾病、内分泌代谢疾病、恶性肿瘤及影响生活功能的严重器质性疾病;⑥有一定的视听功能;⑦无精神障碍,性格健全,情绪稳定;⑧能恰当地对待家庭和社会交往能力;⑨能适应环境,具有一定的社会交往能力;⑩具有一定的学习、记忆能力。

但是上述标准侧重健康和精神心理等方面,对健康相关危险因素、社会参与度和社会贡献及自我满意度、幸福感方面均未描述。所以在 2013 年,中华医学会老年医学分会制定了《中国健康老年人标准》,2013 版是由老年医学分会基于国内外健康概念的新进展,并结合我国老年人的具体情况,在广泛征求老年医学专家意见的基础上形成的,内容重点突出,兼具科学性、实用性和可操作性。

与前两次健康老年人标准的内容相比,本次修订有如下特点:①强调了重要脏器的增龄性改变而非病理性病变,并且强调了功能而非器质性改变,这与前两次标准中细分各器官系统无疾病不同,同时强调相关高危因素控制应在与老年人年龄相适应的达标范围内,突出了老年人机体与其他阶段年龄者不同,在具体应用时要考虑到老年人的特点;②将认知功能放在第二的位置,强调了认知变化在老年人健康中的重要性,自我满意或自我评价融入了国际上较新的老年人健康概念;③突出了积极老龄化的概念,旨在鼓励老年人积极参与社会活动,积极融入家庭和社会,让他们意识到其整个生命过程中体力、精神状态及社会参与的潜力,指出即使高龄,仍能发挥对家庭、同行、社会及国家的贡献,增加幸福感和归属感;④强调了即使老年人有疾病,只要能维持基本日常生活也可视为健康老年人;⑤倡导老年人养成健康的生活习惯,积极预防疾病。

二、老年健康评估的基本内容

健康老年人这一标准的确立是不断演变和完善的,并且应当建立在疾病健康、躯体和认知功能、精神心理、社会参与度及自我感受等多个维度上,且受到社会、文化等因素的影响。WHO 对健康老年人的标准提出了多维评价,具体包括五个方面,包括精神健康、躯体健康、日常生活的能力、社会健康和经济状况。近年来,WHO 指出健康老年人最好的测量指标是功能,身体功能的适应能力,可能比病理的改变程度更能衡量老年人对于健康照护的需求量。

三、老年健康评估的方法

《中国健康老年人标准》(2013 版)内容包括:①重要脏器的增龄性改变未导致功能异常,无重大疾病,相关高危因素控制在与其年龄相适应的达标范围内,具有一定的抗病能力;②认知功能基本正常,能适应环境,处事乐观积极,自我满意或自我评价好;③能恰当处理家庭和社会人际关系,积极参与家庭和社会活动;④日常生活活动正常,生活自理或基本自理;⑤营养状况良好,体重适中,保持良好生活方式。

第二节 老年人生理功能

一、老年人生理功能的相关概念及特点

(一)概念

衰老(senescence)是一种多环节的生物学过程,是机体在退化时期功能下降和紊乱的综合表现。

(二)特点

由于年龄的增加,老年人器官功能出现不同程度的衰退如能量消耗减少、肌肉减少、骨矿物质减少、各器官功能下降。这些变化导致机体组织结构出现变化。这些变化会影响老年人的摄入、消化、吸收食物的能力,活动能力,精神心理。

二、老年人生理功能评估的基本内容

在对老年人进行生理功能评估时,首先要进行详尽的病史采集,然后进行全面的体格检查,必要时也可借助仪器进行辅助检查。建议老年人每年进行全面的健康体检。根据中华医学会健康管理分会 2014 年制定的健康体检基本项目主要内容,可以采用"1+X"的体系框架,"1"为基本体检项目,包括健康体检自测问卷、体格检查、实验室检查、辅助检查、体检报告首页等 5 个部分。"X"为专项体检项目,包括主要慢性非传染性疾病风险筛查及健康体适能检查项目。通过健康体检可以对老年人的心脑、肝、肾等重要器官功能,视觉、视力、听力,手、足功能,血压、血糖、血脂水平以及营养状态(体重指数)进行评估。常用的实验室检查项目见表 3-2-1。

表 3-2-1 常用的实验室检查项目表

项目	主要检查内容
常规检查	血常规:白细胞计数、红细胞计数、血红蛋白、血小板计数
	尿液分析:尿蛋白、尿潜血、尿红细胞、尿白细胞、尿比重、亚硝酸盐
	便常规+潜血

项目	主要检查内容
生化检查	肝功能：谷草转氨酶、谷丙转氨酶、总胆红素
	肾功能：血尿素氮、血肌酐
	血脂：总胆固醇、甘油三酯、低密度脂蛋白胆固醇、高密度脂蛋白胆固醇
	血糖：空腹血糖
	血尿酸等
细胞学检查	妇科病理学检查

三、老年人生理功能评估的方法

（一）健康体检自测问卷

该问卷是基于现代多维度健康概念和健康测量指标体系，并学习借鉴国内外相关问卷，按照问卷或量表研制经过与信效度要求而形成的。除基本信息采集外，主要包括健康史、躯体症状、生活方式和环境、心理健康与精神压力、睡眠健康、健康素养6个维度和85个具体条目。

（二）体格检查

包括一般检查和物理检查两个部分。一般检查包括身高、体重、腰围、臀围、血压、脉搏；物理检查包括内科、外科、眼科、耳鼻咽喉科、口腔科、妇科等。老年人需要关注的体格检查问题如下：

1. 感觉器官　随年龄增加，老年人皮肤感觉迟钝，视、听、嗅、味、触、痛、温、压觉、振动觉及关节觉等均随增龄而阈值上升，平衡觉及内脏觉亦有迟钝，多有四肢远端麻木感。

2. 呼吸系统

（1）鼻、咽、喉：老年人鼻黏膜变薄，嗅神经数量减少，嗅觉敏感性下降，功能减退，腺体萎缩，分泌功能减退，易于患鼻窦炎及呼吸道感染。鼻咽部的肌肉收缩能力下降，使上呼吸道的呼吸通道变得狭窄，通气功能下降，气体通行受阻，特别是在熟睡时可因鄂部脱垂而导致打鼾或引起阻塞型睡眠呼吸暂停低通气综合征。喉黏膜感觉减退，反应迟钝，使喉头反射和咳嗽反射减弱，加之咽喉肌肉退行性改变，神经通路障碍，可出现吞咽功能失调，易发生呛咳、异物误吸、窒息，吸入性肺炎较多见。

（2）气管和支气管：气管软骨钙化，气管、支气管略扩张，细支气管黏膜萎缩、管腔狭窄或阻塞，保护性咳嗽反射减弱，气管内分泌物和异物不易排除，致使老年人易发生肺部感染。

（3）肺：老年人肺组织不断发生退行性变，肺组织弹性纤维中弹性硬蛋白的数量减少和性质改变，使肺弹性回缩力减弱，加上气道阻力的增加，肺顺应性增加，呼气末肺残气量增多，肺活量与最大呼气量减少。

（4）呼吸肌：肌纤维成分减少，肌萎缩，结缔组织和脂肪组织增生导致肌肉收缩力下降，胸廓变形和肋间细增宽，导致肋间肌处于持续收缩状态，降低了收缩效率，肺通气功能下降。

3. 循环系统　部分老年人可因心脏受累，使心肌略有增厚，体积增大，重量稍增加。大约50%的70岁以上老年人心血管系统有淀粉样变性。

4. 消化系统 随着年龄的增长,口腔黏膜逐渐角化,唾液腺萎缩,唾液分泌减少,因而老年人经常感到口干及吞咽不畅,牙龈及牙根逐渐萎缩,出现味觉障碍。消化系统分泌功能从初老期开始下降,游离盐酸及总酸度均下降,至老年期可下降40%～50%。40岁起,胃蛋白酶原分泌明显减少,胃的消化功能减弱,60岁以上的老年人约有35%为盐酸偏低或缺乏。

5. 泌尿系统

(1)肾功能衰减:随着肾小球和肾小管的老化,以及随年龄增长肾血流量逐渐下降,老年人的肾功能可能衰减30%左右,一般50岁左右血中尿素氮开始上升,到80岁以后可超过正常范围。

(2)易出现尿液反流。

(3)残余尿量增多。

(4)易出现尿失禁及尿路感染。

(5)前列腺肥大致排尿困难。

6. 内分泌系统

(1)对激素的负反馈抑制反应能力减弱。

(2)甲状腺功能下降。

(3)机体应激能力降低。

(4)性激素分泌减少。

(5)松果体调节功能减退。

(三)实验室检查

包括常规检查、生化检查、细胞学检查三个部分。常规检查包括血常规、尿常规、粪便常规+潜血;生化检查包括肝功能、肾功能、血脂、血糖、尿酸;宫颈刮片细胞学检查是女性宫颈癌的早期初筛项目。

(四)辅助检查

包括心电图检查、X线检查、超声检查三个部分。

(五)备选检查

慢病早期风险筛查项目包括:心血管病(高血压、冠心病、脑卒中、外周血管病)、糖尿病、慢阻肺(COPD)、慢性肾脏疾病、部分恶性肿瘤(食管癌、胃癌、直结肠癌、肺癌、乳腺癌、宫颈癌、前列腺癌)等。

第三节 老年人的躯体功能

一、躯体功能的相关概念及特点

(一)概念

1. 躯体功能状态评估(physical function status assessment) 包含日常生活活动能力、平衡和步态、跌倒风险等评估。

2. 日常生活活动能力(activities of daily living,ADL) 是指个体为独立生活而每天必须反复进行的、最基本的、具有共同性的身体动作群,即完成进食、洗澡、修饰、穿衣、大小便控制、如厕、床椅转移、行走、上下楼梯等日常活动的能力。

3. 平衡(balance) 是指身体不论处在何种位置都能保持最大程度稳定的一种姿态,以及在运动或受到外力作用时能自动调整并维持姿势的一种能力,可分为静态平衡和动态平衡。正常的平衡功能需要中枢神经系统、前庭功能、躯体感觉(主要是本体感觉)、视觉和肌肉系统共同维持,是一个神经肌肉共同协同运动的完整整合。包括感觉输入、中枢整合和运动控制三个环节。平衡具有稳固性(steadiness)、对称性(symmetry)和动态稳固性(dynamic stability)三个主要特征。

4. 视觉(vision) 是光刺激于人眼所产生的感觉,是人类对外部世界进行认识的最主要途径,人类所接受的信息有80%是来自视觉。视觉能使人们快速意识到环境中刺激物的变化,并作出相应的行为反应。

5. 听觉(hearing) 是声波作用于耳所产生的感觉,是人类另一重要感觉。

6. 感觉(sensation) 是人脑对直接作用于感觉器官的客观事物的个别属性的反映,是最基本的认知过程。它是我们认识客观事物的第一步,感觉给我们提供了内外环境的信息,保证了机体与环境的信息平衡,它是一切较高级、较复杂的心理现象(如思维、记忆)的基础。

7. 知觉(perception) 是人脑对直接作用于感觉器官的客观事物的整体属性的反映,它是一系列组织并解释外界客体和事件产生的感觉信息的加工过程。

8. 躯体感觉(somesthetic sensation) 是各种形式的刺激作用于机体的躯体感受器,从而在人脑中产生的直接反映。躯体感觉包括浅感觉、深感觉、复合感觉。

(二)特点

老年人躯体功能减退与健康因素密切相关,同时也受生物、心理、文化、环境因素的影响。其中环境和个体因素的作用有时会超过特定疾病、症状和功能因素的作用。老年人的躯体功能可受一种因素或多种因素的同时影响,从而老年人常会出现各种难以解释的躯体症状。

二、躯体功能评估的基本内容

老年人的躯体功能评估,除了生理功能以及疾病本身外,还包括日常生活活动能力、平衡和步态、跌倒风险等评估。

(一)日常生活活动能力

日常生活活动能力评估包括:①基本日常生活活动(basic activities of daily living,BADL)能力评估内容包括生活自理活动和开展功能性活动的能力,可通过直接观察或间接询问的方式进行评估;②工具性日常生活活动(instrumental activities of daily living,IADL)能力指为了家庭和社区中独立生活所需的关键的、较高级的技能,如操作卫生和炊事用具等;③高级日常生活活动(advanced activities of daily living,AADL)能力指与生存质量有关的一些活动,包括主动性参加社交、娱乐活动、职业工作等。AADL的缺失,要比BADL和IADL早,一旦出现,就预示着更严重的功能下降。

(二)平衡和步态评估

人们完成日常生活中的各项活动都需要保持平衡。平衡功能是人们运动能力、日常生活能力、生活质量等的重要影响因素,失去平衡常常影响人们的整体功能,甚至导致跌倒,出现严重并发症。平衡功能的评估一般包括:①静态平衡;②动态平衡;③预测性平衡能力;④功能性平衡能力。平衡功能评定的方法有实验室评定和临床评定。

（三）跌倒风险评估

研究显示,跌倒已经成为我国 65 岁以上老年人因伤致死的首位原因。跌倒易造成患者软组织挫伤、骨折、脑损伤等。因此,预防跌倒情况发生,保障老年人群的安全是十分重要的。老年人跌倒风险的评估是进行跌倒干预的基础和前提。所有老年人都需要进行跌倒风险的评估,尤其是有跌倒史的老年人。老年人跌倒风险的评估需要包括既往病史评估、跌倒的危险因素评估、躯体功能评估、环境评估、心理评估。所以,跌倒风险评估和躯体功能评估的部分内容是互相包含的。

（四）吞咽功能评估

老年人在罹患脑卒中、喉部肿瘤等疾病时,易发生吞咽功能障碍,进而影响进食,导致营养不良的发生。因此,吞咽功能也是老年人躯体功能评估的一个重要部分。

（五）视功能评估

视觉功能评估主要包括视力、视野、色觉、暗适应、立体视觉、运动感觉、对比敏感度、视觉电生理、黄斑光阈值测定、相对性传入性瞳孔反射障碍、定量光应激试验等方面的评估。应详细了解患者的眼病史、治疗史、患者对视力的要求。

（六）躯体感觉功能评估

1. 浅感觉评估内容包括 痛觉、触觉、温度觉、压觉。

2. 深感觉评估内容包括 关节觉、振动觉。

3. 复合感觉评估内容包括 体表图形觉、实体辨别觉、皮肤定位觉、重量觉、材质识辨觉、两点辨别觉、双侧同时刺激。

三、躯体功能评估的方法

（一）日常生活活动能力

BADL 评定方法中临床应用最广、研究最多、信度最高的是巴氏（Barthel）指数。而改良巴氏量表是根据我国国情进行改良后形成的、在康复医学领域得到广泛使用的量表,其评估时应注意:①在适当的时间和安全环境中进行,评估从简单容易的项目开始,逐渐过渡到较复杂困难的项目;②尽量以直接观察法为主,在评估一些不便完成或较难控制的动作时,可询问患者或家属;③评估患者的真实能力,应记录"患者能做什么",只要患者无须他人帮助,虽用辅助器也可归类为自理;④评估结果反映患者 24h 内完成情况。

评估老年人 IADL 多采用 Lawton IADL 指数量表。评估时应注意:①评估前应与评估对象充分交谈,强调评估目的;②评估时按表格逐项询问,或可根据家属、护理人员等知情人的观察确定;③若无从了解,或从未做过的项目,另外记录;④评估应以最近 1 个月的表现为准。

AADL 项目较多,因人而异,暂无相关量表可用,但可通过了解老年人一天的生活活动安排得知其大致情况。

（二）平衡和步态评估

1. 实验室评定 实验室评定主要是采用仪器评定。仪器评定主要是利用平衡仪进行平衡测试。其主要原理为:通过压力传感器实时记录身体的摇摆情况,并将记录的信号输入计算机,计算机在应用软件的支持下。对接收到的数据进行分析,实时描计压力中心在平板上的投影与时间的关系曲线,故也称为计算机动态姿势图（computerized dynamic posturography,CDP）。

它又包括静态平衡测试及动态平衡测试。

2. 临床评定　常用的临床评定有观察法和量表法,观察法简单易行,不需要特殊设备,但缺乏量化指标,敏感性及特异性均不高,可用来对疑似平衡障碍的患者进行筛查。常用方法有 Romberg 法和强化 Romberg 法。

量表法是借助特定量表进行的一种功能性评定方法,属于主观性评定。该方法不需要专门的设备,便于掌握,在临床较易操作。量表评定易于量化,便于进行统计处理,因此在临床和科研中应用广泛。常用的平衡功能检测的量表较多,Berg 平衡量表(Berg balance scale,BBS)被视为平衡功能评估的金标准。其他常用的量表包括:Tinetti 平衡与步态量表(Tinetti performance oriented mobility assessment,Tinetti POMA)、特异性活动平衡自信量表(activities-specific balance confidence scale,ABC)、功能性伸展测试(functional reach test,FRT)、计时起立-步行测验(timed up and go test,TUGT)、Brunel 平衡量表(brunel balance assessment,BBA)、动态步态指数(dynamic gait index,DGI)、功能性步态评价(functional gait assessment,FGA)、平衡评价系统测试(balance evaluation systems test,BEST)。评定时应结合疾病特点选用合适的量表,方能揭示其障碍特点。

(三)跌倒风险评估

由于躯体功能导致的跌倒风险评估,常用的评估量表与平衡和步态评估量表一致。

(四)吞咽功能评估

1. 电视透视检查　该法是评估吞咽功能的金标准。通过应用定量的液体、糊状液体、固态的对比钡剂,采用正位和侧位图像,观察口、口咽、喉咽、食管的活动;观察钡剂滞留的程度,精确定位钡剂聚集的部位;观察误吸是否发生、误吸的时间和严重程度,误吸的发生原因,误吸并发症的危险程度。优点:通过发现吞咽反应延迟或缺乏,咽收缩减弱(预示高度误吸危险)等来研究吞咽的口、咽阶段的病理生理状况,并测量一些参数,如食团通过时间、吞咽反射的延迟时间、吞咽时间的延长等,并对安静误吸有较高使用价值。

2. 洼田饮水试验　患者端坐,喝下 30ml 温开水,观察所需时间和呛咳情况。优点:不需要复杂的检查手段,评价方法简单。缺点:该检查根据患者主观感觉,与临床和实验室检查结果不一致的很多。并要求患者意识清楚,且能够按照指令完成试验。虽然可以预测患者是否发生误吸,但准确率仅为 64.3%。并且不能预测住院期间是否发生肺炎。

操作方法:1 级(优)5 秒内,能顺利地 1 次将水咽下;2 级(良)5 秒以上,分 2 次以上,能不呛咳地咽下;3 级(中)5 秒以上,能 1 次咽下,但有呛咳;4 级(可)5 秒以上,分 2 次以上咽下,但有呛咳;5 级(差)频繁呛咳,10 秒内全程咽下困难。

评价结果:正常:1 级,5 秒之内;可疑:1 级,5 秒以上或 2 级;异常:3~5 级。

3. 标准吞咽功能评定量表(standardized swallowing assessment,SSA)　SSA 分为 3 个部分:临床检查,包括意识、头与躯干的控制、呼吸、唇的闭合、软腭运动、喉功能、咽反射和自主咳嗽,评分为 8~23 分;让患者吞咽 5ml 水 3 次,观察有无喉运动、重复吞咽、吞咽时喘鸣及吞咽后喉功能等情况,评分为 5~11 分;如上述无异常,让患者吞咽 60ml 水,观察吞咽需要的时间、有无咳嗽等,评分为 5~12 分。该量表的最低分为 18 分,最高分为 46 分,分数越高,说明吞咽功能越差。SSA 结果判断:根据患者饮水的情况推断是否存在误吸,阳性为患者有饮水时呛咳或饮水后声音变化,推断存在误吸;阴性为患者无饮水时呛咳或饮水后声音变化,推断不存在误吸。

4. 3oz 试验　由 DePippo 在 1992 年首次提出。这一试验是给予患者 90ml 水,在没有干预的条件下要求患者从杯中饮用,如果吞咽过程中出现咳嗽,或吞咽完毕 1 分钟后咳嗽,或者吞咽之后出现声音嘶哑,就认为是异常征象。优点:快速,简便,不需要购买昂贵的机器或其他材料。缺点:患者必须足够清醒,能坐起,并能拿住杯子,自己饮水,以保证测试安全。

(五) 听力功能评估

分为主观测听法和客观测听法。

1. 主观测听法　主观测听法的结果是依据受试者对刺激声信号作出的主观判断的记录。方法包括语言检查法、表试验、音叉试验、纯音听阈及阈上功能测试、Bekesy 自瞄测听、言语测听等。

2. 客观测听法　客观测听法不需受试者的行为配合,不受其主观意识的影响,结果相对客观、可靠,但结论判断的正确性与操作者的经验、水平有关。常用方法包括声导抗测试、电反应测听、耳声发射测试等。

第四节　老年人的精神心理

一、老年人精神心理的相关概念及特点

(一) 概念

1. 认知过程(cognitive process)　是指人们获得知识或应用知识的过程,或信息加工的过程,这是人的最基本的心理过程,它包括感觉、知觉、记忆、想象、思维和语言等。人脑接受外界输入的信息,经过头脑的加工处理,转换成内在的心理活动,再进而支配人的行为,这个过程就是信息加工的过程,也就是认知过程。认知过程中思维是核心。

2. 感觉(sensation)　是人脑对直接作用于感觉器官的客观事物个别属性的反映,是最基本的认知过程。它是我们认识客观事物的第一步,感觉给我们提供了内外环境的信息,保证了机体与环境的信息平衡,它是一切较高级、较复杂的心理想象(如思维、记忆)的基础。

3. 情绪(emotion)和情感(affection)　是指人们对客观事物是否符合自身需要的态度的体验。是个体对当前所面临的食物与正在进行的活动或已形成的观点之间的关系的体验和反映。

4. 人格(personality)　人格一词来源于拉丁文"面具"。人格是一种十分复杂的心理想象,由于研究者理论观点及研究侧重点的不同,解释也不尽相同,目前尚无统一的和为大家都能接受的定义。一般认为,人格是指一个人的整个精神面貌,具有一定倾向性的、稳定的心理特征的总和。

5. 自我概念(self concept)　包括个体意识中知觉到的所有关于自己的存在和经验方面的东西,是一个人对自己的知觉和认知。

6. 精神状态(mental status)　个体在认知功能、行为、情绪等方面的表现。

7. 感知觉与沟通(sensory and communication)　个体在意识水平、视力、听力、沟通交流等方面的能力。

(二) 特点

老年人的心理卫生与其生物、心理和社会环境发展状况密切相关。无论是从个体还是

从群体的角度来说,在特定生物学(如生理和遗传特性)基础上发展形成的个性心理特征(如智力、认知风格、应对方式、情绪反应模式)与环境(如家庭、学校、社会)的交互作用贯穿人生,并决定其心理健康状况。随着年龄的增长,以及生理功能的衰退,老年人可出现如下心理特征变化。

1. 感知觉功能下降　感知觉是个体心理发展过程中最早出现的心理功能,也是衰退最早的心理功能,比如老年人视力减退、听力下降。

2. 记忆的变化　记忆力下降,无论是识记,还是再认、重现能力均不如中青年。近期记忆差,易遗忘,表现为常忘事;远期记忆保持效果好,常能对往事准确而生动的回忆。理解记忆尚佳,机械记忆进一步衰退。

3. 情绪和人格的改变　情绪趋于不稳定,表现为易兴奋、易激惹、喜欢唠叨,情绪激动后需较长时间才能恢复。人格表现出以自我为中心,猜疑、保守、情绪化、偏执敏感等特点。两性出现同化趋势,男性爱唠叨,变得女性化;女性更爱唠叨,变得更加女性化。

二、老年人精神心理评估的基本内容

美国心理学家马斯洛 1951 年提出心理健康的 10 条标准,即自我安全感充足、了解并适当地评估自己的能力、生活目标切合实际、与现实环境保持接触、保持人格的完整与和谐、善于从经验中学习、保持良好的人际关系、能适度宣泄并控制情绪、能有限度地(在所属团体中)发挥个性、在社会规范内恰当地满足个人基本要求。我国心理学家许又新曾提出 3 类评价标准,即体验标准(良好的心情和恰当的自我评价)、操作标准(心理效率和社会效率)和发展标准(在过去、现在和将来的时间坐标上纵向观察个体的心理健康发展状态)。郭念锋进而提出心理健康的 10 项操作标准,即心理活动的强度、耐受力、周期节律性与自控能力,自信心、意识(注意)水平与受暗示性,社会交往、环境适应与心理康复能力。

老年人心理健康应该体现在处事乐观积极,自我满意或自我评价好。而抑郁情绪则是老年人常见的情绪问题,尤其是在患多种慢性疾病、功能残障、经历丧亲之痛和社会角色转变等老年人群中,抑郁情绪问题的流行率更高。建议老年人群应定期进行精神心理评估。

心理评估(psychological assessment)是依据心理学的理论和方法对人的心理品质及水平所作出的鉴定。所谓的心理品质包括心理过程和人格特征等内容,如情绪状态、记忆、智力、性格等。心理评估的目的是对心理想象进行定性和定量的客观描述。老年人的精神心理评估包括认知功能、情绪和情感、人格、压力、自我概念的评估。

三、老年人精神心理评估的方法

心理评估的方法包括观察法、会谈法、调查法、心理测验法及临床评定量表。其中心理测验占有十分重要的地位。下面就评估量表进行介绍。

(一) 认知功能评估

认知功能评估是采用各种评估量表对患者的知觉、注意、记忆、语言、执行能力等方面进行评价。认知功能评估量表数量较多,常用的量表如下:

1. 简易智能量表(mini-mental state examination,MMSE)　广泛应用于评估老年个体的认知功能。

2. 简易智力状态评估量表(mini-cognitive assessment instrument,Mini Cog)　比 MMSE 简

单、易记,使用方便,不需要辅助器具,不受文化程度影响。

3. 蒙特利尔认知评估(the Montreal cognitive assessment,MoCA) 是目前较为适用的轻度认知功能损害(MCI)筛查工具,可快速筛查轻度认知功能。

(二)情绪和情感的评估

1. Zung 抑郁自评量表(self-rating depression scale,SDS) 一种患者自评的抑郁量表。由 20 个问题组成,可以判断出抑郁的不同程度以及有无抑郁症状。

2. Zung 焦虑自评量表(self-rating anxiety scale,SAS) 可测量有无焦虑症状及严重程度,是一种分析患者主观症状的简便工具。适用于具有焦虑症状的成年人。

3. 汉密尔顿抑郁量表(Hamilton depression rating scale for depression,HAMD) 适用于有抑郁症状的成年患者。能反映抑郁的严重程度,其变化可以反映病情的演变。

4. 汉密尔顿焦虑量表(Hamilton anxiety scale,HAMA) 主要用于评定神经症及其他患者焦虑症状的严重程度。

5. 老年抑郁量表(geriatric depression scale,GDS)的简版(SGDS) 建议年龄超过 60 岁的所有个体均应定期进行抑郁筛查。包含 15 个是非题,既可以由老人自评,也可通过口头提问的形式完成,操作仅需 5 分钟。使用该量表可将受试老年人分为正常、轻度抑郁及重度抑郁 3 档。评为正常的,表明心理健康。

(三)人格评估

1. 明尼苏达多项人格调查表(Minnesota multiphasic personality inventory,MMPI) 该表是由 Hathaway SR 和 Mckingley JC 等于 1940 年初编制,最初只作为一套对精神病有鉴别作用的辅助量表。后来发展为人格量表。该量表应用非常广泛,为美国出版的《心理测验年鉴》第 9 版(1985 年)中最常用的人格量表。MMPI 主要用于病理心理研究,在精神医学、心身医学、行为医学、司法鉴定等领域应用十分广泛。MMPI 适用于 16 岁以上、至少有 6 年教育年限者,1980 年年初我国宋维真等完成了 MMPI 中文版修订工作,并已制定了全国常模。1989 年 Butcher 等完成了 MMPI 的修订工作,称 MMPI-2。MMPI-2 提供了成人和青少年常模,可用于 13 岁以上青少年和成人,最近也已引入我国。该量表既可个别施测,也可团体测查。

MMPI 共有 566 个自我陈述形式的题目,其中 1~399 题是与临床有关的,其他属于一些研究量表,题目内容范围很广,包括身体各方面的情况、精神状态以及家庭、婚姻、宗教、政治、法律、社会等方面的态度和看法。被试者根据自己的实际情况对每个题目做"是"与"否"的回答,若的确不能判定则不作答。可根据被试的回答情况进行量化分析,或做人格剖面图,现在除手工分析方法外,还出现多种计算机辅助分析和解释系统。MMPI 常用 4 个效度量表和 10 个临床量表。

2. 艾森克人格问卷(Eysenck personality questionnaire,EPQ) 是由英国心理学家 Eysenck HJ 根据其人格 3 个维度的理论,于 1975 年在其 1952 年和 1964 年两个版本的基础上增加而成,在国际上被广为应用。EPQ 成人问卷适用于测查 16 岁以上的成人,儿童问卷适用于 7~15 岁儿童。国外 EPQ 儿童本有 97 项,成人 101 项。我国龚耀先的修订本成人和儿童均为 88 项;陈仲庚修订本成人有 85 项。EPQ 由 3 个人格维度量表和 1 个效度量表组成。

3. 卡特尔 16 项人格因素问卷(16 personality factor questionnaire,16PF) 为卡特尔

(Cattell RB)采用主成分分析方法编制而成,他认为 16 个根源特质是构成人格的内在基础因素,测量这些特质即可知道个体的人格特征。16PF 用来测量以下特质:A 乐群性,B 聪慧性,C 稳定性,E 恃强性,F 兴奋性,G 有恒性,H 敢为性,I 敏感性,L 怀疑性,M 幻想性,N 世故性,O 忧虑性,Q1 激进性,Q2 独立性,Q3 自律性,Q4 紧张性。

16PF 有 A、B、C、D、E 式 5 种复本。A、B 为全本,各有 187 项;C、D 为缩减本,各 105 项。前 4 种复本适用于 16 岁以上并有小学以上文化程度者;E 式为 128 项,专为阅读水平低的人而设计。16PF 主要用于确定和测量正常人的基本人格特征,并进一步评估某些次级人格因素。我国已有相关修订本及全国常模。

(四) 压力评估

可包括压力源的评估、压力反应评估。

1. 生活事件量表(life events scale,LES) 该量表对个体的精神刺激评定使用分层化或个体化计分,包括定性和定量评估。主要为家庭生活、工作学习、社交及其他方面的问题。

2. 特质应对方式问卷(trait coping style questionnaire,TCSQ) 通常在生活事件问卷之后使用,也可以作为一种独立的心理变量进行测试。

3. 医学应对问卷(medical coping modes questionnaire,MCMQ) 专用于患者的应对量表,包括"面对""回避""屈服"3 类。

(五) 自我概念的评估

1. Rosenberg 自尊量表 由 10 条问题构成。

2. 纳西自我概念量表 由 100 条问题构成,包括身体自我概念、道德自我概念、个性自我概念、家庭自我概念、社会自我概念、自我批评。

第五节 老年人社会活动

一、社会活动的相关概念及特点

(一) 概念

1. 社会参与(social involvement) 是指个体与周围人群和环境的联系与交流的能力,包括生活能力、工作能力、时间/空间定向、人物定向、社会交往能力。

2. 社会支持(social support) 社会支持是一个既包括个体内在认知因素,又包括环境因素的多维度概念。是指社会群体中运用一定社会网络对弱势群体进行物质和精神干预的无偿帮助行为的总和。

3. 社会需要(social needs) 是指个体对维持社会发展所必需的条件的要求,如人们对劳动、人际交往、获得成就、符合道德规范等方面的需求。人们所处的经济、社会生活制度、生活习惯不同,所受的教育程度以及周围生活环境的不一样,社会性需要也就存在着很大的差异。社会性需要受社会发展条件的制约,多为精神性的,比较隐晦,不易直接察觉,且具有连续性。社会性需要如果得不到满足,虽不会危及生命,但却会因此而产生不愉快的情绪。

4. 老年歧视(ageism) 社会中存在一定程度上流行的对老年人的成见、偏见以及由此产生的思想和行为。

（二）特点

老年人群多患有慢性疾病和并发症,随着身体功能的衰老,老年人的自我效能感和自信心降低,并且受活动能力、经济状况等因素的影响,与外界的沟通减少,容易脱离社会,产生负性体验和不满意感,社会主观支持降低。因此,应该对老年人的社会需求进行评估,并给予社会支持,帮助老年人应对生活中带来的压力,缓解生活中负性事件对老人的影响,保护他们的生理、心理健康。

二、老年人社会活动评估的基本内容

老年人由于老化及某些功能的退化,而使参与社会活动的能力下降。老年人对参与社会活动能力的程度及适应性与性别、个性、文化背景、家庭背景、社会地位、经济状况等因素有关。因此,评估内容包括社会参与功能、社会支持、角色和角色适应、物质文明和精神文明建设、经济状况、医疗保险、老年人受虐等方面。其目的是明确对参与社会活动的感知度、满意度及适应度,以便及时发现问题采取干预措施,以免给老年人带来心理方面的不良影响。

三、老年人社会活动评估的方法

（一）社会参与能力评估

1. 一般活动能力　　了解老人过去的职业、离退休时间和现在有无工作等,有助于了解是否由于离退休给老年人带来不良影响,也可以评估目前一般出去活动是否适应。

2. 家庭活动能力　　离退休后家庭成了主要的生活场所,并常担当起照料第三代的任务;家庭成员之间和谐相处是高生活质量的反映,使老年人参与更多的家庭活动。若丧偶则对参与家庭活动能力会产生一定影响。

3. 社会活动能力　　收集老人日常社会活动资料,可提供有关自我概念和社会支持的信息。如果被评估者对每日活动不能明确表述,提示社会活动能力的缺失或不能融合到社会活动中去;不明确的回答提示有认知或其他精神障碍。

让老年人描述对自己承担的社会活动是否满意,以及与自己的角色期望是否相符,观察有无角色适应不良的身心行为反应,如头痛、头晕、疲乏、睡眠障碍、焦虑、抑郁等,对评估老年人参与社会活动能力是一项很重要的指标。

（二）社会关系和社会支持评估

是评估老年人是否有支持性的社会关系网络,如家庭关系是否稳定,家庭成员是否相互尊重,与邻里、老同事之间是否相处和谐,可联系的专业人员以及可获得的支持性服务等。

社会支持评定量表(social support rating scale,SSRS)共 10 个问题,总分即 10 个条目计分之和,总分越高表示社会支持度越高。

家庭功能评估的目的是了解老年人家庭对其健康的影响,以便制订有益于老年人疾病康复和健康促进的护理措施。家庭评估的内容主要包括家庭成员基本资料、家庭类型与结构、家庭成员的关系、家庭功能与资源以及家庭压力等方面。常用于家庭功能评估的量表有:①家庭功能评定量表(family assessment device,FAD);②家庭关怀度指数问卷(family adaptation,partnership,growth,affection,resolve,APGAR);③家庭亲密度和适应性量表中文版(family adaptability and cohesion evaluation scales,FACES);④家庭环境量表中文版(family environment scales,FES);⑤中文版 Feetham 家庭功能量表(family functioning survey,FFFS)。

（三）老年角色和老年角色适应的评估

其目的在于明确被评估的老年人对自己扮演角色的感知程度、对角色是否适应、对承担的角色是否满意等，包括一般角色、家庭情况、社会角色、角色的适应。常用的量表包括Barry角色评估量表、角色功能评估量表和人际关系自我评定量表等。

（四）老年文化评估

由于价值观、习俗、语言和信念等文化因素可直接影响老年人的健康和健康保健，所以要进行文化评估。可以通过与被测者的交谈，询问其感受，观察其表现来进行判断。

（五）社会经济地位的评估

社会经济地位（socioeconomic status，SES）是一个综合反映个人或群体的社会地位的指标，通常用教育、职业、收入以及居住地区等来衡量。现有文献表明，社会经济地位是影响老年人健康的重要因素，社会经济地位不同，健康状况及卫生服务利用也往往存在巨大差异。

（六）老年医疗保险评估

通过对老年人医疗保险的评估，能够有效地确定老年人享受医疗服务的水平和能力。主要通过询问的方式进行评估。

（七）照顾者评估

老年人因活动能力的改变，需要有照顾者进行照顾，此种照顾随着老年人的增龄，需要长期进行。并且根据老年人的身体功能、患病情况不同，照顾的形式也不同。因此，照顾者的评估也需要得到关注。评估内容包括照顾者的负担、需求、生存质量3个方面。常用的评估方法包括照顾者负担问卷（caregiver burden inventory，CBI）、照顾者需求评估量表、健康调查简表（the MOS item short from health survey，SF-36）。

（八）老年虐待的评估

老年受虐评估是一个复杂的过程，因为是否发生受虐以及受虐的程度在不断改变，没有直接准确的测试方法可以对老年人受虐评估定位。常用的评估量表包括老年人被虐风险评估表、筛查虐待评估量表、社会工作者老年受虐量表。

（九）老年歧视的评估

常用量表包括老年人态度问卷（attitude toward old people questionnaire，AOPQ）、Kogan老年人态度量表（Kogan attitude toward old people scale，KAOP）、老龄化语义差异量表（the aging semantic differential，ASD）、老龄化测验事实量表（facts of aging quiz，FAQ）、老年歧视量表（Fraboni scale of ageism，FSA）、老年态度量表（The university of California at Los Angeles geriatrics attitudes scale，UCLA-GAS）、老龄化态度量表（attitudes to ageing questionnaire，AAQ）、年龄歧视感知量表（perceptions of age discrimination）。

第六节　老年人的生存质量

我国老龄事业发展水平与我国老年人口快速增长的物质文化需求快速增长的形势还不完全适应，发展老龄事业任重道远。培养具有专业知识背景的老年人能力评估师是十分必要的。通过对老年人生活质量进行评估，对于建立健全老龄社会政策体系、缩小老年人生活质量区域差异、全面提高老年人生活质量、为全体公民创造对老年期生活的美好预期，具有重要意义。

一、老年人生存质量的相关概念及特点

(一) 概念

生存质量(quality of life,QOL)是社会科学中的一个研究领域,同时也是新的医学模式下发展起来的一种健康测量技术。一般认为,生存质量是对个人或群体所感受到躯体、心理、社会各方面良好适应状态的一个综合测量。维持良好的生存质量是保证老年人健康的关键。WHO将生存质量定义为:不同的文化、价值体系中的个体对与他们的目标、期望、标准及与关心事情有关的生活状态的综合满意程度及对个人健康的一般感觉。卫生部于1999年12月9日颁布的《生存质量测定量表》(WS/T119—1999)中将QOL的中文译为"生存质量",并定义为不同文化和价值体系中的个体对与他们的目标、期望、标准以及所关心事情有关的生存状况的体验。此外,将世界卫生组织生存质量评定量表(WHOQOL-100)和量表的简表(WHOQOL-BREF)的中文版作为国内标准。但是本标准已于2016年12月28日被废止。目前没有替代标准。

(二) 特点

生存质量是一个带有个性的和易变的概念,老年人生存质量是指老年人的客观生活条件和老年人对其生活状况的主观感受,是客观生存质量与主观生存质量的统一。生存质量的高低反映的是人们的需要得到满足的程度,可以从生活满意度、主观幸福感进行主观评价。

目前应用最为广泛的理论是马斯洛对人类基本需要的分类,包括生理需要、安全需要、归属和爱的需要、自尊需要以及自我实现的需要,这5个方面的需要具有从低到高的层次性,其中生理需要的层次最低,自我实现是最高层次的需要。

老年人的需要具有全龄化人口的特点,更具有老年期的鲜明特征,因此老年人生存质量评估指标体系,需与老年人群的特征相符合。

二、老年人生存质量评估的基本内容

WHOQOL-100量表包括生理、心理、独立能力、社会关系、环境、个人信仰等6个领域,24个方面,共计100个问题。

我国在1994年,由中华医学会老年医学学会流行病学学组会议通过《老年人生活质量调查内容及评价标准建议(草案)》,评价标准共包括11个方面的内容,每方面良为3分,中2分,差1分。总评价总分30~33分为良,22~29分为中,11~21分为差。

三、老年人生存质量评估的方法

1. **访谈法**　通过当面访谈或电话访谈,了解被评估对象的心理特点、行为方式、健康状况、生活水平等,进而对其生存质量进行评价。

2. **自我报告**　由被评估对象根据自己的健康状况和对生存质量的理解,自己报告对生存质量的评估,自行在评估表上评分。

3. **观察法**　由评估人员在一定时间内对特定个体的心理行为或活动、疾病的症状等进行观察,从而判断其综合生存质量。

4. **量表评定法**　是目前广为采用的方法,即采用具有较好信度、效度和敏感度的标准化评估量表对评估对象的生存质量进行多维的综合评估。

第七节 老年人疾病特点

一、老年人疾病的相关概念

老年病是指老年期所罹患的疾病或多发的疾病。

二、常见老年疾病分类

老年病通常可分为 3 类。

1. 中青年可发病而老年人患病率显著增高的慢性疾病 如高血压、高脂血症、动脉硬化、冠心病、糖尿病、脑卒中、慢性阻塞性肺疾病、肿瘤等疾病,在老年期发病率较高,目前老年人群已成为慢性非传染性疾病的主要群体。

2. 老年人在器官老化基础上发生与退行性改变相关的疾病 为老年人所特有,如钙化性心脏瓣膜病、老年期痴呆、骨质疏松及白内障等疾病。

3. 衰老使机体功能减退,进而引起的急性疾病 如老年人肺炎等感染性疾病。

三、老年疾病的临床特点

由于老年人既受常规致病因素的影响,又受"衰老、老化"因素对疾病发生、发展、转归的影响。因此,老年病患病的共同特点有 5 个。

(一)多病共存、病因复杂、长期积累

流行病学研究显示,50% 以上的老年人患有 3 种及以上的慢性疾病,且不同疾病的累积效应存在鲜明的个体特征。2002 年 Batstra 等人提出"老年共病(geriatric multimorbidity 或 geriatric comorbidity)"的概念,即指 2 种或 2 种以上慢性医疗状况(包括躯体疾病、老年综合征,或精神方面问题)共存于同一老年个体,彼此之间可互不关联,也可相互影响。

多因素致病是老年病的病因学特点。老年人由于机体老化、免疫功能下降、器官和组织功能衰退,任何一种因素都可能引起老年人发病,多数情况下并不能明确病因,有时甚至难以分清是自然衰老还是独立的疾病。随着生物医学模式的转变,人们认识到人的健康并非仅仅是指躯体健康而言,而是躯体功能、精神心理、社会行为和环境的组合。因此,除不良的生物医学因素可导致疾病外,不好的精神心理素质、不端的社会行为、不适的社会和自然环境都可以导致疾病。老年人由于自身体质下降、精神心理调节能力降低、社会适应能力减退和不能及时适应比较剧烈的环境变化,任何一种不利因素都可导致老年人发生疾病。

(二)起病缓慢、隐匿

多数老年病为慢性退行性疾病,其生理与病理变化很难区分。这类疾病老年期变化缓慢,在很长一段时间可无症状,无法确定其发病时间,但疾病发展到一定阶段,器官功能处于衰竭的边缘,一旦出现应激反应,可使原来勉强维持代偿状态的器官发生衰竭,病情可在短时间内迅速恶化。

(三)多数症状和体征不典型

多数老年人发病其症状和体征不典型,这是老年病临床表现的特点。其原因主要为:

1. 老年人对疼痛的敏感性和反应性降低 由于老年人机体形态改变和功能衰退,反应

性减弱,对于疼痛的阈值增高,疾病的反应不敏感,故病症容易被忽略。即使病情很重,也往往表现不出来,甚至没有明显的症状。如感染时无发热,白细胞不升高;急性心肌梗死,可无心前区疼痛,而仅有气急;老年甲状腺功能亢进症仅有快速心房纤颤,而无任何其他甲状腺毒性症状或代谢症候群;胆石症时缺乏疼痛;骨质疏松患者无腰背疼痛等症状,发生骨折后,才被确认为骨质疏松症。

2. 老年人罹患多种疾病 老年人的多病共体是临床表现不典型的原因之一,一种疾病的症状可能被另一种疾病所掩盖,如老年人肺炎常无症状,或仅表现食欲差、全身乏力、脱水,或突然意识障碍,而无呼吸系统症状和体征。

3. 老年人发病多出现精神神经症状 有很多老年人发病的首发症状是精神神经症状而非相应器官系统疾病的表现,如老年人心脏病发作时首发症状是晕厥和嗜睡;老年肺部感染表现精神萎靡,嗜睡;老年人内脏穿孔可能仅有精神萎靡,而无典型的腹部疼痛症状或压痛,反跳痛等症状。

因此,重视老年病症状的不典型性是十分重要的,加强症状、体征、实验室及辅助检查的检查,搜集诊断依据尤为重要,同时还要慎防漏诊误诊。

(四) 变化迅速,发病方式独特

老年人尤其是高龄老人患病后常可发生多种并发症,这是老年病的最大特点。常见的并发症包括意识障碍和精神症状、水和电解质紊乱、感染、血栓和栓塞、多脏器衰竭。因此一旦发病,病情迅速恶化。如老年重症肺炎,很快相继发生呼吸衰竭、心力衰竭、多脏器衰竭而死亡。因此,必须加强监测,做到早发现、早诊断、早治疗,并将此特点反复强调,告知家属,制订防范预案,将发生率降至最低。

(五) 药物不良反应多,治疗难度大,预后差

一般来说,老年患者发生药物不良反应(adverse drug reaction,ADR)的风险高于年轻患者。因药物代谢能力减弱;药物排泄功能降低;药物清除的半衰期延长,血药浓度有不同程度的增高。同样的药物,老年人比青壮年耐受性差,容易出现副作用,治疗效果差。另外老年人用药较多,药物之间相互作用,也会影响治疗效果。

综上所述,这就造成临床中处理实际老年患者时面临极其复杂、极其困难的挑战。为此,老年病有其特殊的临床表现,注定了老年病在诊断、治疗、康复及流行病学等方面有其的特殊规律、共性以及特殊的需求。

(谢 颖)

推 荐 阅 读

1. 黄晓琳,燕铁斌. 康复医学. 5 版. 北京:人民卫生出版社,2013.

2. 曹丰,王亚斌,薛万国,等. 中国老年疾病临床多中心报告. 中华老年多器官疾病杂志,2018,17(11):801-808.

3. 陈旭娇,严静,王建业,等. 中国老年综合评估技术应用专家共识. 中华老年病研究电子杂志,2017,4(2):1-6.

4. 居家老年人运动功能评估与干预专家共识. 中国老年保健医学,2018,16(03):52-56.

5. 罗晓晖,李晶. 中国老年人生活质量指数及其区域差异. 老龄科学研究,2020,8(02):24-37.

6. 宋岳涛. 老年综合评估. 2 版. 北京:中国协和医科大学出版社,2019.

7. 孙长颢. 营养与食品卫生学. 8 版. 北京:人民卫生出版社,2017.

8. 汪耀. 实用老年病学. 北京:人民卫生出版社,2014.

9. 王紫晨,马丽娜,张仲迎,等. 老年人代谢综合征与骨质疏松的相关性研究. 中华老年心脑血管病杂志, 2020,22(09):904-907.

10. 张亚鑫,陈小旭,田琳琳,等. 老年人躯体功能评估工具研究进展. 全科护理,2020,18(25):3301-3303.

11. 张懿,甘春龙. 中老年人能量代谢特点研究综述. 湖北体育科技,2019,38(10):900-902,915.

12. 中国老年保健医学研究会老龄健康服务与标准化分会,《中国老年保健医学》杂志编辑委员会. 居家 (养护)老年人身体健康评估服务标准(草案). 中国老年保健医学,2018,16(03):25-27.

13. 中国老年保健医学研究会老龄健康服务与标准化分会,《中国老年保健医学》杂志编辑委员会. 中国老 年人跌倒风险评估专家共识(草案). 中国老年保健医学,2019,17(04):47-48,50.

14. 中华医学会健康管理学分会,中华健康管理学杂志编委会. 健康体检基本项目专家共识. 中华健康管理 学杂志,2014,8(2):81-90.

15. 中华医学会老年医学分会,中华老年医学杂志编辑部. 中国健康老年人标准(2013). 中华老年医学杂 志,2013,32(8):801.

16. 邹勇. 中西医结合老年病学. 北京:科学技术文献出版社,2014.

17. CHISAKI Y,AOJI S,YANO Y. Analysis of adverse drug reaction risk in elderly patients using the Japanese Adverse Drug Event Report(JADER)database. Biol Pharm Bull,2017,40(6):824-829.

18. DAVIES EA,O'MAHONY MS. Adverse drug reactions in special populations-the elderly. Br J Clin Pharmacol, 2015,80(4):796-807.

第 四 章

老年人常见病症基础知识

学习目标

认识与记忆：

1. 掌握跌倒定义及表现的相关知识。

2. 掌握痴呆定义及表现的相关知识。

3. 掌握疼痛定义及表现的相关知识。

4. 掌握压疮定义及表现的相关知识。

5. 掌握尿失禁定义及表现的相关知识。

6. 掌握焦虑定义及表现的相关知识。

7. 掌握谵妄定义及表现的相关知识。

8. 掌握抑郁定义及表现的相关知识。

9. 掌握睡眠障碍定义及表现的相关知识。

10. 掌握晕厥定义及表现的相关知识。

11. 掌握老年人废用综合征定义、表现及评估的相关知识。

理解与运用：

1. 理解跌倒的评估相关知识。

2. 理解痴呆的评估相关知识。

3. 理解疼痛的评估相关知识。

4. 理解压疮的评估相关知识。

5. 理解尿失禁的评估相关知识。

6. 理解焦虑的评估相关知识。

7. 理解谵妄的评估相关知识。

8. 理解抑郁的评估相关知识。

9. 理解睡眠障碍的评估相关知识。

10. 理解晕厥的评估相关知识。

病症，即疾病。老年病是指老年人在各种原因作用下单发或多发疾病的总称。随着年龄的不断增长，受生理、心理、社会和环境等方面因素的影响，引起各种老年疾病的发生。有些是正常衰老过程中必然发生的，有些是老年病继发的疾病、老年易感性疾病、老年常见性疾病的发病特点：①衰老和疾病并存；②综合征多见；③发病急而快；④症状不典型；⑤疾病反复发作;⑥病程长而恢复慢;⑦易合并意识和心理障碍;⑧易发生药物不良反应。本章侧重介绍老年人常见疾病中的综合征,如跌倒、痴呆、疼痛、尿失禁等。

第一节　跌　　倒

一、跌倒的概述

(一) 定义

跌倒(accidental falls)是指人体突发、不自主的、非故意的体位改变,倒在地上或更低的平面上。据报道,每年约有30%的65岁以上的老年人发生跌倒,而且跌倒的发生比例随着年龄的增长而增加,80岁以上的老年人跌倒的年发生率可高达50%。

(二) 危险因素

跌倒的原因众多且复杂,常常是多种因素相互作用的结果,可分为内在危险因素和外在因素两类。

1. 外在因素

(1)环境因素:在老年人居住场地的室外环境,如台阶和人行道缺乏修缮、雨雪天气、拥挤都可以引起;室内环境,如不适宜的灯光、过于光滑或不平坦的地面、不适宜的家具和卫生所设施、通路有障碍物或缺少扶栏。

(2)人为因素:部分照护者缺乏对跌倒知识的了解,老年人对护理指导的依从性差,照顾者照顾老人不周;老年人及家人低估跌倒风险及危害;穿着不合适,行走辅助工具缺失或使用不当等。

(3)社会因素:老年人的教育和收入水平、卫生保健水平、享受社会服务和卫生服务的途径,及老年人是否独居、与社会的交往和联系程度等都会对跌倒产生影响。

2. 内在因素

(1)与老年人身体状况相关:①中枢神经系统如老年智力、感觉、反应能力、反应时间、平衡能力、步态及协同运动能力降低;②感觉系统如老年人的视力、视觉分辨率、视觉的空间/深度觉及视敏度下降,老年听力损失,老年人触觉下降,前庭功能和本体感觉退行性下降,导致老年人平衡能力下降等;③步态的稳定性下降如老年人缓慢跛步行走,造成步幅变短、行走不连续、脚不能抬高到一个合适的高度,加之中枢控制能力下降;④骨骼肌肉系统如老年人骨骼、关节、韧带及肌肉的结构、功能损害和退化。

(2)药物因素:一些药物影响人的神志、精神、视觉、步态、平衡等方面而容易引起跌倒。能引起跌倒的药物有:①精神类药物,如抗抑郁药、抗焦虑药、催眠药、抗惊厥药等;②心血管药物,如降压药、利尿剂、血管扩张药等;③其他,如降糖药、非甾体抗炎药、镇痛剂、多巴胺类药物、抗帕金森病药物等。

(3)心理因素:沮丧、抑郁、焦虑、情绪不佳可增加跌倒的危险。另外,害怕跌倒也使行为能力降低、活动受限,影响步态和平衡能力而增加跌倒的危险。

二、跌倒的临床表现

常见的有骨折、关节脱位、出血、疼痛、扭伤及软组织损伤等。易骨折的部位有髋部、肱骨外髁颈、桡骨远端的骨折,以及脊柱压缩性骨折等。因骨折断端损伤周围的血管而出现出血及血肿,疼痛、严重的可出现休克等临床表现。

三、跌倒的后果

(一)躯体器质性伤害

以关节积血、脱位、扭伤、血肿、骨折常见,严重的髋部骨折等已成为老年人伤害的首位死因。若跌倒所致的颅脑损伤,直接引起死亡或偏瘫。

(二)功能减退

跌倒后因卧床或伤残肢体制动等导致肌肉萎缩、骨质疏松,甚至关节挛缩等,严重影响老年人的活动能力,甚至导致过早死亡。

(三)心理障碍

跌倒带来极大的心理创伤,对再次跌倒产生惧怕心理,跌倒恐惧可造成老年人"跌倒—丧失信心—不敢活动—衰弱—跌倒"的恶性循环。

(四)继发损害

可造成长期卧床、肌肉萎缩、骨质疏松、肢体功能障碍、压疮、吸入性肺炎、泌尿道感染、血栓性静脉炎和栓塞、便秘等,严重的导致死亡。

(五)经济影响

跌倒造成的伤害可增加医疗、护理费用。

四、跌倒的评估

建议对处于跌倒低风险状态的老年人进行简要的评估,对处于跌倒高风险状态的老年人进行全面且详细地评估。评估包含跌倒风险一般性评估和专业性评估两大部分内容,其中跌倒风险专业性评估由躯体功能测试和其他专业性评估组成。

(一)一般性评估

1. 一般性评估的内容　含近1年跌倒史、自感平衡状态、跌倒恐惧心理3部分内容。

2. 评估标准　符合下列情况之一,提示有跌倒风险。

(1)过去1年跌倒≥1次。

(2)自感走路或站立时不稳。

(3)害怕跌倒。

3. 评估方法推荐

(1)一般性提问:

提问老年人:"你在过去一年内发生过跌倒吗?是否在走路或站立时感到不稳?是否害怕跌倒?",若是,有风险。

(2)量表评估:采用包含涉及一般性提问的跌倒评估量表,如:

1)老年人跌倒风险自评量表(self-rated fall risk questionnaire,STRQ):量表中任何一项回答"是",提示跌倒风险。测评简便,具有良好的信效度,可作为老年人跌倒风险筛查的测评工具。

2)摩尔斯老年人跌倒风险评估量表(morse fall scale,MFS):是专门用于预测跌倒发生风险的量表,评估过程简单,被证明有较好的信效度完成该量表耗时2~3分钟,应用广泛。

3）老年人跌倒风险评估工具(fall risk assessment tool,FRA)：该量表包括对运动、跌倒史、精神不稳定状态、自控能力、感觉障碍、睡眠状况、用药史和相关病史等8个方面共35个条目的评估，分数越高，表示跌倒的风险越大。完成该量表约耗时10~15分钟。

(二) 专业性评估

1. 躯体功能测试

(1)躯体功能测试的内容：包含步态、平衡、肌力3部分内容。

(2)评估标准：符合下列情况之一，提示有跌倒风险。①步态异常；②静态失衡；③动态失衡；④下肢肌力减退。

(3)评估方法推荐

1)步态评估：采用Tinetti步态量表(Tinetti performance oriented mobility gait assessment, TPOM-G)判别是否存在步态异常。

2)平衡评估：采用四阶段平衡测试(four stage balance test)判别是否存在静态失衡。或采用计时起立行走测试(time up and go test,TUG)判别是否存在动态失衡。

3)下肢肌力评估：采用椅子测试(5 times chair stand)或30秒坐立测试(thirty-seconds sit-to-stand Test)判别是否存在下肢肌力减退。

2. **跌倒风险相关疾病评估** 符合下列情况之一，提示有跌倒风险。

(1)神经系统疾病：帕金森、痴呆、外周神经系统病变、糖尿病周围神经病变。

(2)心血管系统疾病：高血压、体位性或餐后低血压、心率/心律失常。

(3)骨骼肌肉系统：骨质疏松风险或者诊断；骨吸收、骨密度、骨关节疾病。

(4)脑血管疾病：卒中、小脑疾病。

(5)泌尿系统疾病：夜尿增多、尿失禁、男性前列腺肿大。

3. **跌倒风险相关用药评估** 符合下列情况之一，提示有跌倒风险。

(1)使用抗精神病药物：如氯丙嗪、异丙嗪、奥氮平、利培酮等。

(2)使用抗抑郁药物：如氟西汀、舍曲林、文法拉辛、度洛西汀、阿米替林、多塞平等。

(3)使用抗癫痫药物：如苯妥英钠、卡马西平、苯巴比妥、丙戊酸等。

(4)使用镇静催眠药：如艾司唑仑、地西泮、阿普唑仑、佐匹克隆、唑吡坦、扎来普隆等。

(5)使用降压药：如氢氯噻嗪、普萘洛尔、卡托普利、硝苯地平、硝普钠等。

(6)使用利尿药：如氯噻嗪、氯噻酮、呋塞米、螺内酯、甘露醇等。

(7)使用Ia类抗心律失常药物：如丙吡胺、奎尼丁、普鲁卡因胺等。

(8)使用降糖药：如格列吡嗪、那格列奈、二甲双胍、阿卡波糖、罗格列酮、胰岛素等。

(9)用药种类≥4种，具体可参照老年人药物相关性跌倒预防管理专家共识。

4. **感知觉评估** 符合下列情况之一，提示有跌倒风险。

(1)视觉：视野缺损；失明；眼科疾病(如白内障)；或近视眼科手术后。

(2)听觉：听力减退；耳聋。

(3)前庭功能：前庭功能紊乱。

(4)足部/踝部感觉：存在麻木、刺痛、温痛觉下降或触觉下降。

5. **日常生活活动能力评估** 采用简化巴氏指数(Barthel index,BI)，能力水平的高低直接关系到生存质量的优劣。其简单实用，再现性好，灵敏度不错。得分越高，表明受试老年人的独立性越好，依赖性越小。

6. 认知功能评估 可采用简易精神状态量表(mini-mental state examination,MMSE)其作为认知障碍检查方法,简单易行,或简易智力状态评估量表(Mini-Cog),评估结果异常者,提示有跌倒风险。

7. 抑郁状态评估 常用简版老年抑郁量表(geriatric depression scale,GDS),评估结果异常者,提示有跌倒风险。

8. 周围环境评估 在跌倒的评估中须注意老年居家环境的安全评估,可采用居家危险因素评估工具(home fall hazards assessments,HFHA)进行评估。常见的环境危险因素有:

(1)地面因素:过滑、不平、潮湿、过道上的障碍物。

(2)家具及设施因素:座椅不合适、厨房吊柜架过高、燃器具过高、床过高或床垫过于松软、坐便器过低、楼梯没有适老化、室内光线过暗或过明、地毯/地垫不平整、易滑动。

(3)居住环境的改变,老年人进入陌生环境。

9. 其他风险因素评估 符合下列情况之一,提示有跌倒风险。

(1)年龄:≥65 岁。

(2)居住状态:独居/丧偶。

第二节 痴 呆

一、痴呆的概述

(一)定义

痴呆(dementia)是一种以获得性认知功能损害为核心,并导致患者日常生活、社会交往和工作能力明显减退的综合征。痴呆的主要类型包括:阿尔茨海默病(AD)、路易体痴呆(DLB)、额颞叶变性(FTLD)、血管性痴呆(VD)和混合性痴呆。

(二)危险因素

1. 已确定的因素

(1)年龄:AD 患病率随增龄患病率呈指数级增长。65 岁以上,年龄每增加 5 岁患病率增加 1 倍。VD 患病率也随年龄增长。

(2)遗传:AD 具有家族聚集性,家族有痴呆病史者,患 AD 风险增加 3.5 倍。

2. 尚未确定的因素

(1)性别:普遍认为患病率无性别差异,但 AD 中女性患者较多,VD 则是男性多见。

(2)受教育程度:文化程度高,AD 发病率较低,提示文化程度影响痴呆患病,但是高教育水平与 VD 无相关性。

(3)婚姻:国内研究发现丧偶与 AD 发病相关联,而与 VD 无关,国外研究未发现离婚和丧偶者痴呆发病率高,但发现痴呆尤其是 AD 好发于从未结婚者。

(4)职业:北欧研究发现从事体力劳动者 AD 风险最高;国内 4 地区研究显示相对于工农劳动者,从事专业技术职业、商业和服务业者患 AD 的比例相对较低,同时也发现从事专业技术职业者患 VD 相对较少。

(5)地区:存在着地区间患病差异。我国研究显示,东西部地区无明显差异。但是交互研究发现相对于东部地区,西部地区 AD 患病率随年龄的升高而迅速增长;北方地区老年人

VD 患病率是南方地区的 2.5 倍。

（6）种族：我国研究 AD 分布无种族差异，国外研究亚洲东部居民和非洲裔美国人 VD 发病率较高。

（7）生活方式：生活方式不同程度影响痴呆患病，特别是 VD 患病。例如，吸烟过量、饮酒罹患 AD 的危险性升高；常食用鱼类可以降低认知损害的风险。

（8）其他因素：如经济、医疗、居住方式、社会心理等因素。

二、痴呆的临床表现

（一）轻度痴呆

多数轻度痴呆的主要症状是逐渐出现记忆力下降和认知功能减退，主要表现为认知速度减慢、反应时间延长、短时记忆容量减少，如不能学习新东西、不能记忆新信息，还伴有情绪问题，表现为焦虑、抑郁。此阶段的特点是工作和社交能力下降，但能独立生活和作出一定程度的合理判断。

（二）中度痴呆

记忆力进一步下降，其思维能力、语言能力和定向力方面的认知发生异常，可表现为吃过饭记不得、熟悉的地方迷路、部分出现幻觉或妄想。例如，看见不存在的人或物品，坚信家里人藏起他的存折或家人被陌生人替代了。多数日常生活能力下降，伴有体重减轻，日常生活多需要有人协助。

（三）重度痴呆

生活完全依赖他人，说一句完整的话语都很困难，甚至完全失语。生活完全不能自理，肢体僵硬，拖着脚走路，甚至完全失去行走能力，大小便基本失禁。长期卧床可能导致压疮、肺部感染、皮肤感染、尿路感染等。

三、痴呆的后果

1. 记忆力减退、注意力不集中、思维不灵活、生活质量下降，严重者可以加重各种疾病的进程。

2. 因痴呆而导致的医疗费用增加。

3. 给家属或亲人造成严重的精神负担。

四、痴呆的评估

（参见第十二章第三节相关内容）

第三节　疼　　痛

一、疼痛的概述

（一）定义

疼痛（ache）是一种与组织损伤或潜在损伤相关、不愉快的主观感受和情感体验，是继呼吸、脉搏、血压、体温后的第五生命体征。它提供躯体受到威胁的警报信号。疼痛是很多疾病的表现形式,其本身也是一种疾病。

(二) 老年人疼痛特点

对慢性疼痛反应不敏感或忍耐可延误慢性病痛的诊治,持续的疼痛可以造成生活质量下降,疼痛还会造成老年人服用药物过多,社会交往能力下降。合并痴呆患者,因为交流受限,存在疼痛认识评估及治疗均不足的高风险。老年人常因多病共存,任何一种疾病都可以解释患者的症状,容易被忽略;老年人不能诉说引起疼痛的原因,容易延误病情,增加老人痛苦;因有些疾病的隐匿性而耽误诊治,如不典型的心绞痛等;老年患者的疼痛由不可治愈的疾病引起,如晚期癌症。

二、疼痛的临床表现

临床表现可以是局部的,也可以是全身性疾病的反映,是一种身心不舒适的感觉。不同的患者对痛的反应是各式各样的,常见的疼痛反应表现为生理层面上,如面色苍白、出汗、肌肉紧张、血压升高、呼吸心跳加快、恶心呕吐、休克等;行为层面上,如烦躁不安、皱眉、咬唇、握拳、身体蜷曲、呻吟、哭闹、击打等;情绪层面上,如紧张、恐惧、焦虑等。这些反应表明痛觉的存在。

三、疼痛的后果

因为疼痛具有保护性和防御性的功能,能警告机体正在遭受某种伤害性刺激,提醒机体摆脱伤害。长期疼痛会影响老年人的活动能力和情绪,导致自理能力下降和社会交往减少,易产生孤独感和抑郁情绪甚至有自杀的风险;还可造成食欲减退和营养缺乏,使机体抵抗能力下降而引起各种并发症;还会造成老人认知和感觉的功能减退,生活自理能力受损,活动障碍,有受伤的风险;使老人生活质量下降,照护难度增加,医疗费用增加,给家庭和社会带来负担。

四、疼痛的评估

评估是合理、有效治疗疼痛的基本前提,评估应遵循"常规、量化、全面、动态"的原则。

(一) 一般医学评估

1. 病史　询问疼痛情况,如疼痛部位、形式、持续时间、性质、发作周期、强度、伴随症状、心理因素、诱发或加重的因素及其他症状。

2. 疼痛的急慢性　急性疼痛,首先排除急重症。急性疼痛持续时间相对短,疼痛通常短于3个月,与程度无关。急性疼痛是疾病的重要症状,常伴有损伤而引起人们的注意,常见的急性疼痛,如心肌梗死引起的胸痛,胃溃疡引起的腹痛。慢性疼痛指疼痛超过3个月或6个月的持续疼痛。慢性疼痛是一个疾病过程,是神经学、病理学、生理学失调的持续症状,与急性疼痛性质不同。

3. 询问疼痛的强度　疼痛强度的评估是疼痛评估的重点也是难点。目前已研制出多种评估方法用于记录和疼痛随访,临床较常用的方法有:

(1)WHO的疼痛分级标准:根据疼痛程度不同分为0~3级。其中,2级(中度疼痛)要求用镇痛药;3级(重度疼痛)静卧时疼痛剧烈,不能忍受,睡眠严重受干扰,需要用镇痛药。

(2)数字评定量表法(NRS):询问患者疼痛的严重程度,作出标记,或者让患者自己圈出一个最能代表自身疼痛程度的数字。此方法目前在临床上较为通用。

（3）面部表情疼痛量表法（FPS）：FPS 较为客观且方便，是在模拟法的基础上发展而来，使用从快乐到悲伤及哭泣的 6 个不同表现的面容，简单易懂，适用面相对较广，即使不能完全用语言表达清楚的幼儿也可供临床参考。

（4）言语描述量表（VRS）：采用无痛、轻度疼痛、中度疼痛、重度疼痛、极度疼痛等词语来表达疼痛程度，该方法的词语易于理解，可随时口头表达，沟通方便，满足患者的心理需求，但不适于语言表达障碍患者。

4. 询问疼痛的性质　对疼痛性质的询问，有助于对患者疼痛进行归类。躯体痛，常常定位明确，其产生与皮肤骨骼中的感受；神经痛呈现锐痛、刺痛、刀割痛、针扎痛、电击痛、烧灼疼等，常常与疼痛感觉异常有关，这种异常往往是痛觉过敏、痛觉减退、诱发痛；内脏痛实际上是绞痛，当腹腔的管状器官如肠道、输尿管出现的阻塞性病变。

5. 疼痛的量化　是指使用疼痛程度评估量表等量化标准来评估，在评价疼痛时，询问疼痛量化程度，疼痛最严重的程度以及疼痛伴随的情况。

6. 确定疼痛的不良反应　患者的反应存在个体差异，因此确定疼痛对患者生理（如日常生活能力、物品使用、睡眠、饮食）心理社会功能（社交、休闲、生活质量）等方面影响，有助于评估疼痛的严重程度。

7. 抑郁和疼痛　如同一枚硬币的两面，抑郁可以通过降低痛阈来缓解疼痛，同时慢性疼痛又可以造成抑郁，因此评估师对患有慢性疼痛的患者进行疼痛评估时，应该建议进行抑郁的常规筛查。

疼痛发作的时间及频率：应该了解疼痛发作的时间、持续时间及频率。了解是持续性疼痛，还是间断发作性疼痛。全面查体得到的资料可以佐证从疼痛病史得到的信息。

8. 评估与疼痛发作、加剧及减轻相关的因素　疼痛对患者心理创伤的程度，有助于进行个体化综合镇痛治疗。使疼痛加剧的因素：全身不适、失眠、乏力、焦虑、孤独、社会隔离、恐惧、愤怒、悲观、抑郁、厌倦等；导致疼痛减轻的因素：睡眠改善、其他症状缓解、积极主动活动、获得理解和友谊、精神放松、焦虑减轻、情绪改善等。

9. 疼痛对患者日常生活质量的影响　中重度疼痛会干扰和影响患者日常的生活质量。

10. 疼痛治疗史　详细了解患者镇痛用药的种类、剂型、剂量、给药途径、用药间隔、镇痛治疗的效果及不良反应等，以前使用镇痛药的效果，目前使用镇痛药的效果。

疼痛的患者进行评估时，对引起疼痛的部位或系统，进行相应的检查，便于发现疾病。同时，还可以通过一些辅助检查，准确发现引起疼痛的病因。目前，没有疼痛的生物学或者是相应的标记物，疼痛是一个患者主诉的症状，这个症状可以是生理上、情感上、心理上，如胸痛的患者进行心电图、CT 等检查，可发现病因。

（二）躯体功能的评估

常使用功能疼痛量表，该量表结合了主观和客观指标（对日常活动的影响），对疼痛进行分级评估，与其他量表不同。具体划分为 0～5 级，分数越高，疼痛越剧烈，适用于老年患者，特别适用于身体虚弱的老年患者。

（三）认知障碍患者疼痛评估工具

随着年龄增长，各种认知功能障碍的比例逐渐增高，目前国内已有十余种评估量表应用于这些特殊人群，如 Abbey 疼痛评估量表、痴呆患者不适评估—长期护理方案、阿尔茨海默痴呆不适评估量表、Doloplus-2 疼痛评估量表、语言交流障碍老年人疼痛评估表、重度痴呆疼痛评估表、老年痴呆患者疼痛评估表、痴呆患者疼痛评分、最小数据疼痛评估工具、成人非言语疼痛评估量表等。这些量表各有不同的观察侧重点,在评估中应灵活使用。

第四节 压 疮

一、压疮的概述

(一)定义

压疮(pressure sore)过去称"褥疮",由于单独施加压力或与剪切力结合,而导致的在骨突出处的皮肤和/或下层组织的局部损伤。各种类型瘫痪、年老体弱长期卧床及因疾病而制动均可导致皮肤受压和压疮,最多见脊髓损伤患者。

(二)危险因素

压疮的基本病理改变是患者受压部位的组织缺血,继之发生组织坏死。

1. 外界因素

(1)持续反复受压:皮肤毛细血管的为 4.3kPa(32mmHg),长时间 2.7kPa(20mmHg)以上便可造成组织缺血性改变而导致压疮。

(2)潮湿:使皮肤松软,局部压力增加,细菌容易侵袭,皮肤营养状态恶化,容易产生压疮。

(3)皮肤温度:寒冷条件下,皮肤代谢障碍,因而压疮容易发生。

(4)剪力或摩擦力:剪力造成皮下血管的扭曲,从而造成缺血。在皮肤受到明显剪力时,对压力的耐受性可降低 50%。

2. 疾病因素

(1)损伤平面:脊髓损伤后损伤平面以下的皮肤中脯氨酸、羟脯氨酸、赖氨酸和羟赖氨酸含量均低于损伤平面以上的皮肤,使皮肤中胶原蛋白的稳定性降低,合成与分解代谢异常,使皮肤的压力承受能力下降,胶原纤维和弹性纤维对血管的支撑能力下降,容易产生压疮。平面越高,发生压疮的机会就越大。

(2)损伤程度:完全性脊髓损伤压疮发生率高于不完全性感觉和运动障碍患者。

(3)感觉及神经营养:感觉障碍患者由于不能感受到皮肤损害所造成的疼痛等,故比感觉正常者更容易发生压疮。同时失神经支配时,皮肤对压力的耐受性降低,与交感神经的支配作用消失有关。

(4)营养不良:低蛋白血症可以导致组织水肿,降低组织抗压能力,容易发生炎症,影响氧从毛细血管到组织的传递过程,从而影响皮肤的活性。

(5)贫血、感染、痉挛与挛缩、水肿和心理障碍均容易产生压疮。

(6)异位骨化、维生素矿物质缺乏也可以引起压疮。

3. 经济状况 经济状况能改善营养状况,减轻心理压力,有利于压疮的防治;家庭的经济支持也非常重要。

4. 年龄 老年人皮肤承受压力的能力只能相当于年轻人皮肤的 1/3,故老年人长久卧床容易发生压疮。

5. **教育程度** 受教育程度较高者,对压疮防治能充分理解,积极配合医疗护理,压疮发生率减低,程度亦较轻。

二、压疮的临床表现

发生压疮局部一般表现为发红、发紫或是水疱,有些甚至出现皮肤破损、坏死,或者大量脓性分泌物渗出;大多数患者会出现不同程度的疼痛、瘙痒。

(一)压疮的好发部位

临床上压疮多发于无肌肉包裹或肌肉层较薄、缺乏脂肪组织保护又经常受压的骨突处,其好发部位随受损后被压迫的体位不同而有相应的变化。

1. **仰卧位时** 压疮好发于枕骨粗隆、肩胛部、肘、脊锥体隆突处、骶尾部和足跟等处。

2. **侧卧位时** 压疮好发于耳、肩峰、肘、肋骨、髋部,膝关节的内外侧及内外踝等处。

3. **俯卧位时** 压疮好发于耳、颊部、肩部、女性乳房、男性生殖器、髂嵴、膝部、足趾等处。

(二)压疮的好发人群

压疮好发于老年患者,尤其是病情危重、长期卧床、营养失调或代谢障碍、大小便失禁的老年患者。

三、压疮的后果

压疮是常见的老年人并发症,不仅给患者带来痛苦、降低生活质量,还增加社会、家庭经济负担,同时给治疗和照护带来极大的困难,影响疾病的治疗效果,而且增加住院费用,发生压疮的老年人较没有压疮的老年人,死亡率增加4倍,若压疮不愈合其死亡率则增加6倍。

四、压疮的评估

(一)伤口的大小及深度

1. **表面的测量** 测量表面最宽、最长处,以头为坐标,纵向为长,横向为宽。

2. **深度的测量** 把一根无菌长棉签或探针直接放入伤口的最深处,然后标识棉棒或探针与皮肤表面齐平的那一点,测量棉棒或探针顶头处到标识点的长度就是伤口的深度。

3. **伤口的范围** 测量尺描摹。

4. **伤口潜行的测量**

(1)测量方法:同伤口深度测量方法。沿伤口四周边缘逐一测量。

(2)记录方法:用顺时针方向记录,如6~7点间3cm潜行。

5. **窦道的测量** 周围皮肤和伤口床之间形成的纵行腔隙。

6. **伤口容量的测量** 先用消毒透明薄膜把伤口粘紧,用注射器将生理盐水注入伤口腔,然后用无菌注射器吸出和记录,就是伤口的容量。

(二)伤口渗出液评估

1. **量的评估**

干燥:伤口床干;没有可见的湿润,第一层敷料没有明确的浸渍。

湿润:第一层敷料有微量浸渍;敷料更换频密程度适合于这种敷料。

潮湿:敷料更换可见少量液体;第一层敷料浸渍明显,但没有出现残留物。

饱和:第一层敷料湿润,有残留物出现;需要更频密地更换这种敷料;周围皮肤可能有浸渍。

渗漏:全层敷料已湿透,渗液从第一和第二层敷料溢出至衣服和其他地方。

2. 渗液颜色评估

淡黄:表浅压疮,无感染。

黄白色的混浊、黏稠渗液:炎症或感染。

脓性:有白细胞或感染。

绿色:铜绿假单胞菌感染。

粉红或红色:出血或毛细血管损伤。

3. 渗液气味评估　无味、臭味、腐烂气味提示伤口有无细菌生长或感染、伤口有无坏死组织。

4. 伤口基底颜色的评估　常用黄色、黑色或红/粉红色等几种色泽描述。用"%"表示占伤口总创面比例,表示仅使用百分比中的25%、50%、75%、100%描述。或者用1/4、2/4、3/4、4/4描述。①肉芽:牛肉样鲜红柔软发亮;②腐肉:松散,呈黄色,失去活力;③坏死:棕色或黑色,失去活力;④上皮化:出现上皮细胞,呈粉红色;⑤感染:皮肤周围红、肿、热、痛。

(三) 预测压疮风险的评估量表

Braden、Cubbin、Jackson、诺顿和 Waterlow 量表对识别有压疮危险的患者的敏感性和特异性较低。此外,中等质量的证据表明,各个量表之间的诊断准确性没有显著差异。低质量的证据表明,根据患者的特征或设置,Braden 量表的诊断准确性无明显差异,对于外科手术或急诊患者而言,其最佳临界值较低。

(四) 形成多学科协同的压疮动态监测体系

现在医院的普通病房、重症监护病房(ICU)、手术室、护理院均有相应的评估体系,评估缺乏连贯性,并且压疮形成的危险因素包含了很多其他学科的内容,心力衰竭、慢性阻塞性肺疾病、脑血管病、糖尿病和阿尔茨海默病是最多见的院内压疮发生原因;全身麻醉、手术中低血压是手术后发生压疮的常见原因。压疮的评估应该是个动态的监测过程,采用"评估—实施—反馈—再评估"的方式实施检测,建议利用健全的护理信息化网络平台进行跟踪评价可以利用微信平台提供评估帮助,以减少老年人压疮的发生。

第五节　尿　失　禁

尿失禁是一种常见的疾病,严重影响患者的生活质量。尿失禁存在多种类型,由于治疗方法各不相同,通过评估、诊断确定类型,为尿失禁的患者在治疗时提供适合的指导。

一、尿失禁的概述

(一) 定义

尿失禁(uracratia)是指由于膀胱括约肌损伤或神经功能障碍,导致膀胱丧失排尿自控能力,使尿液不受主观意志控制自尿道口溢出或流出的状态。尿失禁常见于老年人,尿失禁不是一个独立的疾病,尿失禁是一组综合征。

(二) 尿失禁的原因

1. 暂时性尿失禁　谵妄、尿道感染、萎缩性尿道炎、阴道炎、心力衰竭、糖尿病等疾病;

利尿剂、抗胆碱药物、抗抑郁药物、精神病类药物、镇静催眠药物;抑郁等不正常心理。

2. 已形成尿失禁 逼尿肌痉挛或膀胱不自主收缩,逼尿肌松弛,尿道口闭锁不全,下尿路梗阻性尿失禁。

二、尿失禁的临床表现

尿失禁根据病因分为神经源性尿失禁、梗阻性尿失禁、创伤性尿失禁、神经性尿失禁、先天性尿失禁。已形成的尿失禁可以根据临床表现分成以下几种类型:

1. 急性尿失禁 急性尿失禁一般是可逆的,常见于急性泌尿系统感染、阴道感染、急性意识障碍、心理异常、粪便嵌顿、膀胱过度充盈、药物不良反应、因活动能力受限无法如厕等,若这些基础疾病或影响因素得到控制,尿失禁的症状也会得以缓解。

2. 慢性尿失禁 慢性尿失禁是由于多种原因导致的膀胱功能障碍,从而出现的持久性尿失禁。

(1)压力性尿失禁:压力性尿失禁主要与老年人盆底肌肉组织松弛、膀胱尿道括约肌张力减低有关;当腹腔压力增加,如咳嗽、打喷嚏、大笑、上楼梯或跑步时,有尿液不自主的流出;尿动力学检查表现为充盈性膀胱测压时,在腹压增高而无逼尿肌收缩的情况下出现不随意的漏尿;压力性尿失禁在老年女性中较多见。

(2)急迫性尿失禁:急迫性尿失禁是膀胱过度活动的表现,由于膀胱不自主的收缩,患者突然出现强烈的排尿感后尿液不自主地流出,伴有尿频、尿急、尿痛、腹部膨胀感和下腹部不适,常见于尿路感染、前列腺肥大、盆腔或膀胱肿瘤、膀胱结石、老年痴呆症和帕金森病等。

(3)充盈性尿失禁:充盈性尿失禁是由于膀胱逼尿肌收缩力减弱、膀胱顺应性下降和/或膀胱颈及尿道梗阻造成膀胱过度充盈,致尿液不自主地流出,常见于膀胱颈和尿道狭窄、中枢神经系统损失及药物不良反应等。

(4)功能性尿失禁:功能性尿失禁是由于患者认知功能障碍或活动能力受限,无法独立如厕而导致的尿失禁,常见于老年痴呆症和药物不良反应等。

(5)混合性尿失禁:混合性尿失禁是指多种类型尿失禁同时存在的一类尿失禁。

三、尿失禁的后果

尿失禁后严重影响老年人身心健康和生活质量。严重的尿失禁可使老年人身上常伴有尿臊味,羞与人交往,减少与他人的接触机会,造成交往心理障碍;老年尿失禁常易引发阴部湿疹、溃疡、压疮、阴道炎、尿路感染、膀胱结石、肾脏受损等多种并发症,女性老年人在排尿后自觉尿道口刺痛不适。有些老年人为了防止尿失禁而少喝水,导致膀胱尿酸增高,易造成膀胱结石。严重的尿失禁还可引发膀胱输尿管反流、肾积水合并感染、尿毒症等而危及生命。

四、尿失禁的评估

(一)尿失禁评估的目的

1. 判断患者有无尿失禁。

2. 为治疗护理提供依据。

3. 准确评价治疗及护理效果。

4. 明确尿失禁的诱因和类型。

（二）尿失禁评估的内容

1. 尿失禁的病史、病因是暂时的还是持续的。

2. 患者的临床状态、治疗目标、家庭情况、养老院或社区医院的实际情况。

3. 了解患者的日常生活活动能力，应询问患者或护工最让他们烦恼的排尿症状是什么，以便区分压力性尿失禁、急迫性尿失禁或夜尿增多等情况。

4. 排尿日记是最客观评估患者的资料之一，可以帮助我们了解功能膀胱容量及排尿、漏尿的基本信息，对治疗也可起到指导作用。

5. 神经系统的检查、尿动力学检查和实验室检查都是必不可少的。

（三）尿失禁常用的评估工具

1. 尿失禁严重度索引（incontinence severity index, ISI） 主要用于失禁的筛查，并进行严重程度的分类。此量表有其局限性，主要表现在缺乏对尿失禁类型相关问题的考量，量表过于简单，与传统心理学理论对量表稳定性的要求不一致。

2. 国际尿失禁咨询委员会尿失禁问卷表（ICI-Q-LF） 此表是 2004 年国际尿控协会强烈推荐的经过验证的问卷调查表。主要用于评估女性尿失禁的发生频率、导致尿失禁的原因以及对生活质量的影响。是以患者为主导的评估调查问卷，能够准确可靠真实地反映患者尿失禁症状的严重程度，可以帮助临床人员进行诊断，为选择合适的干预措施提供依据。为了更全面地评估尿失禁的症状及其对生活质量的影响，建议使用此种问卷调查，常用国际尿失禁咨询委员会尿失禁问卷表（ICI-Q-LF）和国际尿失禁咨询委员会尿失禁问卷表简表（ICI-Q-SF），用于调查尿失禁的发生率和尿失禁对患者的影响程度。

3. 泌尿生殖量表（urogenital distress inventory, UDI） 适用于不同年龄阶段的女性尿失禁的患者，但对于尿失禁的严重程度区分不明确。

4. 其他评估工具如排尿日记 适用于混合性或者压力性尿失禁的患者，而非急迫性尿失禁，通过测量 24h 和夜间尿量，白天和夜间频率，平均排尿量，尿急和尿失禁集。3～7 日的空白日记的使用，并有行为治疗效果。关于排尿日记的记录时间尚无统一标准，国际尿失禁咨询委员会高度推荐 3 日，而欧洲泌尿协会推荐 3～7 日，英国国家卫生和临床医疗优选研究所认为最佳的排尿日记时间尚无定论。

第六节 焦 虑

一、焦虑的概述

焦虑症（anxiety disorder）是指对实际上并不存在的危险产生紧张、担心和恐惧，或者其紧张不安与惊恐的程度与现实处境不相称，可伴有自主神经系统症状和运动不安。焦虑的核心是不安全感，包括对自身安全（包括疾病）、亲人的担忧及对将来的不确定感。表现：没有任何原因，患者体验每天陷于惶恐紧张之中，或者现实生活中的问题导致患者担心或烦恼明显过度，并明显妨碍了其日常生活。老年焦虑是指发生在老年期（60 岁以上）的焦虑障碍，由于年龄的原因，这部分患者的症状病因、临床表现及治疗均有其特殊性。

二、焦虑的临床表现

(一)广泛性焦虑

1. 精神性焦虑　精神性焦虑是核心症状。以缺乏明确对象和具体内容的提心吊胆和紧张不安,或对现实生活中的某些问题过分担心或烦恼为特征。患者明知这是一种主观过虑,但不能控制。

2. 躯体性焦虑　主要为自主神经亢进的表现,症状涉及多个系统,常为患者就诊的最初主诉,如口干、上腹不适、恶心、吞咽梗阻感、肠鸣、腹痛、腹胀、腹泻、呼吸困难或呼吸急促、眩晕、心悸、胸部不适、心动过速、尿频、尿急、多汗、面部潮红或苍白。

3. 心理性警觉　可表现为易激惹、注意力下降和对噪声敏感。因注意力无法集中,患者常伴有记忆力减退。

4. 运动性不安　与肌紧张有关。可表现为坐立不安、颤抖、不能放松、头(通常为双侧和前额或枕部)和肩、背部的疼痛。

5. 睡眠障碍　表现为入睡困难,入睡后易醒,常诉有噩梦、夜惊,表现为突然醒来,并常感到极度恐惧。

(二)惊恐障碍

1. 惊恐发作　患者在日常活动中突然出现强烈恐惧,好像即将死去(濒死感)或即将失去理智(失控感),使患者难以忍受。同时患者感到心悸、胸闷、胸痛、气急、喉头堵塞窒息感,因此惊叫、呼救或跑出室外。有的伴有显著自主神经症状,如过度换气、头晕、多汗、面部潮红或苍白、震颤、手脚麻木、胃肠道不适等,也可有人格解体、现实解体等痛苦体验。发作特点:发作并不局限于任何特定的情况或某一类环境,为突然发作,10分钟内达到高峰,一般不超过1小时。发作时意识清晰,事后能回忆发作的经过。此种发作虽历时较短暂,一般5~10分钟,很少超过1小时即可自行缓解,但不久又可突然再发。

2. 预期性焦虑　大多数患者在间歇期因担心再次发病而紧张不安,并可出现一些自主神经活动亢进症状。

3. 求助和回避行为　惊恐发作时的强烈恐惧感使患者难以忍受,常急切要求救助。在发作间歇期,多数患者因担心发作时得不到帮助,因此主动回避一些活动,如不愿单独出门、不愿到人多的场所、不愿乘车旅行等,或出门时要他人陪同。

(三)躯体疾病所致焦虑

由特定躯体疾病的直接引起的明显焦虑症状,称为躯体疾病所致焦虑。应注意的是,当患者同时出现躯体疾病和明显的焦虑症状时,不能将焦虑症状都归于躯体疾病,可根据焦虑症状与躯体疾病的发生、进展和缓解有无时间上的相关性,年龄和病程的特点与家族史等方面来确定。

(四)精神活性物质所致焦虑

因精神活性物质的滥用和药物或毒物所引起的焦虑障碍。

三、焦虑的评估

(参见第十二章第五节相关内容)

第七节 谵 妄

一、谵妄的概述

(一)定义

谵妄(delirium)是急性发作的精神和认知功能紊乱,是住院老年人常见的严重潜在致残或死亡的根源。患者短期内可以出现认知能力和注意力的改变。具有认知功能障碍的患者(如痴呆)伴疾病或发生意外时就容易引起谵妄风险,尤其对急性精神错乱、意识模糊或间断意识障碍波动的高龄患者,要高度警惕。

(二)临床分型

1. 高活动度型(hyperactive or agitated) 占25%,有情绪亢进、激动、反应灵敏、坐立不安,情绪不稳定或出现攻击行为等表现。

2. 低活动型(hypoactive delirium) 占25%,常被忽视。主要表现为神情淡漠、昏睡、退缩、情感匮乏、反应不灵敏等症状。因为无特殊的表现活动,容易被医护人员们忽视,从而导致其预后不良。

3. 混合型(mixed) 占35%,同时或相继出现活动增多型和活动减少型的一些特征。

4. 正常型 占15%。

(三)危险因素

1. 内环境紊乱、缺氧、感染 有研究发现缺氧会导致谵妄的发生率升高,并且还可能使谵妄的持续时间延长。Zaal等分析显示:代谢性酸中毒会导致患者发生谵妄的危险增加,并且内环境紊乱也是诱导谵妄发生的危险因素之一。感染也是谵妄发生的危险因素:当患者机体发生感染时,诸如白介素-21、白介素-26等炎性细胞因子分泌增多,致使患者的血—脑脊液屏障的通透性增加,进而改变中枢神经递质传递功能;同时,感染会导致肾上腺素等兴奋性递质增多,增加脑耗氧量,并最终导致谵妄的发生。

2. 年龄 研究表明年龄每增长1岁,谵妄风险率升高1.117倍。可能的原因是老年期患者脑组织开始退化,神经细胞凋亡增多,乙酰胆碱、去甲肾上腺素等中枢神经递质含量减少。另外,老年期的生理特征表现为脑血流量减少、葡萄糖代谢能力下降、对缺氧更加敏感等,因此谵妄在老年患者人群中比较容易出现。近年来,谵妄患者中年龄≥65岁的人群在临床上常归类为相对特殊的谵妄人群,被称为"老年谵妄"。

3. 心血管手术及骨科手术 在临床上心脏外科术后谵妄比较常见,发生率可达50%~67%。手术患者产生谵妄的危险因素主要是患者在手术期间处于较长时间的昏迷状态,尤其是心外科手术患者在手术中经历体外循环而导致一定程度上的缺氧和术中及术后应用的镇静药物剂量较大。除此之外,心外术后患者机械通气时间的延长,合并重要脏器功能障碍也可能发生,因此对于心外术后患者而言,发生谵妄的过程可能会持续较长时间。据相关文献报道,骨科患者发生术后谵妄的概率可达到50%或以上,这是与骨科手术患者大多数为高龄、手术时间比较长、术后长期制动等因素相关。

4. 机械通气时间 机械通气时间对谵妄的影响是由多重因素共同作用产生的,相关影响因素主要包括麻醉管理、术后并发症、脱机标准等方面。低氧血症会增加机械通气时间,提高术后发生谵妄的风险。根据相关研究得知,每增加 1h 的机械通气时间,就会将谵妄的风险提高到 20%。

二、谵妄的临床表现

(一)程度不同的意识障碍和注意力受损

表现为激越、兴奋、冲动、伤人、毁物、自伤等有攻击性意识状态过度增强,也可表现为嗜睡、淡漠、浅昏迷等意识状态降低;还可以出现思维混乱、不能正确回答问题;注意力不集中,与其沟通时需要多次重复同一问题。

(二)全面的认知损害

有认知功能的下降,错觉或幻觉(多为幻视);思维不连贯或抽象思维和理解力受损,可有妄想;即刻记忆和近记忆受损,远记忆相对完整;时间定向障碍,严重时也有地点和人物定向障碍。以上损害中至少有 3 项。

(三)精神运动性障碍

谵妄发生时常常伴有精神运动性障碍,主要表现为不可预测地从活动减少迅速转到活动过多;反应时间延长;语速增快或减慢;惊跳反应增强。以上损害中至少有 1 项。

(四)情感障碍

谵妄发生时常常伴有抑郁、焦虑、易激惹、恐惧、欣快、淡漠、困惑等情感障碍。

(五)睡眠-觉醒周期紊乱

部分谵妄患者有睡眠-觉醒周期改变,表现为昼轻夜重、意识障碍、白天昏睡、夜间兴奋等。

三、谵妄的后果

临床医护人员、评估师和护理人员对谵妄的认知率和诊断率低,尤其轻度谵妄病例漏诊率在 65%~80% 以上。谵妄会延长老人住院时间,增加再入院率和死亡率。国外一项报告显示,谵妄组的老人入住护理院是对照组的 3 倍,认知障碍发生率是对照组的 7 倍,还明显增加死亡率。

四、谵妄的评估

(参见第十二章第六节相关内容)

第八节 抑 郁

一、抑郁的概述

(一)定义

抑郁(depression)是常见的情感障碍,以显著的情绪低落、愉快感丧失及精力减退为核心症状,还可能并发一些饮食睡眠问题、注意力不集中、内疚自责,甚至自伤、自杀行为等症状,部分患者伴有多种多样的躯体不适症状,如心悸、出汗、胃部不适、肌肉酸痛、肢体麻木等,严重时可能发生抑郁性木僵。

老年(期)抑郁障碍广义是指存在于老年期这一特定人群的抑郁障碍;狭义的老年抑郁障碍是指首发于老年期的抑郁障碍。老年抑郁障碍不是一个独立的疾病单元,因为年龄阶段的关系,临床症状与治疗具有特殊性。也是因为在这个年龄阶段抑郁症状的普遍存在,老年抑郁障碍越来越受到老年医学及其他医学领域的重视。

大多为急性或亚急性起病,好发于秋冬季;2019 年中国精神卫生调查研究报告显示,我国抑郁障碍的终身患病率为 6.8%,12 个月患病率为 3.6%,其中,抑郁症的终身患病率为 3.4%,12 个月患病率为 2.1%。

我国老年人抑郁形势不容乐观,老年人对未来期望不高、情绪低落、睡眠不好而产生抑郁的情绪相较于其他指标来说表现更为明显。抑郁障碍与多种慢病,如心脏病、糖尿病和脑卒中密切相关,使病情复杂化,诊疗成本增加,预后变差。

(二) 病因

尚不清楚,大量研究资料提示遗传因素、神经生化因素和心理社会因素等对本病的发生均有明显影响。

(三) 诱发因素

尚无明确诱发因素,但目前来看,应激性生活事件、悲观的人格特质、有其他精神疾病史、有严重的慢性疾病、酗酒、滥用药物等与抑郁症发作有着较为密切的关系。

二、抑郁的临床表现

老年抑郁障碍与青壮年抑郁患者之间临床表现是否有本质的差别,尚无统一的意见,但至少受老化过程和心理变化的影响,临床表现具有一些特点:

1. 焦虑、抑郁和激越常常混合存在。

2. 精力下降、兴趣索然、自我评价低,这些症状容易与老年期的功能衰退所出现的感受混淆。

3. 精神症状暴露不充分,而以多种多样的躯体不适为主诉。

4. 失眠及认知功能减退表现突出。

5. 自杀观念或行为,自杀观念强却不表达,自杀行为隐秘,成功率高。

6. 躯体疾病及其治疗药物的作用使得抑郁症状复杂多变。

三、抑郁的后果

常伴发较多躯体症状如严重失眠、便秘、食欲大减,甚至完全不思饮食,有的还出现腹胀、血压升高、心率加快等症状。患有心血管疾病的老人一旦合并抑郁症,导致原有心血管疾病治疗效果减弱,表现不典型和导致心律失常的加重,使老人生活质量下降,医疗费用支出大幅增加。同时,患有抑郁症的老人自杀倾向较普通老人明显增加,给家属及社会带来较大压力。

四、抑郁的评估

(参见第十二章第四节相关内容)

第九节 睡 眠 障 碍

一、睡眠障碍的概述

(一) 定义

睡眠障碍(sleep disorders)是一类影响入睡或保持睡眠的疾病,包括睡眠太多、睡眠相关呼吸疾病以及与睡眠相关的行为异常。

睡眠障碍是老年人最常见的症状之一,长期反复睡眠障碍会影响老年人原发病的治疗和康复,加重或诱发某些躯体疾病,是威胁老年人身心健康的重要因素。随着社会的老龄化,老年人独居、健康状况下降、丧偶等事件的发生,老年人睡眠障碍的发生率将不断升高。

(二) 常见因素

1. 生理因素　老年人随年龄增长,老年人睡眠生理规律发生了变化。

2. 疾病　疾病引起疼痛不适、咳嗽气喘、皮肤瘙痒、尿急尿频、强迫体位、活动受限,以及心脑血管疾病(如高血压)、消化性溃疡、内分泌代谢疾病(如糖尿病)、某些呼吸系统疾病、神经内科疾病(如帕金森病、抑郁、焦虑)等均可导致睡眠障碍。

3. 心理社会因素　老年人与子孙后代价值观及生活方式的差异矛盾更为突出,部分老人会因社会角色的转变而心情压抑、苦闷,从而引起失眠。

4. 重大事件影响　丧偶、丧子(女)、生病、意外伤害等,严重影响到老人日常生活和精神变化,非常容易导致失眠。

5. 药物因素　不合理的服用药物或药物自身副作用,如降压药、改善脑代谢、益智等药物可提高交感神经系统的兴奋性;睡前服用利尿剂可增加夜尿次数影响睡眠。长期服用单一的镇静、催眠药会产生依赖,出现顽固性睡眠障碍。

6. 睡眠卫生不良　有的老年人每天睡眠时间无规律,睡前饮用含有咖啡因的饮料、吸烟、饮酒等。

7. 环境因素　乘坐汽车、轮船、飞机环境的变化导致的睡眠不足。

二、睡眠障碍的临床表现

人们对老年人睡眠多有一种偏见,即老年人就是睡眠少,实际上老年人睡眠生理规律发生了变化,睡眠需求并没有减少。随着年龄增长,老年人的深度睡眠能力减退,主要表现为入睡困难、早醒、睡眠维持困难、次日疲乏等。老年人睡眠障碍,是睡眠深度能力减退的临床表现:①夜间敏感性增高易受外界因素干扰,觉醒频繁,睡眠维持困难,睡眠断断续续;②白天精力不充沛,常需要通过打盹补觉,睡眠过多,甚至嗜睡;③睡眠规律改变;④早睡早醒,入睡困难;⑤睡眠时间缩短,深睡眠期减少。具备以下四个特诊可诊断为睡眠障碍:入睡困难、睡眠不稳、早醒、睡眠时间少于5小时。

三、睡眠障碍的后果

睡眠障碍是影响人寿命的重要因素之一。老年人睡眠障碍在很大程度上损害生活质量,也是导致老年人其他疾病的患病率显著上升的原因之一。同时,因睡眠障碍可伴发心脏病、抑郁症、痴呆症和其他慢性病症,可使老年睡眠障碍患者原发病情加重。

四、睡眠障碍的评估

(一)一般医学评估

1. 病史 有无睡眠障碍史,是否存在其他形式的睡眠障碍,如阻塞型睡眠呼吸暂停低通气综合征(OSAHS)、不宁腿综合征和夜间周期性肢体运动等;是否存在躯体疾患,如慢性疼痛、胃食管反流、慢性肺部疾病、夜间心绞痛、充血性心力衰竭、肾病、癌症、艾滋病、更年期综合征、痴呆、脑卒中等,以及用药情况及有无药物依赖。

2. 睡眠观察 是由医护人员或家人观察受试者的睡眠状态;可用视频记录的方式来对患者进行观察,好处是患者不会因他人的观察影响原本的睡眠行为。

3. 辅助检查(客观评估)

(1)体动记录仪(actigraphy)检查:2005 年睡眠障碍国际分类标准第 2 版(CSD-2)中推荐体动记录仪作为睡眠疾病的一种辅助检查手段。使用成本低,可连续记录数天至数周的睡眠情况,没有场所的限制。可以回家记录,不必去睡眠实验室,对睡眠模式的影响较小,记录的结果更接近于自然的睡眠模式,但对睡眠测定的精确性较差。

(2)多导睡眠图(polysomnography,PSG)检查:这是目前最详细准确的测试方式,包括心电图、脑电图、眼电图、肌电图、腿动、体位、鼾声指数、口鼻气流、胸腹运动、血氧饱和度、心率和血压等项目。用以判断患者睡眠期间的状态。注意的是,患者应保持自己的睡眠习惯。如果多导睡眠图监测的预约时间太长,应首先在家里进行血氧饱和度或者便携式睡眠呼吸监测来进行初筛。

(3)其他检查:躯体疾病可引起失眠,结合病史及临床表现,要有针对性地进行一些特殊检查来对躯体疾病进行评估,如空腹血糖、体内药物(定性、定量)检测、脑脊液、异常代谢产物测量、心电图、基础代谢率、内分泌代谢测定等;胸部 X 线、肝功能等应列为常规检查。由于失眠的病因不同,需要根据患者的实际情况有选择地进行必要的检查。

(二)躯体功能的评估

在睡眠障碍的综合评估中具有一定的辅助作用,可根据具体情况进行适当项目的评估。

(三)精神心理评估

对于睡眠障碍患者还要了解有无精神症状及病程长短,包括焦虑、抑郁、心理障碍,以上疾病可引起失眠或以失眠为首发症状。焦虑自评量表(SAS)能够比较准确地反映有焦虑倾向患者的主观感受,可以反映受试者的焦虑程度。抑郁自评量表(SDS)能够有效地反映抑郁状态的有关症状及其严重程度与变化,可作为临床初步筛选的工具以便形成初步的定性分析,并能以此为基础,了解患者是否有睡眠损害及睡眠损害的程度。心态紧张和烦恼是睡眠的主要障碍。

(四)社会评估

睡眠障碍不仅仅对心身健康造成一定的影响,还可对社会造成负面影响。常用睡眠障碍的社会评估表进行其评估。

(五)环境评估

不良的睡眠环境就会影响睡眠质量,如拆迁、行车过多、出差异地环境不适应等,就会影响患者的睡眠质量。所以老年人或家属要注意患者的睡眠环境,以保证睡眠质量。

（六）常用睡眠障碍评估量表

1. 匹兹堡睡眠质量指数（Pittsburgh sleep quality index, PSQI）　用于评估器质性或非器质性睡眠障碍患者过去 1 个月的睡眠质量，为目前国内外应用最广泛的睡眠障碍评估量表之一。得分越高，提示睡眠质量越差。

2. 阿森斯失眠量表（Athens insomnia scale, AIS）　根据 ICD-10 失眠症诊断标准制订的失眠严重程度的自评量表。该量表因具有较高的诊断效能及简洁适用等特点，在临床中广泛使用，成为国际医学界公认的评价失眠的标准量表，其主要局限性在于不能获得主观睡眠参数。

3. Epworth 嗜睡量表（Epworth sleeping scale, ESS）　用于评价患者最近 2 周的白天过度嗜睡状态。量表优点在于条目较少，易于完成评分，涵盖生活中可能存在睡眠倾向的各种情况。适用人群为 OSAHS 患者、发作性嗜睡病患者、特异性过眠症患者。

4. 一般睡眠障碍量表（general sleep disturbance scale, GSDS）　主要评估过去一周患者主观失眠的严重程度，能够准确区分睡眠良好者与失眠患者，被证明是一种有效的用于失眠筛查及作为检验失眠干预研究效果的临床评估工具。

5. 睡眠障碍其他评估工具　还包括失眠严重指数量表（ISI）、失眠影响量表（SII）、简明失眠问卷（BIQ）、St. Marys 住院睡眠问卷、睡眠障碍评定量表（SDRS）、中国睡眠障碍量表（CPSDS）等，其中 SDRS 和 CPSDS 均为国内开发的睡眠障碍量表，内部一致性较高，适合国内人群应用，但缺乏大样本信效度测试，尚需进一步验证。

第十节　晕　　厥

一、晕厥的概述

晕厥（transient loss of consciousness, TLOC）是指一过性全脑血液低灌注导致的短暂意识丧失，特点为发生迅速、一过性、自限性并能够完全恢复。发作时因肌张力降低、不能维持正常体位而跌倒。晕厥发作前可有先兆症状，如黑矇、乏力、出汗等。特点为发生迅速、短暂、自限性、并能够完全恢复的意识丧失（短时内自发完全恢复意识）。

晕厥是一种常见的临床症状，而不是一种独立的疾病，多呈良性经过。患者出现意识丧失但瞬间即可恢复，没有后遗症。晕厥可导致患者摔倒而造成外伤，并可能是猝死前的先兆。

二、晕厥的临床表现

依据病理生理特征将晕厥分为：神经介导性晕厥（反射性晕厥）、直立性低血压（orthostatic hypotension, OH）晕厥和心源性晕厥。心源性晕厥又分为心律失常性晕厥和器质性心血管病性晕厥。

（一）神经介导性晕厥（反射性晕厥）

是由交感或迷走神经反射异常引起周围血管扩张和/或心动过缓造成的晕厥。依据传出路径分为交感性或迷走性反射性晕厥。当反射性晕厥以直立位血管收缩反应降低导致低血压为主要机制时，为血管抑制型；当以心动过缓或心脏收缩能力减弱为主要机制时，为心脏抑制型；这两种机制均存在时为混合型。

老年人出现的反射性晕厥常伴有心血管或神经系统异常,表现为直立位或餐后低血压,这种反射性晕厥是病理性的,主要与药物相关的自主神经系统代偿反射受损和原发性或继发性自主神经功能衰竭相关。血管迷走性晕厥(vasovagal syncope,VVS)是最常见的晕厥类型。

(二)直立性低血压晕厥

当自主神经系统对血管张力、心率和心脏收缩力的调节功能存在缺陷时,在直立位,血液过多存留于内脏和下肢血管,造成回心血量减少、心输出量下降、血压明显降低,又称直立不耐受综合征。与反射性晕厥相比,自主神经功能衰竭时,交感神经反射通路传出活动慢性受损,而出现自主神经系统对血管张力、心率和心肌收缩力的调节功能异常导致晕厥。

体位性心动过速综合征(postural orthostatic tachycardia syndrome,POTS)是直立不耐受综合征的另一种类型,发病机制尚不清楚。可能与自主神经系统功能紊乱、低血容量、肾上腺素活性升高、去适应作用、焦虑、过度紧张等因素有关。表现为站立时出现头晕、心悸、震颤、全身乏力、视野模糊、运动不能耐受等。

反射性晕厥和自主神经功能衰竭的病理生理过程完全不同,但二者的临床表现常有相同之处,有时会造成鉴别诊断的困难。

(三)心源性晕厥

心源性晕厥包括心律失常或器质性心血管疾病所致晕厥,为第2位晕厥常见原因,危险性最高、预后较差。心律失常发作时伴血流动力学障碍,心输出量和脑血流量明显下降引起晕厥。影响发作的因素有心率的快慢、心律失常类型、左心室功能、体位和血管代偿能力,尤其是压力感受器对低血压的反应性高低。

器质性心脏病所致晕厥多见于老年患者,当大脑需要的供血量超过心脏的供血能力,如果相应的心输出量增加不足则可引起晕厥。部分患者可同时存在反射机制,如阵发性房性心动过速、病态窦房结综合征、肥厚型心肌病、下壁心肌梗死和主动脉瓣狭窄患者可同时存在神经反射机制、心输出量减少和心律失常。

因此,晕厥可有多种病因和机制同时存在,尤其是老年患者。此时,晕厥更容易发生或发作时症状更严重。

三、晕厥的评估

(一)初步评估

1. 初步评估的目的
(1)明确是否是晕厥。
(2)是否能确定晕厥的病因。
(3)是否是高危患者。

2. 病史和体格检查 大多数反射性晕厥通过典型病史和症状即可诊断。发现诱发因素,了解药物的使用情况及并发症,帮助判断预后。询问发作时的情境、前驱症状,患者的自述和旁观者对晕厥事件及生命体征的观察及晕厥后症状。鼓励录制发作时视频,有助于判断病情。晕厥与进餐和体力活动的关系、前驱症状持续的时间,有助于鉴别神经介导性与心源性晕厥。老年患者特别需要了解并发症和药物使用情况。心血管疾病者要注意既往用药史,有无晕厥或猝死家族史。

体格检查包括卧位和直立3分钟的血压和心率变化,注意心率和节律、心脏杂音、奔马律、心包摩擦音等提示器质性心脏病的证据;通过基本的神经系统检查寻找局灶性功能缺损,必要时进一步行神经系统的检查。

详细询问病史非常重要,大多数反射性晕厥通过典型病史和症状即可诊断。鼓励录制发作时视频,有助于判断病情。了解晕厥与进餐、体力活动的关系、前驱症状持续的时间、既往病史和家族史有助于鉴别神经介导性与心源性晕厥。

3. 心电图检查 应用广、价格低,可发现具体或潜在的晕厥原因(如缓慢性心律失常、室性心律失常等),以及可能引起心脏性猝死(sudden cardiac death,SCD)的疾病,如预激综合征、Brugada 综合征、长 QT 综合征或致心律失常性右心室心肌病等。

(二)危险分层

因病因不同,晕厥可能预后良好,也可能危及生命,危险分层对指导治疗和减少复发与死亡都非常重要。短期预后主要取决于晕厥的病因和潜在疾病急性期的可逆性;心源性和终末期疾病的长期预后则取决于治疗的有效性和潜在疾病的严重程度和进展速度。

当初步评估后仍无法明确晕厥原因时,应立即对患者的主要心血管事件及 SCD 的风险进行评估。

(三)辅助检查及进一步评估

合理的辅助检查有助于明确诊断,进一步评估及诊断流程,见图 4-10-1。

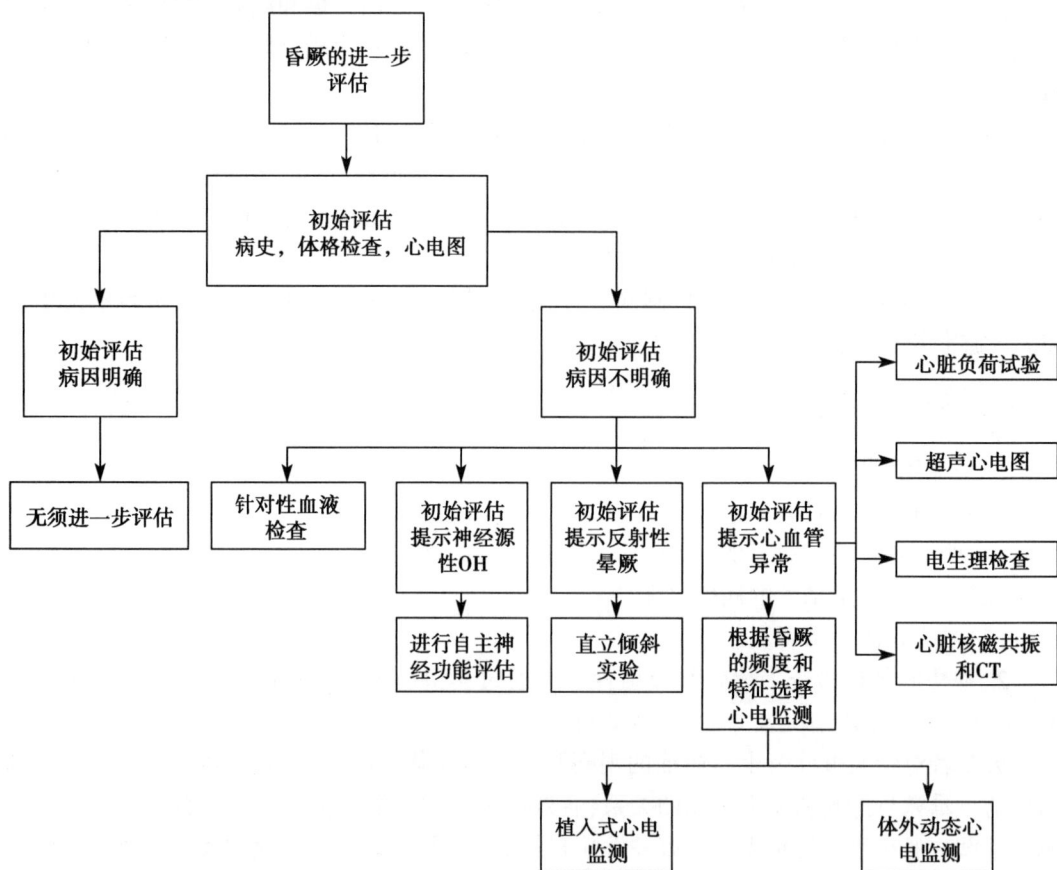

图 4-10-1 晕厥的进一步评估

1. 颈动脉窦按摩　有助于诊断颈动脉窦高敏和颈动脉窦综合征。适用于年龄>40岁的不明原因晕厥患者,颈动脉狭窄的患者有可能引起卒中,不宜进行颈动脉窦按摩。

2. 直立应激的评估　从仰卧位快速变为直立位时血液向下肢、腹腔转移,导致回心血量和心输出量下降。如果代偿机制不良,血压下降时可发生晕厥。卧立位试验和直立倾斜试验2种方法可评估体位改变后机体的反应性。

3. 自主神经功能评估　评估自主神经功能有助于鉴别自主神经功能障碍在晕厥发生中的作用。如瓦氏(Valsalva)动作、深呼吸试验、24小时动态血压和家庭血压监测。

4. 心电监测　包括院内心电监测、动态心电图(24小时或长时程)、体外或植入式循环记录仪(implantable loop recorder,ILR)、远程心电监测及智能手机相关心电监测。

5. 视频记录　分为家庭和院内视频,对晕厥和精神性假性晕厥(psychogenic pseudosyncope,PPS)的诊断价值大。与倾斜试验联合用来评价症状与血压和心率的相关性,鉴别VVS和PPS。视频脑电图对精神性非癫痫发作的诊断价值最高。

6. 电生理检查　在晕厥评估中,心脏科医师推荐对不明原因晕厥患者行电生理检查仅占患者总数的3%。

7. 内源性腺苷和其他生物标志物　肌钙蛋白和B型利钠肽水平增高对诊断器质性心脏病、鉴别心源性和非心源性晕厥有帮助。

8. 超声心动图和其他影像学技术　超声心动图是诊断结构性心脏病非常重要的技术,在以左心室射血分数(left ventricular ejection fraction,LVEF)为基础的危险分层中具有重要作用。超声心动图可明确少见的晕厥原因(如主动脉瓣狭窄、心房黏液瘤、心脏压塞等)。某些患者(如主动脉夹层和血肿、肺栓塞、心脏肿瘤、心包和心肌疾病、冠状动脉先天畸形)可进行经食管超声心动图、CT和心脏磁共振检查。

9. 运动负荷试验　适于运动中或运动后立即发生晕厥的患者,包括怀疑与交感神经兴奋相关的遗传性心律失常,应在严密监护下进行。

10. 神经系统疾病评估及影像学检查　在倾斜试验过程中,连续监测脑电图和血流动力学参数对鉴别晕厥、PPS和癫痫有帮助。缺乏局灶性神经系统表现或没有头部损伤者,不推荐进行头部磁共振或CT。

11. 精神心理评估　适于疑诊PPS。倾斜试验过程中同步记录脑电图并进行录像监测,脑电图正常者诊断为PPS或假性癫痫。

第十一节　老年人废用综合征

一、老年人废用综合征的概述

(一)定义

废用综合征(disuse syndrome,DS)是在衰老、外伤固定或原发病等各种原因被迫制动作用下,肢体长期不活动、活动量减少或运动量不足等废用原因所造成的继发性运动功能障碍性疾病,也称为制动综合征或运动不足病。是重症慢病患者长期卧床的常见并发症,可使原发疾病和残疾进一步加重,而在此基础上形成的继发性残疾则可能带来更严重的后果。

（二）危险因素

1. 原发病的性质及病情,为了治疗需要长期保持安静或卧床状态。

2. 神经系统疾病造成运动概念障碍而导致静止不动的,如脑卒中、脑外伤、帕金森病、运动神经元病、变性病、多发性硬化及脊髓病变、周围神经肌肉病等最易产生废用综合征。

3. 患抑郁症者常处于静止不动、不活跃状态。

4. 有严重感觉障碍者,特别是深感觉障碍,因缺少刺激而减少活动。

5. 因疼痛限制了肢体或躯体活动,如外伤、炎症、变性引起关节疼痛被认为是发生挛缩的重要因素,特别是运动时影响更大。一般说大关节更易受到疼痛的影响发生挛缩,如在脑血管病时有肩痛者常致肩关节挛缩。

6. 老年人习惯于在日常生活中喜静不喜动者。

7. 骨、关节疾病使活动范围减少,及错误位置的关节固定可导致挛缩和运动范围受限。

8. 长期使用支具、石膏、夹板固定、限制了肢体或躯体活动。

9. 肿瘤患者常接受多种治疗且长期、反复住院,不少患者伴有癌性疲乏,易全身活动不足,最常见于肌肉骨骼系统。

二、老年人废用综合征的临床表现

可分为局部废用引起的症状及全身废用引起的症状。

（一）局部废用引起的症状

1. 失用性肌无力及肌萎缩　抗重力的下肢肌比上肢肌更易无力及萎缩。完全不运动的肢体,每周等长肌力减少 10%～20%,每天减少 1%～3%。如完全不动 3～5 周,则肌力减少 50%。肌无力及肌萎缩更进一步使肢体活动受限制,造成恶性循环。

2. 关节挛缩　由关节、软组织、肌肉缺乏活动或被动运动范围受限而导致的。

3. 失用性骨质疏松(osteoporosis)　是由于骨骼缺乏负重、重心力及肌肉活动等刺激,使骨质反应增加。此外,由于长期不活动状态影响内分泌系统,使尿中钙的排泄增加,羟脯氨酸排泄增加,粪便中钙的排泄增加。有运动功能障碍的,有肌收缩力的骨质疏松比无肌收缩力的骨质疏松程度轻。

（二）全身废用引起的症状

1. 直立性低血压　见"第十节　晕厥"的临床表现。

2. 心功能减退　长期卧床可使心脏每搏输出量减少、每分输出量减少,左心室功能减退,静息时心率增加。另外,卧床引起的焦虑也是心率增快和心脏负荷增加的原因。

3. 中枢神经系统　长期卧床后易导致焦虑、抑郁等心理障碍,常合并有感觉障碍和认知障碍,智力减退等。

4. 压疮　因长期卧床,由于躯体的重压与摩擦,使受压部血液回流受阻,加之患者营养状况不佳,局部肌肤失养,造成皮肤破损溃烂和组织坏死,如不及时处理,创面可深及筋膜肌层、骨膜。

5. 坠积性肺炎　由于静卧,胸廓运动减少,使呼吸变快、变浅,肺功能降低。肋间肌、腹肌运动减少,肌力下降。呼吸道内分泌液坠积在肺底部,上呼吸道变得干燥,使湿润、清洁作用消失,咳嗽无力,沉积部通气差,过度灌注,造成动脉氧含量低。

6. 呼吸效率降低 卧位时横膈下移困难,吸气阻力增大,肺通气能力降低。长期卧床导致呼吸肌肌力下降,会使呼吸效率进一步降低。

7. 泌尿系感染 长期卧床的患者,由于膀胱充盈不足、排尿不畅、尿中钙增高磷酸分泌排泄增加等因素诱发结石,结石损伤膀胱黏膜及刺激黏膜,促使细菌生长,造成尿路感染。

8. 深静脉血栓 由于血液流动停滞,血液黏稠度增加,形成高凝状态。长期卧床不动,使下肢深静脉血栓形成,肢体会出现疼痛、水肿、肢端苍白冰冷,皮肤出现溃疡,严重者造成坏疽。血栓一旦脱落,会堵塞肺动脉,形成肺栓塞甚至肺梗死,重者危及生命。

9. 其他 卧床影响肠道蠕动功能,导致食欲缺乏、便秘;还可导致糖耐量降低,造成负氮平衡。

三、老年人废用综合征的后果

老年人废用综合征除在原发疾病基础上直接导致的伤害外,继发引起功能障碍,常常伴有心理、生理方面的障碍,具体表现如下:

(一)继发损害

失用性肌无力及肌萎缩、关节挛缩、失用性骨质疏松、直立性低血压、压疮、坠积性肺炎、泌尿系感染、泌尿系结石、深静脉血栓、便秘或大小便失禁,心理活动衰退、抑郁性格改变、智力减退等。

(二)功能减退

老年人废用综合征因卧床或伤残肢体制动等导致肌肉萎缩、骨质疏松,甚至关节挛缩等,严重影响老年人的活动能力,甚至导致过早死亡。

(三)心理障碍

老年人废用综合征给老年人带来极大的心理创伤。会造成老年人活动减少,肢体功能减退,而增加跌倒风险,因恐惧而避免活动者占跌倒的25%,跌倒恐惧可造成老年人"丧失信心-不敢活动-衰弱-跌倒"的恶性循环,影响老人生活质量。

(四)增加医疗费用

四、老年人废用综合征的评估

(一)移动能力评估

采用起立-行走计时测试(timed getup and go test,TUG)评估患者的移动能力,评估时患者穿着平常穿的鞋,坐在有扶手的靠背椅上(椅子座高约45cm,扶手高约20cm),身体靠在椅背上,双手放在扶手上。如果使用助行具,则将助行具握在手中。在离座椅3m远的地面上贴一条彩条,或划一条可见的粗线,或放一个明显的标记物。当测试者发出"开始"的指令后,患者从靠背椅上站起。站稳后,按照平时走路的步态,向前走3m,过粗线或标记物处后转身,然后走回到椅子前,再转身坐下,靠到椅背上。测试过程中不能给予任何躯体的帮助。正式测试前,允许患者练习1~2次,以确保患者理解整个测试过程。

评分标准:除了记录所用的时间外,对测试过程中的步态及可能会摔倒的危险性按以下标准打分。1分:正常。2分:非常轻微异常。3分:轻度异常。4分:中度异常。5分:重度异常。见表4-11-1。

表 4-11-1 Tinetti 步态量表 　　　　　　　　　　　　　单位:分

评估项目	评估内容	分值	得分
起步	有迟疑,或须尝试多次方能启动	0	
	正常启动	1	
抬脚高度	(左、右脚)脚拖地,或抬高>5.08cm	0	
		0	
	(左、右脚)脚完全离地,但不超过 5.08cm	1	
		1	
步长	(左、右脚)跨步脚未超过站立的对侧脚	0	
		0	
	(左、右脚)超过站立的对侧脚	1	
		1	
步态对称性	两脚不长不等	0	
	两脚步长相等	1	
步态连续性	步伐与步伐之间不连续或中断	0	
	步伐连续	1	
走路路径	明显偏离到某一边	0	
	轻微/中度偏离或使用步行辅助器	1	
	走直线且不需要步行辅助器,不摇晃	2	
躯干稳定	身体明显摇晃或需使用步行辅助器	0	
	身体不摇晃,但行走时膝盖或背部屈曲,或张开双臂	1	
	不弯曲,不用胳膊,不用步行器	2	
步宽(脚跟距离)	脚跟分开(步宽大)	0	
	走路时两脚跟几乎靠在一起	1	
总分			

注:受试者以日常行走速度行走,然后进行观察并记录。满分 12 分,分数越高,步态障碍越明显。

(二)运动功能评估

可采用运动功能评分表(Fugl-Meyer),该表侧重偏瘫躯体功能评价,其评估方法细微,分别将上下肢的运动功能、手腕和手的运动、平衡功能、关节活动度与疼痛、感觉功能予以评分。许多应用研究表明,Fugl-Meyer 运动功能评分表较敏感、可靠,应用广泛。见表 4-11-2。

表 4-11-2 简化 Fugl-Meyer 运动功能评分法 　　　　　　　　单位:分

评估项目	评估内容	分值	得分
	上肢(坐位或仰卧位)		
有无反射活动	(肱二、三头肌)不引起反射活动	0	
		0	
	(肱二、三头肌)能引起反射活动	1	
		1	

评估项目	评估内容	分值	得分
屈肌协同运动	（肩上提、肩后缩、肩外展≥90°、肩外旋、肘屈曲、前臂旋后）完全不能进行	0	
		0	
		0	
		0	
		0	
		0	
	（肩上提、肩后缩、肩外展≥90°、肩外旋、肘屈曲、前臂旋后）部分完成	1	
		1	
		1	
		1	
		1	
		1	
	（肩上提、肩后缩、肩外展≥90°、肩外旋、肘屈曲、前臂旋后）无停顿地充分完成	2	
		2	
		2	
		2	
		2	
		2	
伸肌协同运动	（肩内收及内旋、肘伸展、前臂旋前）完全不能进行	0	
		0	
		0	
	（肩内收及内旋、肘伸展、前臂旋前）部分完成	1	
		1	
		1	
	（肩内收及内旋、肘伸展、前臂旋前）无停顿地充分完成	2	
		2	
		2	
伴有协同运动的活动	手触腰椎，没有明显活动	0	
	手触腰椎，手仅可向后越过髂前上棘	1	
	手触腰椎，能顺利进行	2	
	肩关节屈曲90°且肘关节伸直，开始时手臂立即外展或肘关节屈曲	0	

续表

评估项目	评估内容	分值	得分
伴有协同运动的活动	肩关节屈曲90°且肘关节伸直,在接近规定位置时肩关节外展或肘关节屈曲	1	
	肩关节屈曲90°且肘关节伸直,能顺利充分完成	2	
	肩0°,肘屈90°,前臂旋前、旋后,不能屈肘或前臂不能旋前	0	
	肩0°,肘屈90°,前臂旋前、旋后,肩、肘位正确,基本上能旋前、旋后	1	
	肩0°,肘屈90°,前臂旋前、旋后,顺利完成	2	
脱离协同运动的活动	肩关节外展90°,肘伸直,前臂旋前,开始时肘关节屈曲,前臂偏离方向,不能旋前	0	
	肩关节外展90°,肘伸直,前臂旋前,可部分完成此动作或在活动时肘关节屈曲或前臂不能旋前	1	
	肩关节外展90°,肘伸直,前臂旋前,顺利完成	2	
	肩关节前屈举臂过头,肘伸直,前臂中立位,开始时肘关节屈曲或肩关节发生外展	0	
	肩关节前屈举臂过头,肘伸直,前臂中立位,肩屈曲中途、肘关节屈曲、肩关节外展	1	
	肩关节前屈举臂过头,肘伸直,前臂中立位顺利完成	2	
	肩屈曲30°~90°,肘伸直,前臂旋前旋后,前臂旋前旋后完全不能进行或肩肘位不正确	0	
	肩屈曲30°~90°,肘伸直,前臂旋前旋后,肩、肘位置正确,基本上能完成旋前旋后	1	
	肩屈曲30°~90°,肘伸直,前臂旋前旋后,顺利完成	2	
反射亢进	检查肱二头肌、肱三头肌和指屈肌3种反射,至少2~3个反射明显亢进	0	
	检查肱二头肌、肱三头肌和指屈肌3种反射,1个反射明显亢进或至少2个反射活跃	1	
	检查肱二头肌、肱三头肌和指屈肌3种反射,活跃反射≤1个,且无反射亢进	2	
腕稳定性	肩0°,肘屈90°时,腕背屈,不能背屈腕关节达15°	0	
	肩0°,肘屈90°时,腕背屈,可完成腕背屈,但不能抗拒阻力	1	
	肩0°,肘屈90°时,腕背屈,施加轻微阻力仍可保持腕背屈	2	
	肩0°,肘屈90°,腕屈伸,不能随意屈伸	0	
	肩0°,肘屈90°,腕屈伸,不能在全关节范围内主动活动腕关节	1	
	肩0°,肘屈90°,腕屈伸,能平滑地不停顿地进行	2	

评估项目	评估内容	分值	得分
肘伸直,肩前屈 30°时	腕背屈,不能背屈腕关节达15°	0	
	腕背屈,可完成腕背屈,但不能抗拒阻力	1	
	腕背屈,施加轻微阻力仍可保持腕背屈	2	
	腕屈伸,不能随意屈伸	0	
	腕屈伸,不能在全关节范围内主动活动腕关节	1	
	腕屈伸,能平滑地不停顿地进行	2	
	腕环形运动,不能进行	0	
	腕环形运动,活动费力或不完全	1	
	腕环形运动,正常完成	2	
手指	集团屈曲,不能屈曲	0	
	集团屈曲,能屈曲但不充分	1	
	集团屈曲,能完全主动屈曲	2	
	集团伸展,不能伸展	0	
	集团伸展,能放松主动屈曲的手指	1	
	集团伸展,能完全主动伸展	2	
	钩状抓握,不能保持要求位置	0	
	钩状抓握,握力微弱	1	
	钩状抓握,能够抵抗相当大的阻力	2	
	侧捏,不能进行	0	
	侧捏,能用拇指捏住一张纸,但不能抵抗拉力	1	
	侧捏,可牢牢捏住纸	2	
	对捏(拇指示指可挟住一根铅笔),完全不能	0	
	对捏(拇指示指可挟住一根铅笔),捏力微弱	1	
	对捏(拇指示指可挟住一根铅笔),能抵抗相当的阻力	2	
	(圆柱状、球形抓握)不能保持要求位置	0	
		0	
	(圆柱状、球形抓握)握力微弱	1	
		1	
	(圆柱状、球形抓握)能够抵抗相当大的阻力	2	
		2	

续表

评估项目	评估内容	分值	得分
协调能力与速度 (手指指鼻试验连 续5次)	(震颤)明显震颤	0	
	(震颤)轻度震颤	1	
	(震颤)无震颤	2	
	(辨距障碍)明显的或不规则的辨距障碍	0	
	(辨距障碍)轻度的或规则的辨距障碍	1	
	(辨距障碍)无辨距障碍	2	
	(速度)较健侧长6s	0	
	(速度)较健侧长2~5s	1	
	(速度)两侧差别<2s	2	
下肢(侧卧位)			
反射活动	(跟腱、膝腱反射)无反射活动	0	
		0	
	(跟腱、膝腱反射)有反射活动	2	
		2	
屈肌协同运动	(髋关节、膝关节、踝关节屈曲)没有运动	0	
		0	
		0	
	(髋关节、膝关节、踝关节屈曲)部分进行	1	
		1	
		1	
	(髋关节、膝关节、踝关节屈曲)充分进行	2	
		2	
		2	
伸肌协同运动	(髋关节伸展、髋关节内收、膝关节伸展、踝关节跖屈)没有 运动	0	
		0	
		0	
		0	
	(髋关节伸展、髋关节内收、膝关节伸展、踝关节跖屈)微弱 运动	1	
		1	
		1	
		1	
	(髋关节伸展、髋关节内收、膝关节伸展、踝关节跖屈)几乎 与对侧相同	2	
		2	
		2	
		2	

续表

评估项目	评估内容	分值	得分
	下肢(坐位)		
伴有协同运动的活动	膝关节屈曲,无主动运动	0	
	膝关节屈曲,膝关节能从微伸位屈曲,但屈曲<90°	1	
	膝关节屈曲,屈曲>90°	2	
	踝关节背屈,不能主动背屈	0	
	踝关节背屈,主动背屈不完全	1	
	踝关节背屈,正常背屈	2	
脱离协同运动的活动	膝关节屈曲,在髋关节伸展位时不能屈膝	0	
	膝关节屈曲,髋关节0°时膝关节能屈曲,但<90°,或进行时髋关节屈曲	1	
	膝关节屈曲,能自如运动	2	
	踝关节背屈,不能主动活动	0	
	踝关节背屈,能部分背屈	1	
	踝关节背屈,能充分背屈	2	
反射亢进	跟腱、膝和膝屈肌3种反射,2~3个明显亢进	0	
	跟腱、膝和膝屈肌3种反射,1个反射亢进或至少2个反射活跃	1	
	跟腱、膝和膝屈肌3种反射,活跃的反射≤1个且无反射亢进	2	
协调能力和速度(跟-膝-胫试验,快速连续作5次)	(震颤)明显震颤	0	
	(震颤)轻度震颤	1	
	(震颤)无震颤	2	
	(辨距障碍)明显不规则的辨距障碍	0	
	(辨距障碍)轻度规则的辨距障碍	1	
	(辨距障碍)无辨距障碍	2	
	(速度)比健侧长6s	0	
	(速度)比健侧长2~5s	1	
	(速度)比健侧长2s	2	
总分			

(三)肢体周径的测量

测量肢体周径时,应做双侧相同部位的对比,以保证测量结果可靠。选择骨突点明显处为标志,双侧均以此骨突点上或下若干厘米处量其周径作对比。①上肢周径测量,上臂可在肩峰下15cm平面测量,前臂可在尺骨鹰下10cm平面测量;②下肢周径测量,大腿可在髂前上棘下20cm平面测量或者髌骨上缘上10~15cm处,小腿可在胫骨结节下15cm平面测量,或者髌骨下缘下10~15cm处;③脊髓前角损害或马尾不同节段受损时,检查下肢相应的神经支配区肌肉的周径。

(四) 日常生活活动能力评估

可采用简化巴氏指数(Barthel index,BI),能力水平的高低直接关系到生存质量的优劣。Barthel 指数是临床应用最广泛、研究最多的评定法,其信度和效度已经得到广泛证实。而且,其简单实用,再现性好,灵敏度不错。见表 4-11-3。

表 4-11-3　简化巴氏指数评定表　　　　　　　　　单位:分

评估项目	评估内容	分值	得分
大便	失禁或昏迷	0	
	偶尔失禁(每周<1 次)	5	
	能控制	10	
小便	失禁、昏迷或需他人导尿	0	
	偶尔失禁(每24h<1 次,每周>1 次)	5	
	能控制	10	
修饰	需帮助	0	
	独立洗脸、梳头、刷牙、剃须	5	
用厕	依赖别人	0	
	需部分帮助	5	
	自理	10	
进食	依赖	0	
	需部分帮助(切面包、抹黄油、夹菜、盛饭)	5	
	全面自理	10	
转移	完全依赖(需 2 人以上帮助或用升降机不能坐)	0	
	需 2 人或 1 个强壮动作娴熟的人帮助	5	
	需要少量帮助(1 人)或语言指导	10	
活动	不能动	0	
	在轮椅上独立行动	5	
	需 1 人帮助步行(体力或语言指导)	10	
	自理	15	
穿衣	依赖	0	
	需一半帮助	5	
	自理(系开纽扣、开关拉链、穿脱鞋及乳罩)	10	
上下楼梯	不能	0	
	需帮助(体力或语言指导)	5	
	自理	10	
洗澡	依赖	0	
	自理	5	
总分			

日常生活活动(ADL)能力缺陷程度:0~20=极严重功能缺陷;25~45=严重功能缺陷;50~70=中度功能缺陷;75~95=轻度功能缺陷;100=ADL 自理。

ADL 自理程度:0~35 分=基本完全辅助;36~80 分=轮椅生活部分辅助;80 分=轮椅自理水平;80~100 分=ADL 大部分自理;100 分=ADL 完全自理。

（五）心肺功能评估

通过心电图运动试验评估心肺功能,即在定量的负荷下,将心脏储备力全部动员起来进入失代偿状态时而产生的一系列异常反应。通过异常指标可掌握心脏储备力的大小和康复训练的耐受程度。常用方式有活动平板运动试验(踏板试验和踏车运动试验)。心功能评定根据患者自我感觉用力程度进行主观用力计分,将患者能耐受的运动负荷折合成代谢当量来判断活动强度。

肺功能测定方法主要有肺容量测定和呼吸气体分析。肺容量测定包括肺活量肺总量、用力肺活量、功能残气量、残气量等。呼吸气体分析是测定呼气中的氧量和二氧化碳排出量。通过肺功能的测定可了解呼吸功能的基本状态、受损程度和可重复性。

（六）肌力的评定

运用肌力评定来评估由于废用所导致的肌力下降的范围与程度,评级标准见表 4-11-4 肌力分级标准。

表 4-11-4 肌力分级标准

肌力的评定分级	名称	标准	相当正常肌的%
0	0(零级)	无法扪及肌缩	0
1	T(微缩)	可扪及肌肉收缩,但无动作产生	10
2	P(差)	解除重力影响,能完成全关节活动范围的动作	25
3	F(尚可)	抗重力作出关节活动范围内的完整动作,但不能抗阻力	50
4	G(良好)	能抗重力及轻度阻力作出关节活动范围内的完整动作	75
5	N(正常)	能抗重力及最大阻力作出关节活动范围内的完整动作	100

（七）患者日常生活活动能力

采用 FIM 量表,功能独立性测定(functional indenpence measure,FIM)内容包括躯体运动功能和认知功能两大类。其中运动功能包括自我照顾、控制括约肌、移动能力、行走能力 4 个方面,13 个项目;认知功能包括交流、社会认知两个方面,5 个项目,共有 18 项。用于反映日常生活活动能力。

其他 WHOQOL-BREF 量表中文版(世界卫生组织生存质量测定量表简表)是在 1987 年由美国纽约州功能评估中心的研究人员提出的,并已被证明该量表具有很好的信度和效度。

（毕宏观）

推 荐 阅 读

1. 陈爱萍,谢家兴. 实用康复护理学. 北京:中国医药科技出版社,2018.

2. 陈龄,高浪丽,岳冀蓉. 谵妄诊断的研究现状. 实用老年医学. 2019,33(1):3-6.

3. 傅英,陈凤平. 重症患者谵妄发生影响因素及评估工具的研究进展. 中国医药科技. 2020,10(11):23-26.

4. 李凌江,马辛. 中国抑郁障碍防治指南. 2版. 北京:中华医学电子音像出版社,2015:13.

5. 刘文玲. 晕厥诊断与治疗中国专家共识(2018)解读. 中国实用内科杂志. 2019,39(11):949-955.

6. 刘晓红,康琳. 协和老年医学. 北京:人民卫生出版社,2016.

7. 刘映红. 探讨尿失禁患者的评估与护理效果. 现代医学与健康研究. 2018,2(11):116.

8. 路文婷,周郁秋,张慧,等. 睡眠障碍评估工具及其评价指标研究进展. 中国实用护理杂志. 2016,32(4):313-316.

9. 潘露,曾慧,李腾腾,等. 痴呆精神行为症状评估工具. 中国老年学杂志. 2016,36(9):4388-4391.

10. 沈丽琼,金晓燕,王攀峰,等. 尿失禁症状评估工具的研究进展. 护理学杂志. 2017,32(1):107-110.

11. 宋岳涛. 老年综合评估. 2版. 北京:中国协和医科大学出版社,2019.

12. 童琍琍,赵梅. 国内压疮评估量表的应用进展. 护理管理杂志. 2019,19(4):275-278.

13. 吴仕英. 肖洪松. 老年综合健康评估. 成都:四川大学出版社,2015.

14. 赵科颖,张忍发,何燕玲,等. 上海市社区居民焦虑症状评估及影响因素. 昆明医科大学学报. 2020,41(7):109-115.

15. 中华心血管病杂志编辑委员会,中国生物医学工程学会心律分会,中国老年学和老年医学学会心血管病专业委员会,等. 晕厥诊断与治疗中国专家共识(2018). 中华心血管病杂志. 2019,47(2):96-107.

16. MAIMAITI P,SEN LF,AISILAHONG G,et al. Statistical analysis with Krushal Wallis test for Patients with joint contracture. Future Generation Computer Systems,2018,92:419-423.

第五章

老年人慢病管理基础知识

学习目标

认识与记忆：

1. 掌握老年人常见慢性疾病种类。

2. 掌握糖尿病相关知识。

3. 掌握高血压相关知识。

4. 掌握脑卒中相关知识。

5. 掌握冠心病相关知识。

6. 掌握帕金森综合征相关知识。

7. 掌握骨质疏松症相关知识。

8. 掌握恶性肿瘤相关知识。

9. 掌握慢性阻塞性肺疾病相关知识。

10. 掌握肌肉减少症相关知识。

理解与运用：

1. 理解并开展糖尿病慢病管理。

2. 理解并开展高血压慢病管理。

3. 理解并开展脑卒中慢病管理。

4. 理解并开展冠心病慢病管理。

5. 理解并开展帕金森综合征慢病管理。

6. 理解并开展骨质疏松症慢病管理。

7. 理解并开展恶性肿瘤慢病管理。

8. 理解并开展慢性阻塞性肺疾病管理。

9. 理解并开展肌肉减少症管理。

　　随着经济的发展，医疗保障的提高，人均寿命的提升，我国进入老龄化时代。伴随老年人高发的高血压、高血脂、高血糖、骨质疏松、恶性肿瘤等相关疾病成为严重影响老年人身体健康和生活质量的重要因素，我们把这些迁延难愈，甚至伴随终身的慢性非传染性疾病简称为慢性疾病或慢病。

　　为延缓病情，减少并发症，提高老年人的生活质量，开展老年人慢病的科学防控与管理日渐重要，慢病管理是一个以患者为中心，相关医疗专业人员共同合作而建立的慢性疾病防治模式。

第一节 糖 尿 病

国际糖尿病联合会（IDF）数据显示，2011—2021 年的 10 年间，我国糖尿病患病人数从 9 000 万增加到 1.4 亿，60 岁及以上老年人中，糖尿病患病率为 20.9%，其中 95% 以上是 2 型糖尿病。5% 为 1 型和其他类型糖尿病。我国老年糖尿病呈现两个明显特点：一是患者的知晓率、诊断率和治疗率均不高；二是血糖总体控制水平不理想。老年糖尿病患者面临着生活方式、生活环境、运动能力、思维方式、自理能力等多项改变，对老年糖尿病患者进行慢病管理非常重要。

一、糖尿病的概述

（一）糖尿病定义

糖尿病（diabetes mellitus，DM）是一组由多病因引起的以慢性高血糖为特征的代谢性疾病，是由于胰岛素分泌和/或作用缺陷所引起的。

（二）糖尿病致病因素

在短期内我国糖尿病患病率急剧增加可能有多种原因：

1. 城市化 随着经济的发展，中国的城市化进程明显加快。中国城镇人口占全国人口比例已从 2000 年的 34% 上升至 2006 年的 43%。城市化导致人们生活方式发生巨大改变。人们出行方式已经发生很大改变，我国城市中主要交通工具进入了汽车时代。

2. 老龄化 中国 60 岁以上老年人的比例逐年增加，从 2000 年 10% 到 2021 年 18.9%，2007~2008 年调查中 60 岁以上的老年人糖尿病患病率在 20% 以上，比 20~30 岁人患病率高 10 倍。在调整其他因素后，年龄每增加 10 岁糖尿病的患病率提高 68%。

3. 生活方式改变 人们每天的体力活动明显减少，但热量的摄入并没有减少，脂肪摄入在总能量摄入中所占比例明显增加。同时生活节奏的加快也使得人们长期处于应激环境，这些改变可能与糖尿病的发生密切相关。

4. 肥胖和超重的比例增加 生活方式的改变伴随超重和肥胖的比例明显增加。

5. 筛查方法 2007~2008 年的调查使用一步法口服葡萄糖耐量试验（OGTT）的筛查方法，结果显示，在新诊断的糖尿病患者中 46.6% 的是空腹血糖（FPC）低于 7.0mmol/L，但餐后 2h 血糖（2hPG）≥11.1mmol/L，糖尿病前期的人群中，70% 是孤立的糖耐量减低（IGT）。

6. 易感性 我国糖尿病易感人群比欧美白人患糖尿病的风险高 6 倍。

7. 糖尿病患者生存期增加 随着对糖尿病各种并发症危险因素控制水平的改善，以及对并发症治疗水平的提高，糖尿病患者死于并发症的风险明显下降。

（三）糖尿病诊断

血糖超出正常范围，都称高血糖，医学上目前判断标准，正常人：空腹血糖<6.1mmol/L，餐后血糖<7.8mmol/L；糖尿病患者：空腹血糖≥7mmol/L，餐后血糖≥11.1mmol/L 或随机血糖达到这个指标。随机血糖指不考虑上次用餐时间，一天中任意时间的血糖，为避免误差，一般建议查两次以上。

二、糖尿病的临床表现

(一)常见的临床表现

1. 多饮、多尿、多食和消瘦 严重高血糖时出现典型的"三多一少"症状,多见于 1 型糖尿病。发生酮症或酮症酸中毒时"三多一少"症状更为明显。

2. 疲乏无力、肥胖 多见于 2 型糖尿病。2 型糖尿病发病前常有肥胖,若得不到及时诊断,体重会逐渐下降。

(二)并发症表现

如果合并了一些慢性并发症也可以出现相应的临床表现,具体如下:

1. 合并视网膜病变,可以出现视物不清,看东西不清楚。

2. 合并周围神经病变,可以出现手脚末梢的麻木、针刺样疼痛。

3. 合并下肢血管的闭塞,可以出现肢体疼痛、间歇性跛行等。

4. 合并糖尿病的急性并发症,比如酮症,可以出现恶心、呕吐、食欲差、乏力等症状。

三、糖尿病的危害

1. 心脑血管疾病 糖尿病慢性并发症调查组报告,在三甲医院中住院的 2 型糖尿病患者并发症患病率分别为:高血压 34.2%、脑血管病 12.6%、心血管病 17.1%、下肢血管病 5.2%。

2. 下肢动脉病变 糖尿病患者发生下肢血管病变的危险性较非糖尿病患者增加 2 倍。

3. 微血管并发症 是糖尿病的特异性慢性并发症,与糖尿病病程与血糖控制状态直接相关,糖尿病性视网膜病变(DR)31.5%,糖尿病肾脏疾病(DKD)39.7%,糖尿病神经病变(DPN)51.1%。

四、糖尿病的管理

糖尿病患者不仅要控制高血糖,还要控制其他心血管疾病危险因素和改善不良生活方式。患者健康教育和自我管理能力也是糖尿病控制的关键因素。

1. 教育 每位糖尿病患者一旦诊断即应接受糖尿病教育,教育的目标是使患者充分认识糖尿病并掌握糖尿病的自我管理能力。内容包括饮食、运动、血糖监测和自我管理能力的指导。

2. 团队管理 糖尿病管理模式是团队式管理,糖尿病管理团队的成员应包括:执业医师(普通医师和/或专科医师)、糖尿病健康管理师(教育护士)、营养师、运动康复师、患者及其家属。必要时还可增加眼科、心血管、肾病、血管外科、产科、足病和心理学医师。

3. 建立定期随访和评估系统 确保所有患者都能进行咨询并得到及时的正确指导。

4. 血糖监测及记录 包括日常血糖和糖化血红蛋白监测并以文字形式记录。

第二节 高 血 压

高血压是全球影响范围最广的疾病之一。《中国心血管病健康和疾病报告2021》指出,目前心血管病患者人数3.3亿,其中高血压2.45亿人。患病率男性高于女性,老年人高于年轻人,城市高于农村。老年人高血压发生率在42.5%~52%。目前是全球人类最常见的慢病,是冠心病、脑卒中等脑血管疾病、慢性肾脏疾病等发生和死亡最主要的危险因素。对高血压疾病管理是当前慢病管理最主要的任务之一。

一、高血压的概述

(一)高血压定义

高血压(hypertension)是以体循环动脉压增高为主要表现的临床综合征。

(二)高血压致病因素

高血压的发病机制尚不明确,基本上分为两类,一类是原因不明的高血压,称为原发性高血压;一类是其他疾病引起的血压增高,称之为继发性高血压。高血压认为与遗传和环境因素相关。饮食中的高盐饮食、长期饮酒、精神紧张或肥胖都可能是致病因素。

1. 高钠低钾饮食　食盐的摄入量与高血压的患病率呈正相关。而钾盐的摄入量与血压水平呈负相关。膳食中钠盐摄入量平均每天增加2g,收缩压和舒张压分别增高2.0mmHg和1.2mmHg。

我国的饮食是以高钠低钾为主,人均每天食盐摄入量12~15g以上,现在《中国居民膳食指南(2022)》建议食盐每天不超过5g。

2. 体重超重或肥胖　$BMI \geqslant 24kg/m^2$ 患高血压的危险是体重正常者的3~4倍,男性腰围≥90cm,女性≥85cm,患高血压的危险为腰围低于此界限者的3.5倍。

3. 饮酒　持续饮酒4年比不饮酒者患高血压的发病率增加40%。饮酒量的增长与血压的上升幅度成正比。

4. 遗传因素　父母均患高血压,其子女的高血压发病率可达到46%;父母中一人患高血压,子女高血压发病率为28%;父母血压正常,子女高血压发病率为3%。

5. 其他的危险因素　高血压还与性别、年龄、工作压力过重、心理因素、高脂血症等相关。

(三)高血压的诊断

1. 正常血压　正常成人安静状态下的血压范围较稳定,正常范围收缩压90~139mmHg,舒张压60~89mmHg,脉压30~40mmHg。

2. 异常血压

(1)高血压:未使用抗高血压药的前提下,18岁以上成人收缩压≥140mmHg和/或舒张压≥90mmHg。

(2)低血压:血压低于90/60mmHg。

二、高血压的临床表现

高血压的症状因人而异。早期可能无症状或症状不明显,常见的是头晕、头痛、颈项板紧、疲劳、心悸等。仅仅会在劳累、精神紧张、情绪波动后发生血压升高,并在休息后恢复正常。随着病程延长,血压明显的持续升高,逐渐会出现各种症状。此时被称为缓进型高血压病。缓进型高血压病常见的临床症状有头痛、头晕、注意力不集中、记忆力减退、肢体麻木、夜尿增多、心悸、胸闷、乏力等。高血压的症状与血压水平有一定关联,多数症状在紧张或劳累后可加重,清晨活动后血压可迅速升高,出现清晨高血压,导致心脑血管事件多发生在清晨。

当血压突然升高到一定程度时甚至会出现剧烈头痛、呕吐、心悸、眩晕等症状,严重时会发生神志不清、抽搐,这就属于急进型高血压和高血压危重症,多会在短期内发生严重的心、脑、肾等器官的损害和病变,如脑卒中、心肌梗死、肾衰竭等。症状与血压升高的水平并无一致的关系。

继发性高血压的临床表现主要是有关原发病的症状和体征,高血压仅是其症状之一。继发性高血压患者的血压升高可具有其自身特点,如主动脉缩窄所致的高血压可仅限于上肢;嗜铬细胞瘤引起的血压增高呈阵发性。

三、高血压的危害

高血压会缓慢的影响心脏、肾脏、血管,对人体器官造成不可逆的损伤,因此早发现早治疗非常重要。老年高血压会诱发或并发冠心病、心力衰竭、脑血管疾病、肾功能不全、糖尿病等。若血压长期控制不理想,脑卒中的发生率急剧升高。

四、高血压的管理

(一) 药物治疗

高血压治疗药物很多,本章不再赘述。

(二) 生活方式干预(非药物治疗)

健康的生活方式对高血压患者(包括正常高值血压)是有效的治疗方法,可降低血压、控制其他危险因素。主要措施包括减少钠盐摄入,增加钾盐摄入、控制体重、戒烟、不过量饮酒、体育运动、减轻精神压力,保持心理平衡。

1. 减少钠盐摄入　同时减少味精、酱油等含钠盐的调味用量和含钠盐量较高的各类加工食品。

2. 控制体重　适当降低体重,减少体内脂肪含量,可显著降低血压。最有效的减重措施是控制能量摄入和增加体力活动。在饮食方面要遵循平衡膳食的原则,控制高热量食物(高脂肪食物、含糖饮料及酒类等)的摄入,适当控制主食(碳水化合物)用量。在运动方面,规律、中等强度的有氧运动是控制体重的有效方法。

3. 不吸烟　吸烟是心血管病和癌症的主要危险因素之一。被动吸烟也会显著增加心血管疾病危险。吸烟可导致血管内皮损害,显著增加高血压患者发生动脉粥样硬化性疾病的风险。

4. 限制饮酒　长期大量饮酒可导致血压升高,限制饮酒量则可显著降低高血压的发病风险。所有患者均应控制饮酒量,每日酒精摄入量男性不应超过 25g,女性不应超过 15g。不提倡高血压患者饮酒,如饮酒,则应少量,白酒、葡萄酒(或米酒)或啤酒的量分别少于 50ml、100ml 和 300ml。

5. 体育运动　一般的体力活动可增加能量消耗,对健康十分有益。而定期的体育锻炼则可产生重要的治疗作用,可降低血压、改善糖代谢等。因此,建议每天应进行适当的体力活动(每天 30 分钟左右);而每周则应有 3 次以上的有氧体育锻炼,如步行、慢跑、骑车、游泳、做健美操、跳舞和非比赛性划船等。

6. 减轻精神压力,保持心理平衡　心理或精神压力引起心理应激(反应),即人体对环境中心理和生理因素的刺激作出的反应。长期、过度的心理反应，尤其是负性的心理反应会显著增加心血管风险。

第三节 脑 卒 中

《中国心血管病报告（2016）》目前心血管病患者人数 2.9 亿，其中脑卒中 1 300 万人。调查显示，城乡合计脑卒中已成为我国第一位死亡原因，也是中国成年人残疾的首要原因。

一、脑卒中的概述

（一）脑卒中定义

脑卒中（cerebral stroke）又称中风或脑血管意外，是指急性起病，迅速出现局限性或弥漫性脑功能障碍的脑血管性临床事件。急性脑血管病按其病变性质可分为缺血性和出血性两大类，前者常见的疾病包括脑梗死（脑血栓形成、脑栓塞、腔隙性梗死等）、短暂性脑缺血发作，后者多见的则有脑出血、蛛网膜下腔出血等。

（二）脑卒中致病因素

1. 高血压　高血压是造成脑出血和脑梗死最重要的危险因素，脑卒中的发病率、死亡率与血压升高有着十分密切的关系。老年人收缩压 ≥160mmHg，舒张压 ≥90mmHg 是脑卒中的重要危险因素。有研究显示，在控制了其他危险因素后，收缩压每升高 10mmHg，脑卒中发病的相对危险度增加 49%，舒张压每增加 5mmHg，脑卒中发病的相对危险度增加 46%。

2. 心脏病　各种心脏病都可能诱发脑卒中。有心脏病的人发生脑卒中的危险要比无心脏病者高两倍以上。急性心肌梗死后，近期内有 0.8% 的人发生脑卒中，6 年内发生脑卒中患者约为 10%。

3. 糖尿病　糖尿病是脑血管疾病的重要的危险因素。2 型糖尿病患者发生脑卒中的危险性增加两倍。脑卒中也是糖尿病最常见的三大并发症（白内障、神经系统疾病、脑卒中）之一。

4. 饮酒　酒精可能通过多种机制导致脑卒中的增加，包括升高血压、导致心律失常、降低脑血流量等。酒精的摄入量与出血脑卒中有剂量的相关性，但具体的数量存在着争议。建议男性每天喝白酒不超过 50ml、啤酒不超过 640ml、葡萄酒不超过 200ml。

5. 吸烟　经常吸烟会增加缺血性脑卒中的危险，其危险度和吸烟的量成正比。吸烟者发生缺血性脑卒中的相对危险度为 2.5~5.6 倍。被动吸烟也可增加脑卒中的发病危险。长期被动吸烟者脑卒中的相对危险度增加 1.82 倍。

6. 肥胖　肥胖导致高血压、高血脂、高血糖会增加患冠心病概率。肥胖造成缺血性脑卒中发病的相对危险度为 2.2。男性腹部肥胖和女性 BMI 增加是脑卒中的一个独立的危险因素。

7. 其他因素　缺乏体育运动、营养饮食不合理、代谢综合征、高同型半胱氨酸血症等，也和脑卒中有密切关系。

（三）脑卒中诊断

1. 诊断技术　包括神经学检查、电子计算机断层扫描（CT）或核磁共振成像（MRI）、多普勒超声和造影，主要靠临床症状，辅以成像技术。成像技术也可帮助确定卒中的亚型和原因。此外血液测试也可以帮助诊断。

2. 脑卒中的典型症状仅表现为头痛、呕吐,很容易与其他疾病混淆,可以通过"FAST"判断法:

(1)F 即 face(脸),要求患者笑一下,看看患者嘴歪不歪,脑卒中患者的脸部会出现不对称,患者也无法正常露出微笑。

(2)A 即 arm(胳膊),要求患者举起双手,看患者是否有肢体麻木无力现象。

(3)S 即 speech(言语),请患者重复说一句话,看是否言语表达困难或者口齿不清。

(4)T 即 time(时间),明确记下发病时间,立即送医。

二、脑卒中的临床表现

脑卒中的最常见症状为一侧脸部、手臂或腿部突然感到无力麻木,猝然昏倒、不省人事,或突然发生口眼歪斜、半身不遂;神志迷茫、说话或理解困难;单眼或双眼视物困难;行路困难、眩晕、失去平衡或协调能力;无原因的严重头痛;昏厥等。

脑卒中前兆

1. 头晕,特别是突然感到眩晕。

2. 肢体麻木,突然感到一侧面部或手脚麻木,有的为舌麻、唇麻。

3. 暂时性吐字不清或讲话不灵。

4. 肢体无力或活动不灵。

5. 与平时不同的头痛。

6. 不明原因突然跌倒或晕倒。

7. 短暂意识丧失或个性和智力的突然变化。

8. 全身明显乏力,肢体软弱无力。

9. 恶心呕吐或血压波动。

10. 整天昏昏欲睡,处于嗜睡状态。

11. 一侧或某一侧肢体不自主地抽动。

12. 双眼突感一时看不清眼前出现的事物。

三、脑卒中的危害

脑卒中是大脑血管受到任意原因导致闭塞或破裂引起出血,或堵塞以后引起脑组织缺血、缺氧。脑是人体的最高级指挥中心,指挥运动、大小便、语言等,一旦出现脑卒中,主要的危害如下:

1. 致残率高　会引起残疾,可以表现为偏瘫、语言不能、认知功能下降即痴呆,还可以表现为大小便失控。

2. 死亡率高　到目前为止,中国每12秒有一个新发脑卒中,每21秒就有一位死于脑卒中,所以脑卒中死亡率目前排在第一位,已经远远高出恶性肿瘤和心血管病。

3. 复发率高　在一年之内有20%的卒中患者可以再次复发。

4. 发病率高　在中国目前40岁以上的人群中,标准发病率可以达到1%还要多。

四、脑卒中的管理

脑卒中具有四高特点,即高发病率、高死亡率、高致残率和高复发率。俗语称"一人中风全家发疯,一人瘫痪全家瘫痪",所以脑卒中要早防、早治。脑卒中要以预防为主,对存在致病因素或已经脑卒中的老年人要注意。

1. 一定要按时吃药,修复受损的神经和微血管,增加受损脑组织的营养支持,提高脑组织的修复潜能。

2. 注意气候变化,留意保暖。

3. 弯腰时要先下蹲,起床、低头等动作要缓慢。

4. 洗澡时刻不宜太长。

5. 留意医治原发病,避免再发脑血管病。

6. 根据不同病因,坚持医治,定时复查。

7. 脑卒中患者在饮食上应有足够的蛋白质,比如多吃一些蛋清、瘦肉、鱼类和各种豆类及豆制品,应尽量减少食盐的摄入。

8. 及早进行康复治疗。

第四节 冠 心 病

冠心病是全球性的重大健康问题。2006 年世界卫生组织公布的全球前 5 位疾病负担中,冠心病在男性为第 2 位,在女性为第 3 位。1990 年以来,我国心脑血管疾病类疾病死亡率呈明显上升趋势。《中国心血管病健康和疾病报告(2021)》目前心血管病患者人数 3.3 亿,其中冠心病 1 139 万人。

一、冠心病的概述

(一)冠心病定义

冠状动脉粥样硬化性心脏病(coronary atherosclerotic heart disease)是指因冠状动脉粥样硬化使血管腔狭窄、阻塞,或/和冠状动脉痉挛导致心肌缺血缺氧或坏死而引起的心脏病,简称"冠心病",亦称缺血性心脏病。

(二)冠心病致病因素

1. 年龄 冠心病是老年人易患疾病,多见于 40 岁以上的中、老年人。近年来,临床发病年龄有年轻化趋势。

2. 性别 与男性相比,女性发病率较低,我国男女比例约为 2∶1,女性在更年期后发病率增加。

3. 血脂异常与高胆固醇血症 血脂异常、脂质代谢异常是动脉粥样硬化最重要的危险因素。总胆固醇(TC)、甘油三酯(TG)、低密度脂蛋白(LDL)或极低密度脂蛋白(VLDL)增高,与患冠心病成正比;高密度脂蛋白(HDL),载脂蛋白 A(ApoA)与患冠心病成反比。

4. 高血压 高血压患冠心病概率较血压正常者高 3~4 倍,60%~70% 的冠状动脉粥样硬化患者有高血压。

5. 吸烟 吸烟者与不吸烟者比较,本病的发病率和病死率增高 2~6 倍,且与每日吸烟的支数成正比。被动吸烟也是危险因素。

6. 糖尿病 糖尿病患者中不仅本病发病率较非糖尿病者高出数倍,且病变进展迅速。本病患者糖耐量减低者也十分常见。

7. **肥胖** 超标准体重的肥胖者易患本病,体重迅速增加者尤其严重。尤其向心性肥胖者危险性更大。

8. **饮食方式** 常进较高热量、含较多动物性脂肪、胆固醇、糖和盐的食物者。

9. **遗传因素** 家族中有在年龄<50岁时患本病者,其近亲得病的机会可5倍于无这种情况的家族。

10. **高同型半胱氨酸血症** 高同型半胱氨酸血症与冠心病关系密切,同型半胱氨酸的血浆浓度随年龄增长而升高,男性高于女性。一般认为,空腹血浆同型半胱氨酸水平在5~15μmol/L之间属于正常范围,≥16μmol/L可定为高半胱氨酸血症。

11. **其他因素** A型性格、缺少运动、雌激素缺乏、经常口服避孕药、血管紧张素转换酶改变等因素都与冠心病有密切关系。

(三)冠心病诊断

目前诊断冠状动脉狭窄的标准,为冠状动脉造影检查。通常在冠状动脉狭窄程度≥50%的患者进行运动可诱发心肌缺血,因此一般≥50%的冠状动脉狭窄,称之为有临床意义的病变。

二、冠心病的临床表现

(一)冠心病分类

世界卫生组织将冠心病分为5大类:无症状心肌缺血(隐匿性冠心病)、心绞痛、心肌梗死、缺血性心力衰竭(缺血性心脏病)和猝死5种临床类型。临床中常常分为稳定性冠心病和急性冠脉综合征。

(二)冠心病特点

1. **典型心绞痛** 体力活动、情绪激动、饱餐、寒冷或心动过速时容易诱发,也出现在安静状态下或夜间。突感心前区疼痛,表现为发作性绞痛或压榨痛,也有的表现为憋闷感。疼痛从胸骨后或心前区开始,向上放射至左肩、臂,甚至小指和无名指,也可涉及颈部、下颌、牙齿、腹部等。

心绞痛的分级:国际上一般采用CCSC加拿大心血管协会分级法。

Ⅰ级:日常活动,如步行,爬梯,无心绞痛发作。

Ⅱ级:日常活动因心绞痛而轻度受限。

Ⅲ级:日常活动因心绞痛发作而明显受限。

Ⅳ级:任何体力活动均可导致心绞痛发作。

一般持续时间1~5分钟,偶尔达15分钟,休息或服用硝酸甘油可以缓解。而1/3~1/2冠心病为急性心肌梗死,表现为胸痛剧烈,持续时间常常超过半小时,硝酸甘油不能缓解,并有恶心、呕吐、出汗、发热,甚至发绀、血压下降、休克、心衰。

2. **不典型疼痛或无疼痛** 一部分人仅仅表现为心前区不适、心悸或乏力,或以胃肠道症状为主。老年人和糖尿病患者可能没有疼痛。

3. **猝死** 约有1/3的患者首次发作冠心病表现为猝死。

4. **其他** 可伴有全身症状,合并心力衰竭的患者可出现。

三、冠心病的危害

临床上冠心病的危害有很多,主要可以归纳为以下两种:①无症状心肌缺血,不易引起注意,容易引发猝死;②心绞痛尤其是心肌梗死,心肌缺血坏死,心脏收缩能力下降,容易引发左心衰竭。

四、冠心病的管理

对于冠心病的管理,分慢性的管理措施和急性发作时的管理措施。

(一)慢性冠心病管理措施

1. 日常教育　应该给患者进行慢性冠心病的健康宣教。

2. 合理用药　及时调整用药,定期复查。

3. 饮食控制　饮食规律,不暴饮暴食,低脂、低糖饮食,多吃富含纤维素、维生素、蛋白质食物,多吃蔬菜水果,每餐七分饱。

4. 控制情绪　保持良好情绪,戒急躁、戒发怒。

5. 运动治疗和自我监测　运动时选择适宜有氧运动,减缓心脏做功,降低心肌耗氧量,避免心肌缺血。

6. 良好作息时间　养成良好作息习惯,不熬夜,生活规律。

(二)急性发作冠心病的管理措施

应该迅速启动应急预案,到达医院有胸痛中心资质的地方,进入绿色通道进行统一管理。

第五节　帕金森综合征

帕金森综合征是一种常见的神经系统退行性疾病,我国随着老龄化水平增加,发病呈快速增长并长期维持在高水平状态,现在 65 岁以上人群的患病率为 1 700/10 万,并随年龄增长而升高,给家庭和社会带来沉重的负担。

一、帕金森综合征的概述

(一)帕金森综合征定义

1. 帕金森病　帕金森病(Parkinson's disease,PD)又名震颤麻痹,是一种中老年人常见的运动障碍疾病,以黑质多巴胺能神经元变性丢失和路易小体形成为主要病理特征的临床表现以静止性震颤、运动迟缓、肌强直、动作迟缓和姿势步态障碍等运动症状和感觉障碍、睡眠障碍、神经精神障碍和自主神经功能障碍等非运动症状为主要特征的疾病。

2. 帕金森综合征　帕金森综合征(Parkinsonism)是帕金森病和各种原因所致的帕金森病症状的总称。

(二)帕金森综合征致病因素

帕金森病病因迄今尚不明了,发病机制有年龄老化、遗传因素、脑损伤、环境毒物、感染、氧化应激及自由基形成等。

(三)帕金森综合征诊断

1. 帕金森综合征的快速风险筛查。

2. 帕金森综合征诊断的确立是诊断帕金森病的先决条件。诊断帕金森综合征基于 3 个核心运动症状,即必备运动迟缓和至少存在静止性震颤或肌强直 2 项症状的 1 项,上述症状必须是显而易见的,且与其他干扰因素无关。根据国际通用的帕金森筛查问卷,九个小问题,可帮助尽早地发现帕金森病的蛛丝马迹。下表所列的问题,可作为帕金森综合征患病风险的快速筛查方法。见表 5-5-1。

表 5-5-1　帕金森综合征风险的快速筛查方法

序号	筛查问题	是或否	得分
1	你从椅子上起立是否有困难?		
2	你写的字和以前相比是不是变小了?		
3	有没有人说你的声音和以前相比变小了?		
4	你走路是否容易跌倒?		
5	你的脚是不是有时突然黏在地上一样抬不起来?		
6	你的面部表情是不是没有以前那么丰富了?		
7	你的胳膊或者腿是否经常颤抖?		
8	你自己系扣子或者系鞋带儿是否感到比较困难?		
9	你走路时是不是脚拖着地走或走小步?		

每个问题回答是的 1 分,如果超过 3 分,则建议被评估者进一步检查。

二、帕金森综合征的临床表现

发病年龄多在 40~70 岁之间,起病高峰在 50~60 岁之前。男性多于女性,青年病例较少,外伤、情绪低落、过度劳累、寒冷可诱发本病。起病隐匿、缓慢进展,常以少动、迟钝或姿势改变为首发症状,逐渐加剧。主要有静止性震颤、肌张力增高、运动迟缓或运动缓慢、自主神经障碍。

近年来抑郁、便秘和睡眠障碍等非运动症状也是帕金森病患者常见的症状,其对患者生活质量的影响甚至超过运动症状。

三、帕金森综合征的危害

帕金森病属于慢性进展性疾病,不同患者疾病进展的速度不同。目前尚不能治愈。早期患者通过药物治疗多可很好的控制症状,疾病中期会因运动并发症的出现导致生活质量下降。晚期患者可全身僵硬,生活不能自理,甚至长期卧床,最终多死于肺炎等并发症。

四、帕金森综合征的管理

目前尚无有效的预防措施阻止疾病的发生和进展。现在多是对症预防或治疗。

1. 保护神经元,流行病学证据显示维生素 E、辅酶 Q10 以及鱼油等可能对神经元有一定的保护作用。

2. 患者的饮食无特殊要求,服用左旋多巴制剂的患者用药应与进餐隔开,应餐前 1h 或餐后 1.5h 用药。

3. 针对便秘的患者应多饮水、多进食富含膳食纤维的食物。

4. 适当运动对于患者的功能恢复有一定的帮助,近来研究表明,太极拳对于患者的平衡功能有帮助。

5. 吞咽困难、饮水呛咳的患者可给予鼻饲饮食,长期卧床者应定期翻身拍背,以避免褥疮和坠积性肺炎的发生。尿失禁者需行导尿。

6. 定期评估可掌握疾病发展的动态变化,延缓和阻止运动障碍、震颤和强直三大症状的进展,减少非运动系统的并发症,如精神问题抑郁、痴呆、跌倒和可能发生的骨折、睡眠障碍、自主神经系统紊乱和疼痛等。可以提高被评估者的生活质量,减少医疗机构家庭和看护者的负担。

7. 居家设施应简单固定,减少障碍物,以防跌倒,特别是卧室、卫生间应有防滑地板和安全扶手,锻炼时穿合体的衣服和鞋子,不要穿拖鞋,适度锻炼身体,保持身心愉快和规律,睡眠有利于症状的控制,锻炼时最好有家人陪护。

第六节 骨质疏松症

随着我国人口的老龄化,骨质疏松症越来越成为严重的危害老年人身心健康的常见病、多发病。其发病率仅次于心脑血管疾病,给社会、家庭带来极大的经济负担。骨质疏松作为一种进行性不可逆转的疾病,一旦发生很难恢复正常。因此及早开展对骨质疏松症的慢病管理显得尤为重要。

一、骨质疏松症的概述

(一)骨质疏松症定义
骨质疏松症(osteoporosis,OP)是最常见的骨骼疾病,是一种以骨量低,骨组织微结构损坏,导致骨脆性增加,易发生骨折为特征的全身性骨病。

(二)骨质疏松症致病因素
骨质疏松症分为原发性和继发性二大类。原发性骨质疏松症又分为绝经后骨质疏松症(Ⅰ型)、老年性骨质疏松症(Ⅱ型)和特发性骨质疏松(包括青少年型)三种。绝经后骨质疏松症一般发生在妇女绝经后5~10年内;老年性骨质疏松症一般指老年人70岁后发生的骨质疏松;而特发性骨质疏松主要发生在青少年,病因尚不明。

1. 绝经后女性体内雌激素大量减少导致女性骨密度降低。

2. 年龄因素,65岁以上老年人钙调节激素分泌失调,引起骨代谢紊乱。

3. 不良生活习惯:高蛋白、高糖、高脂、吸烟酗酒、饮用过量浓茶、咖啡、碳酸饮料等不健康的生活习惯,更容易造成骨质疏松症。

4. 家族遗传有骨质疏松症家族史。

5. 饮食中长期缺乏钙或维生素D缺乏。

6. 患有影响骨代谢的疾病或正在服用影响骨代谢药物。比如:内分泌疾病、结缔组织疾病、慢性肾脏疾病、胃肠疾病和营养性疾病、血液系统疾病、神经肌肉系统疾病等疾病或长期使用糖皮质激素、免疫抑制剂、肝素、抗惊厥药、抗癌药、含铝抗酸剂、甲状腺激素、慢性氟中毒、促性腺激素释放激素类似物(GnRHa)或肾衰竭用透析液等药物。

7. 长期卧床。

8. 器官移植。

（三）骨质疏松症诊断

骨质疏松症以绝经期妇女及老年人的原发性骨质疏松最为多见,继发于其他疾病的继发性骨质疏松较少见。常见症状是背痛,多见于胸段和下腰段。X 线检查见最明显的骨质疏松部位是胸椎和腰椎。椎体的塌陷可表现为鱼尾样双凹形或楔形变,椎体有时甚至完全压扁。骨计量学检查或定量组织形态学测量。能观察到骨代谢及骨量的异常变化。

双能 X 线吸收法(DXA)的测定值见表 5-6-1,是目前全世界公认的诊断骨质疏松症的金标准。临床上推荐的测量部位是腰椎 1~4、总髋部和股骨颈。T 值 = (测定值－同性别同种族正常成人骨峰值)/正常成人骨密度标准差。

表 5-6-1　双能 X 线吸收法测定值

诊断	T 值
正常	T 值≥-1
骨量低下	-2.5<T 值<-1
骨质疏松	T 值≤-2.5

二、骨质疏松症的临床表现

骨质疏松症本身包括如下三大类症状:

1. 疼痛　患者可有腰背酸痛或周身酸痛,负荷增加时疼痛加重或活动受限,严重时翻身、起坐及行走有困难。

2. 脊柱变形　骨质疏松严重者可有身高缩短和驼背。椎体压缩性骨折会导致胸廓畸形,腹部受压,影响心肺功能等。

3. 骨折　非外伤或轻微外伤发生的骨折为脆性骨折。是低能量或非暴力骨折,如从站高或小于站高跌倒或因其他日常活动而发生的骨折。发生脆性骨折的常见部位为胸椎、腰椎、髋部、桡骨、尺骨远端和肱骨近端。

三、骨质疏松症的危害

1. 疼痛造成患者的生活质量降低。

2. 脊柱变形、骨折可致残,使患者活动受限、生活不能自理。

3. 增加肺部感染、褥疮发生率,患者生命质量下降和死亡率增加。

四、骨质疏松症的管理

1. 营养方面采用富含钙、低盐和适量蛋白质的均衡膳食　绝经后妇女和老年人每日钙摄入推荐量为 1 000mg。我国老年人平均每日从饮食中获钙约 400mg,故平均每日应补充的元素钙量为 500~600mg。维生素 D 老年人推荐剂量为 400~800IU(10~20μg)/d,治疗骨质疏松症时剂量可为 800~1 200IU。

2. 适当户外活动,有助于骨健康的体育锻炼和康复治疗。

3. 避免嗜烟、酗酒和慎用影响骨代谢的药物等。

4. 采取防止跌倒的各种措施,如注意是否有增加跌倒危险的疾病和药物,加强自身和环境的保护措施(包括各种关节保护器)等。

第七节 恶 性 肿 瘤

恶性肿瘤已经成为严重威胁中国人群健康的主要公共卫生问题之一,根据国家癌症中心 2019 年发布的数据显示,恶性肿瘤死亡占居民全部死因的 23.91%。十多年来,我国恶性肿瘤发病率每年保持约 3.9%的增幅,死亡率每年保持 2.5%的增幅。

一、恶性肿瘤的概述

(一)恶性肿瘤定义

恶性肿瘤(malignant tumor),简称"癌症"(cancer),它的特征是细胞变异和增殖失控,扩张性增生形成新生物,肿瘤组织无限制增长,并通过淋巴系统向远端转移,侵袭其他脏器,最终导致机体衰亡。恶性肿瘤包括实体肿瘤和液体肿瘤。

(二)恶性肿瘤致病因素

1. 不良生活习惯 吸烟、熬夜、酗酒、偏好高能量高脂肪食品。吸烟是肺癌的主要危险因素。大量烈性酒可导致口腔、咽喉、食管恶性肿瘤的发生。高能量高脂肪食品可增加乳腺癌、子宫内膜癌、前列腺癌、结肠癌的发病率。

2. 环境和食物污染 空气、饮水、食物的污染均可对人类造成严重的危害。世界卫生组织已公布的与环境有关的致癌性物质包括:砷、石棉、联苯胺、4-氨基联苯、铬、己烯雌酚、放射性氡气、煤焦油、矿物油、偶联雌激素等。饮用污染水、吃霉变食物可诱发肝癌、食管癌、胃癌。

3. 生物因素 细菌、寄生虫、真菌在一定条件下均可致癌,如幽门螺杆菌感染与胃癌发生有关系,埃及血吸虫病被证实可诱发膀胱癌,黄曲霉菌及其毒素可致肝癌。

4. 慢性刺激与创伤 创伤和局部慢性刺激如烧伤深瘢痕和皮肤慢性溃疡均可能发生癌变等。

5. 医源性因素 电离辐射、X 线、放射性核素可引起皮肤癌、白血病等;细胞毒性药物、激素、砷剂、免疫抑制剂等均有致癌的可能性。

6. 遗传因素 真正直接遗传的肿瘤只是少数不常见的肿瘤,遗传因素在大多数肿瘤发生中的作用是增加了机体发生肿瘤的倾向性和对致癌因子的易感性。

7. 免疫因素 先天性或后天性免疫缺陷易发生恶性肿瘤,如丙种蛋白缺乏症患者易患白血病和淋巴造血系统肿瘤。

8. 内分泌因素 体内激素水平异常容易肿瘤,如雌激素和催乳素与乳腺癌有关,生长激素可以刺激癌的发展。

(三)恶性肿瘤诊断

根据肿瘤发生的不同部位和性质,对患者的临床表现和体征进行综合分析,结合实验室检查和影像学、细胞病理学检查通常能作出明确诊断。

1. 肿瘤标记物 辅助诊断和判断预后等有一定价值。主要包括酶学检查,糖蛋白,肿瘤相关抗原。

2. 基因检测 基因表达产物的检测,基因扩增检测和基因突变检测,可确定是否有肿瘤或癌变的特定基因存在,从而作出诊断。

3. 影像学检查 X线检查、超声检查、计算机断层扫描(CT)检查、放射性核素显像、磁共振(MRI)、正电子发射断层显像(PET)等。

4. 内镜检查 是应用腔镜和内镜技术直接观察空腔脏器和体腔内的肿瘤或其他病变,并可取组织或细胞进行组织病理学诊断,常用的有胃镜、支气管镜、结肠镜、直肠镜、腹腔镜、胸腔镜、子宫镜、阴道镜、膀胱镜、输尿管镜等。

5. 病理学检查 病理学检查为目前具有确诊意义的检查手段。包括临床细胞学检查、病理组织学检查。

二、恶性肿瘤的临床表现

恶性肿瘤的临床表现因其所在的器官、部位以及发展程度不同而不同,但恶性肿瘤早期多无明显症状,即便有症状也常无特异性,等患者出现特异性症状时,肿瘤常已经属于晚期。一般将癌症的临床表现分为局部表现和全身性症状两个方面。

(一)局部表现

1. 肿块 癌细胞恶性增殖所形成的,可在体表或深部触摸到。

2. 疼痛 肿瘤的膨胀性生长或破溃、感染等使末梢神经或神经干受刺激或压迫,可出现局部疼痛。出现疼痛往往提示癌症已进入中、晚期。

3. 溃疡 体表或胃肠道的肿瘤,若生长过快,可因供血不足出现组织坏死或因继发感染而形成溃烂。

4. 出血 癌组织侵犯血管或癌组织小血管破裂而产生。

5. 梗阻 癌组织迅速生长而造成空腔脏器的梗阻。

6. 其他 颅内肿瘤可引起视力障碍(压迫视神经)、面瘫(压迫面神经)等多种神经系统症状;骨肿瘤侵犯骨骼可导致骨折;肝癌引起血浆白蛋白减少而致腹水等。肿瘤转移可以出现相应的症状,如区域淋巴结肿大,肺癌胸膜转移引起的癌性胸水等。

(二)全身症状

早期恶性肿瘤多无明显全身症状。部分患者可出现体重减轻、食欲缺乏、恶病质、大量出汗(夜间盗汗)、贫血、乏力等非特异性症状。此外,10%~20%的肿瘤患者在发病前或发病时会产生与转移、消耗无关的全身和系统症状,称肿瘤旁副综合征。表现为肿瘤热、恶病质、高钙血症、抗利尿激素异常分泌综合征、类癌综合征等。

(三)肿瘤转移

恶性肿瘤细胞可通过直接蔓延、淋巴、血行和种植四种方式转移至邻近和远处组织器官。

1. 直接蔓延 为癌细胞浸润性生长所致,与原发灶连续,如直肠癌、子宫颈癌侵犯骨盆壁。

2. 淋巴道转移 多数情况为区域淋巴结转移,但也可出现跳跃式不经区域淋巴结而转移至远处的。

3. 血行转移 为肿瘤细胞经体循环静脉系统、门静脉系统、椎旁静脉系统等播散其他组织器官。

4. 种植性转移 为肿瘤细胞脱落后在体腔或空腔脏器内的转移,最多见的为胃癌种植到盆腔。

三、恶性肿瘤的危害

恶性肿瘤对人体组织和器官造成严重伤害,致死率很高,主要的危害有:

1. 阻塞和压迫 恶性肿瘤的阻塞压迫发展迅速,程度也高,如食管癌癌肿可以堵塞食管,造成患者吞咽困难。

2. 破坏所在器官的结构和功能 如肝癌由于肝细胞破坏和肝内胆管阻塞,可引起全身性黄疸。

3. 侵袭破坏邻近器官 如食管癌可穿透食管壁,侵犯食管前面的气管,形成食管—气管瘘;吞咽时,食物落入气管内,引起咽下性肺炎。

4. 坏死、出血、感染 恶性肿瘤生长迅速,癌组织常常因为供血不足而发生坏死,如果癌变组织侵犯血管,可引起出血,如鼻咽癌患者往往有鼻出血,即鼻出血;肺癌患者常常合并肺部感染。

5. 疼痛 癌组织压迫或侵犯神经,引起相应部位的疼痛,如晚期肝癌、胃癌都有剧烈疼痛。癌症继发感染后,也可以引起疼痛。

6. 发热 肿瘤组织的代谢产物、坏死组织的分解产物,以及继发的细菌感染,可以引起癌症患者发热,一般表现为中、低度热。

7. 恶病质 恶病质,又称恶液质,是指机体严重消瘦、无力、贫血和全身衰竭的状态,它是癌症患者死亡的重要原因。

四、恶性肿瘤的管理

恶性肿瘤是慢性消耗性疾病,患者通常合并营养不良、免疫力降低等情况,同时恶性肿瘤致死率高,患者精神压力较大,容易出现焦虑、压抑等精神问题。

1. 做好精神的抚慰和健康的教育。
2. 加强营养,均衡膳食。
3. 改变不良的生活的方式,比如酗酒,抽烟、熬夜等。
4. 合适的体育锻炼,增强身体的免疫力。
5. 合理用药,坚持必要的治疗。
6. 用药造成的肠胃不适等伴随症状可以适当增加营养素来改善。

第八节 慢性阻塞性肺疾病

慢性阻塞性肺疾病是一种具有气流阻塞特征的慢性支气管炎和/或肺气肿,可进一步发展为肺心病和呼吸衰竭的常见慢性疾病。与有害气体及有害颗粒的异常炎症反应有关,致残率和病死率很高,全球 40 岁以上发病率已高达 9%~10%。

一、慢性阻塞性肺疾病的概述

(一)慢性阻塞性肺疾病定义

慢性阻塞性肺疾病(chronic obstructive pulmonary disease,COPD)是一种具有气流受限特征的疾病,气流受限不完全可逆,呈进行性发展,与肺部对有害气体或有害颗粒的异常炎症反应有关。

（二）慢性阻塞性肺疾病致病因素

慢性阻塞性肺疾病的确切病因不清楚,主要因素有:

1. 吸烟。

2. 粉尘和化学物质的吸入。

3. 空气污染。

4. 呼吸道感染。

5. 社会经济地位较低的人群(可能与室内和室外空气污染、居室拥挤、营养较差及其他与社会经济地位较低相关联的因素有关)。

6. 遗传因素。

7. 气道反应性增高。

8. 在怀孕期、新生儿期、婴儿期或儿童期由各种原因导致肺发育或生长不良的个体。

9. 其他因素有缺乏锻炼、营养不良、牙周疾病等。

（三）慢性阻塞性肺疾病诊断

具有以下特点的患者应该考虑 COPD 诊断:慢性咳嗽、咳痰、进行性加重的呼吸困难及有 COPD 危险因素的接触史(即使无呼吸困难症状)。确诊需要肺功能检查,肺功能检查是判断气流受限的主要客观指标。第 1 秒用力呼气容积占用力肺活量百分比(FEV_1/FVC)是评价气流受限的一项敏感指标。第 1 秒用力呼气容积占预计值百分比(FEV_1 %预计值),是评估 COPD 严重程度的良好指标,其变异性较小,易于操作。吸入支气管扩张剂后 $FEV_1/FVC<70\%$ 者,可确定为不能完全可逆的气流受限。

二、慢性阻塞性肺疾病的临床表现

慢性阻塞性肺疾病的临床表现主要有症状和体征:

（一）症状

1. 慢性咳嗽　常为最早出现的症状,随病程发展可终身不愈,常晨间咳嗽明显,夜间有阵咳或排痰。当气道严重阻塞,通常仅有呼吸困难而不表现出咳嗽。

2. 咳痰　一般为白色黏液或浆液性泡沫痰,偶可带血丝,清晨排痰较多。急性发作期痰量增多,可有脓性痰。

3. 气短或呼吸困难　慢性阻性肺疾病的主要症状,早期在劳力时出现,后逐渐加重,以致在日常生活甚至休息时也感到气短。但由于个体差异常,部分人可耐受。

4. 喘息和胸闷　部分患者特别是重度患者或急性加重时出现的。

5. 其他　疲乏、消瘦、焦虑等常在慢性阻塞性肺疾病病情严重时出现,但并非慢性阻塞性肺疾病的典型表现。

（二）体征

1. 视诊　胸廓前后径增大,肋间隙增宽,剑突下胸骨下角增宽,称为桶状胸,部分患者呼吸变浅,频率增快,严重者可有缩唇呼吸等。

2. 触诊　双侧语颤减弱。

3. 叩诊　肺部过清音,心浊音界缩小,肺下界和肝浊音界下降。

4. 听诊　双肺呼吸音减弱,呼气延长,部分患者可闻及湿啰音和/或干啰音。

三、慢性阻塞性肺疾病的危害

1. 胃溃疡　尸检证实阻塞性肺气肿患者约有 18%～30% 并发胃溃疡。其发病机制尚未完全明确。

2. 呼吸衰竭　阻塞性肺气肿往往呼吸功能严重受损,在某些诱因如呼吸道感染、分泌物干结潴留、不适当氧疗、应用静脉剂过量、外科手术等的影响下,通气和换气功能障碍进一步加重,可诱发呼吸衰竭。

3. 自发性气胸　自发性气胸并发于阻塞性肺气肿者并不少见,多因胸膜下肺大疱破裂,空气泄入胸膜腔所致。若患者的基础肺功能较差,气胸为张力性,即使气体量不多,的临床表现也较重,必须积极抢救不可掉以轻心。肺气肿患者肺野透亮度较高,且常有肺大疱存在,体征不够典型,给局限性气胸的诊断带来一定困难。

4. 睡眠呼吸障碍　正常人睡眠中通气可以稍有降低,而阻塞性肺气肿患者睡眠时通气降低较为明显。尤其是患者清醒状态下动脉血氧分压已经低达 8.00kPa(60mmHg) 左右时,睡眠中进一步降低,就更为危险。患者睡眠质量降低,可出现心律失常和肺动脉高压等。

5. 慢性肺源性心脏病和右心衰竭　低氧血症和二氧化碳潴留以及肺泡毛细血管床破坏等,均可引起肺动脉高压。在心功能代偿期,并无右心衰竭表现。当呼吸系病变进一步加重,动脉血气恶化时,肺动脉压显著增高,心脏负荷加重,加上心肌缺氧和代谢障碍等因素,可诱发右心衰竭。

四、慢性阻塞性肺疾病的管理

1. 除必要药物治疗外可采用非药物治疗　戒烟,运动或肺康复训练,接种流感疫苗与肺炎疫苗。

2. 康复治疗　如理疗、高压负离子氧疗等对 COPD 患者肺功能的康复有利。

3. 心理调适　保持良好的心情将有利于患者积极面对疾病、增加治疗的顺从性,并有利于建立良好的人际关系,这将更有利于疾病的恢复。

4. 营养饮食　多吃水果和蔬菜,可以吃肉、鱼、鸡蛋、牛奶、豆类、荞麦。吃饭时少说话,呼吸费力吃得慢些。胖的要减肥,瘦的要加强营养,少食多餐。

5. 长期家庭氧疗　如呼吸衰竭建议长期低流量吸氧,每天超过 15 小时。

(马卫国)

第九节　肌肉减少症

肌肉减少症在中老年中非常常见,研究发现骨骼肌减少率随年龄而增大,大致从 40 岁起,50 以后,骨骼肌平均每年减少 1%～2%,60 岁以后约丢失 30%,80 岁以上约丢失 50%。其中男性骨骼肌衰减速率大于女性;农村老年人骨骼肌衰减速率大于城市老年人;年轻时由于缺乏锻炼,骨骼肌储备不充足导致的骨骼肌衰减速率大于经常运动人员。

一、肌肉减少症的概述

(一)肌肉减少症定义

肌肉减少症(sarcopenia),又称肌少症,是指因持续骨骼肌质量、强度和功能下降而引起的综合征。

（二）肌肉减少症致病因素

人体衰老过程中，会不可避免地发生骨骼肌质量下降及肌力减退。老化、体力活动不足、肿瘤、营养不良都可能是诱发因素，其中以老化最为重要。

1. 老化 随着机体老化，骨骼肌运动单位数量、肌纤维类型、肌纤维数量、蛋白质代谢等的变化都会在不同水平和程度上影响肌质量和肌力。

2. 生活方式的变化 体力活动缺乏和营养水平不足。随着衰老，体力活动水平降低，生理系统功能会适应性下降，运动能力会进一步下降，会导致肌肉减少恶性循环。

3. 慢性疾病的影响 2 型糖尿病、类风湿性关节炎、慢性肾病、慢性心力衰竭、恶性肿瘤等慢性疾病也可导致肌肉减少。

（三）肌肉减少症诊断

肌少症诊断标准：

1. 肌肉质量减少。

2. 肌肉肌力减低。

3. 肌肉功能下降。

满足第 1 条，且同时满足 2 和/或 3 条即可诊断。

肌肉减少症主要诊断指标包括肌量（肌肉质量）、握力（肌肉力量）及步速（肌肉功能）。

肌肉质量的测量：通过 X 线骨密度仪（DXA）、CT、磁共振成像（MRI）等设备测量不同部位的肌肉质量。如可采用 DXA 测定肌肉质量，计算相对骨骼肌质量指数。

肌肉力量的测量：手握力方便易测，且可大致反映其他部位的肌肉力量，故推荐测量手握力。

肌肉功能的测量：步速是一项很好的客观指标，方便开展而且被测者易于接受，故推荐日常步速法评估肌肉功能，如 6m 步行试验。

二、肌肉减少症的临床表现

肌肉减少症主要表现在两方面：

1. 肌力减退 肌肉减少症患者在不同肢体部位、不同负荷状态下，均存在肌力的减退。

2. 肌肉质量下降 肌肉减少的主要原因是Ⅰ、Ⅱ型肌纤维数量的减少以及肌细胞体积的缩小，其中以Ⅱ型肌纤维减少为主。

三、肌肉减少症的危害

肌肉的衰老和萎缩是人体衰老的重要标志，骨折、关节损伤等问题都和肌肉减少症有直接关系。患有肌肉减少症的老年人站立困难、步履缓慢、容易跌倒骨折。肌肉减少症还会影响器官功能，可能会引发心脏和肺部衰竭，甚至死亡。

四、肌肉减少症的健康管理

1. 增加抗阻力运动 建议每周 3 次以上，每次 20~30 分钟为宜，由于个体差异，最好制订个性化运动方案。

2. 增加蛋白质摄入 蛋白质占肌肉重量的 20%，是合成肌肉的重要原料。老年人每天应摄入 1.0~1.5g/kg 蛋白质。

3. 增加维生素 D 摄入　增加维生素 D 可有效增强髋部屈肌的力量。老年人可通过日晒、食物摄取或遵医嘱服用维生素等方式补充维生素 D。

4. 积极控制　慢性疾病往往伴发炎症反应及蛋白质分解代谢增强。有效控制慢性疾病可减轻机体的炎症反应,对于保持肌肉容量、维持肌力和肌肉功能有重要作用。

5. 药物治疗　胰岛素(INS)促进快肌纤维中蛋白质的合成;生长激素(GH)影响肌肉蛋白质的代谢,发挥肌肉营养作用;促肾上腺皮质激素(ACTH)具有运动神经元营养作用;性激素(睾酮、雌激素等)显著促进肌肉合成。

(马卫国)

第六章

老年人的安全与环境

学习目标

认识与记忆：

1. 掌握老年人坠床的防护相关知识。

2. 掌握老年人日常生活安全防护相关知识。

3. 掌握老年常用药物基础知识。

4. 掌握生活环境安全设置基本知识。

5. 掌握老年人居家生活环境评估相关知识。

6. 掌握老年人社区环境安全相关知识。

7. 掌握老年人消防安全基础知识。

8. 掌握老年人人身安全基础知识。

9. 掌握老年人常用老年急救技术。

10. 掌握老年康复辅助器具配置及适老化改造。

理解与运用：

1. 理解并评估老年人跌倒/坠床的防护需求。

2. 理解并评估老年人日常生活安全防护需求。

3. 理解老年人常用药物基础知识。

4. 理解并评估老年人生活环境安全设置需求。

5. 理解并评估老年人居家生活环境需求。

6. 理解并评估老年人社区环境安全的需求。

7. 理解并评估老年人消防安全需求。

8. 理解并评估老年人人身安全需求。

9. 理解并运用老年人常用老年急救技术。

10. 理解老年康复辅助器具配置及适老化改造。

第一节　坠床的防护

坠床是老年人群中因外部原因所导致意外伤害最主要的类型，是老年人伤残、失能和死亡的重要原因。

一、概念和特点

（一）概念

坠床：为个体意外由床上跌落于地面或其他更低水平面所导致的伤害事件。

（二）特点

随着全球人口老年化程度逐步加深，坠床已成为我国一个影响老年人生活的重要健康问题。来自中国疾病监测系统的数据显示，跌倒/坠床已经成为我国 65 岁以上老年人因伤致死的首位原因。因受伤到医疗机构就诊的老年人中，一半以上是因为跌倒/坠床。老年人发生创伤性骨折的主要原因之一就是坠床。

老年人坠床是可以预防的。老年人坠床干预的前提是对老年坠床风险的评估，根据评估结果采取相应的干预措施，才可有效降低老年人坠床的发生率，减轻老年人坠床的损伤程度。

二、危险因素

老年人坠床是由多种因素造成的：

（一）生理因素

老年人肌肉力量减弱以及平衡能力降低，躯体感觉减弱、反应时间延长、平衡功能受损等，增加跌倒/坠床的危险性。

（二）病理因素

患有中枢神经系统疾病、周围神经系统病变、心血管疾病、影响视力的眼部疾病、足部疾病、感染、肺炎、贫血、泌尿系统疾病、运动损害等多种慢性疾病者发生坠床的危险性更高。痴呆或者精神病患者坠床的风险性尤其高。

（三）药物因素

多种药物可以影响人的神志、精神、视觉、步态、平衡等方面而引起坠床。

（四）心理因素

沮丧、焦虑可能会削弱老年人的注意力，导致反应能力下降，增加坠床的机会。

（五）环境因素

居室中照明不足，床的高度和摆放位置不合适，日常用品摆放不当等都可能增加坠床的危险。

（六）社会因素

是否独居，与社会的交往和联系程度，以及老年人的教育和收入水平、卫生保健水平、享受社会服务和卫生服务的途径都会影响老年人坠床的发生率。

三、坠床预防的注意事项

1. 增强防坠床意识　加强防坠床知识和技能学习，评估老年人存在发生坠床的危险因素，有针对性地进行防护。

2. 坚持参加规律的体育锻炼　以增强肌肉力量、柔韧性、协调性、平衡能力、步态稳定性和灵活性，从而减少坠床的发生。适合老年人的运动包括太极拳、散步等。

3. 合理用药　按医嘱正确服药，不要随意乱用药，更要避免同时服用多种药物，并且尽可能减少用药的剂量,了解药物的副作用且注意用药后的反应,用药后动作宜缓慢,以预防坠床的发生。

4. 选择适当的辅助工具　使用合适长度、顶部面积较大的拐杖,将拐杖、助行器及经常使用的物件等放在触手可及的位置。给床安装护栏,加装床头呼叫器,特别对于痴呆、脑血管后遗症者、头晕者可用床档或椅子护档,老年人起夜、起床时可遵守 3 个半分钟,即:醒后在床上躺半分钟,坐起来后再坐半分钟,两条腿垂在床沿再等半分钟以防发生意外。对于体胖、翻身幅度大的老年人,睡床应加宽,以防翻身时坠床摔伤。

5. 调整生活方式　放慢起身、下床的速度,避免睡前饮水过多以致夜间多次起床;晚上床旁尽量放置小便器;避免在他人看不到的地方独自活动。

6. 及时佩戴辅助装备　有视、听及其他感知障碍的老年人应佩戴视力补偿设施、助听器及其他补偿设施。

7. 防治骨质疏松　老年人要加强膳食营养,保持均衡的饮食,适当补充维生素 D 和钙剂。绝经期老年女性必要时应进行激素替代治疗,增强骨骼强度,降低坠床后的损伤严重程度。

四、评估方法

采用坠床风险评估及预防措施表对老年人进行评估,且每周评估,如有危险因素发生变化则随时再评估:总评分≥8 分为高危人群;≥4~7 分为危险人群。表格不能为空,预防措施及效果项需要的划"√";不要划"O"。

详见表 6-1-1。

表 6-1-1　坠床风险评估及预防措施表

评估内容	分值/分			
	1	2	3	4
年龄	65~75 岁或<5 岁	>75 岁	—	—
既往史	有高血压、心脑血管病史	有癫痫病史	最近一年有坠床史	—
疾病	血压低于 90/60mmHg	轻中度贫血	出血量>500ml 或 Hb <60g/L	—
意识	模糊、嗜睡	—	谵妄	烦躁
视觉	—	视觉障碍	—	—
听觉	—	平衡功能障碍	—	—
活动力	—	活动时需要使用拐杖/助行器等头晕、虚弱感	无自主行为控制能力	活动障碍(肢体残缺、偏瘫、步态不稳)
排泄	失禁	腹泻、尿频	—	—

评估内容	分值/分			
	1	2	3	4
用药情况	缓泻、利尿、降压、降糖、抗惊厥、肌肉松弛类药	镇静、镇痛类药物	—	—
总评分：				
预防措施	创造安全环境指导	将常用生活物品放在患者易取处，及时给予生活帮助及护理		
		对生活不能自理者加床档给予保护		
		使用保护性约束带约束保护		
		合理安排陪护		
		遵医嘱按时给患者用药，告知患者用药后注意事项，密切观察用药后反应		
	安全宣教	介绍预防坠床的常识，传授自我照顾技巧		
预防效果	坠床			
	未坠床			
	签名			

每位老年人均需评估此表，且每周评估，如有危险因素发生变化则随时再评估；总评分≥8分为高危人群；≥4~7分为危险人群。表格不能为空，预防措施及效果项需要的划"√"；不要划"0"。

第二节　日常生活活动安全防护

一、概念和特点

（一）概念

日常生活活动（activities of daily living，ADL）是指个体在家庭、工作机构及社区里自己管理自己的能力，除了包括最基本的生活能力之外，还包括与他人交往的能力以及在经济上、社会上和职业上合理安排自己生活方式的能力。

（二）特点

广义的 ADL 是指人们在每日生活中，为了照顾自己的衣食住行，保持个人卫生整洁和进行独立的社区活动所必需的一系列基本活动，反映了人们在家庭、社区中最基本的能力，直接影响患者的心理、整个家庭及社会联系。

二、影响因素

老年人的日常生活活动能力包括基本日常生活活动能力、工具性日常生活活动能力和高级日常生活活动能力三个层次。基本日常生活活动能力主要指穿衣、进食、平地走动、上下楼梯、如厕、洗澡等。老年人洗澡功能丧失的发生率最高，通常是需要家人帮助的原因。

工具性日常生活活动能力主要指洗衣、做饭、服药、使用电话、理财、购物、交通、家务等。高级日常生活活动能力包括主动性参加社交、娱乐活动、职业工作等,主要是反映老年人的智能能动性及社会角色功能。

老年人的日常生活活动能力安全受年龄、视力、运动功能、疾病因素、情绪因素等多种因素的影响。

三、基本内容

(一) 老年人日常行走安全评估内容包括

意识状态是否清楚;血压、神经系统是否影响平衡力和行走;居室中照明是否充足;床的高度和摆放位置合适;日常用品摆放是否取用方便;室内地面是否防滑;卫生间的距离是否适中;是否独居,与社会的交往和联系程度。

(二) 老年人如厕安全评估内容包括

老年人是否存在心脏疾病,血压是否稳定,是否有便秘情况。因用力排便,会导致腹压、血压升高,此时心脏的负担也会加大。

马桶是否为坐式马桶,是否安装扶手;多数老人关节不好,常会造成下蹲困难,使用坐式马桶可以减小腿部压力,避免出现摔倒和心脑血管意外事件,因而更安全。对于有明显肢体障碍的老人,还可以考虑在马桶周围安装扶手,以方便起坐。

老年人如厕时蹲起动作要慢;老人排便时,尤其是晨起排便时,蹲下去的动作一定要慢。因为清晨老人的心率相对较快,血压也较高,心脏排血量增加,血液黏度增大,此时心血管疾病的发病率是其他时段的 3~4 倍。排便后起身时也要慢一点,尤其是直立性低血压患者。蹲坐时,由于下肢弯曲,会影响下肢静脉血液的回流,使回心血量减少,突然站起易引起大脑短暂性缺血,导致眼前发黑甚至晕倒。

卫生间空间是否充足,是否与浴室分开,卫生间地面是否湿滑,是否配备防滑垫;

卫生间的摆设尽量简单,地面上少些牵绊和障碍。卫生间装有淋浴设施的,应配有防滑垫,洗完澡还要及时将卫生间的地面擦干,以免老人如厕时滑倒。卫生间的设计最好干湿分离,而且要使用防滑拖鞋。

(三) 老年人洗澡安全评估内容包括

浴室尽量与厕所分开,或者干湿分离,浴室的地面防止湿滑,浴缸或淋浴房有防滑垫,洗澡的拖鞋也要求是防滑的,浴缸高度低于膝盖,浴缸旁设有扶手,燃气热水器应置于室外通风处。

老年人洗澡时的水温不宜过高或过低:过高或者过低的水温对于血管、心脏的活动都会造成一定的影响。水温过高可能会损伤皮肤,还会导致血管扩张,导致心脏供血不足;水温过冷使血管发生收缩,血压升高。

老年人洗澡要控制时间:一般来说洗澡的时间不应超过半小时,长时间洗澡,容易造成皮肤脱水的情况;加上浴室的空气不流通,很容易出现缺氧导致的头晕、乏力、胸闷等症状;此外,血管受到长时间的刺激也很容易造成心脑血管的疾病。

有一些情况老年人不适合马上洗澡的,比如早上刚刚起床、饱餐之后、激烈运动之后、情绪很激动的时候,刚刚喝完酒,以及做完拔罐刮痧等情况,这种时候都根据自己的实际情况,调整缓和自己的状态再洗澡。

第三节 老年人常用药物基础知识

老年人常患有多种慢性疾病,需要长期用药。不仅用药机会多,而且不合理用药十分常见,从而导致老年人药物不良反应(adverse drug reaction,ADR)发生率高。不合理用药表现为超剂量用药、给药不足、多重用药、服药依从性差等。

一、老年人药代动学改变

老年人具有独特的药物代谢动力学特点,年龄相关的生理性的功能改变可影响药物的吸收、分布、代谢和排泄,可直接影响老年人的血药浓度,但这种影响个体差异很大。

(一)老年人胃肠道原因

老年人胃部运动减慢,胃酸分泌减少,水杨酸等弱酸性药物的解离增加,胃吸收速率下降;胃排空减慢,肠蠕动减弱,血流量减少,药物在胃肠内滞留时间延长,增加了对胃肠道的刺激,服用相同剂量的药物,胃肠道反应明显。

(二)老年人生理原因

老年人由于肌肉和实质器官萎缩,细胞内液减少,体液总量比青年人减少10%~15%,从而导致水溶性药物的表观分布容积变小,药物作用和副作用增加。老年人因为基础代谢和体力活动降低,脂肪组织比成年人增加,导致脂溶性药物的表观分布容积增加,更容易出现蓄积中毒。

药物在血浆中部分与蛋白质结合称为结合型药物,未与蛋白质结合的部分称为游离型药物,只有游离型药物才能通过生物膜,进入细胞内产生药理作用。老年人心肌收缩力弱,组织灌流量减少,肝脏合成白蛋白能量下降,故降低的血浆蛋白含量直接影响了药物与蛋白质的结合,使游离型药物增加,药物作用增强。

(三)老年人肝功能下降

随着年龄的增加,肝脏体积变小,肝血流量降低,Ⅰ期反应代谢减少,造成药物灭活减少,生物利用度增加,药物不良反应增加。不同的药物也可能增加或减少肝血流量,从而影响药物清除率。

(四)老年人肾功能下降

老年人肾脏血流减少,肾小球滤过率降低,肾小管的分泌功能降低,使经肾脏排泄的药物排泄减少,容易蓄积中毒。老年肾功能改变还可导致肾代谢药物的半衰期明显延长,药物血浆水平明显上升,对于药物治疗指数相对较窄的药物,未及时减量导致的临床副作用不容小觑。

二、老年人药物不良反应

药物不良反应(adverse drug reaction,ADR)是指在常用量情况下,由药物或药物相互作用而发生意外的、与治疗目的无关的不利或有害反应,包括药物副作用、毒性作用、变态反应、继发反应和特异性遗传素质反应等。ADR十分常见,但容易忽略。

(一)老年人药物不良反应类别

1. 精神症状 中枢神经系统尤其大脑最易受药物作用的影响。老年人中枢神经系统对某些药物的敏感性增高,可引起抑郁、精神错乱和加重痴呆等。

2. 直立性低血压 老年人血管运动中枢的调节能力降低,压力感受器发生功能障碍,即使没有药物的影响,也会因为体位的突然改变而产生头晕及晕厥。

3. 耳毒性 老年人由于内耳毛细胞数目减少,听力已有下降,易受药物的影响,并加重前庭症状和耳聋。

4. 尿潴留 三环类抗抑郁药和抗帕金森病药有副交感神经阻滞作用,应用于老年人时可引起尿潴留,伴有前列腺增生及膀胱颈纤维化的老年人尤易发生。

5. 药源性肾脏病 老年人肾脏功能非常脆弱,在肾功能低下状态下,大剂量、长期使用或同时接受多种药物易出现毒性反应,尤其是与肾毒性药物一起使用,更增加了肾脏负担,从而使肾脏损害恶化。

6. 药物性肝病 药物本身或其代谢产物引起的肝脏损害主要临床表现为肝细胞坏死、胆汁淤积、细胞内脂滴沉积或慢性肝炎、肝硬化等,可发生在既往没有肝病史或原来就有严重疾病的老年患者。

(二) 老年人药物不良反应特点

1. 发生率高 老年人 ADR 发生率(15%～27%)通常比青年人高 3 倍以上,而且老年女性高于男性。年龄越大,ADR 发生率越高。用药越多,ADR 发生率越高。

2. 严重程度重 10%～20%的老年人入院是 ADR 所致,而成年人仅占 3%。老年人应用降压药可因直立性低血压而发生跌倒,导致骨折,甚至硬膜下血肿,随后并发坠积性肺炎、肺栓塞而死亡。老年人应用负性传导药物可因完全性房室传导阻滞而导致阿斯综合征。因此,老年人 ADR 可使病情急转直下,甚至不可挽救。

3. 表现特殊 老年人 ADR 的临床表现可以与成年人相似,但更常见的是精神错乱、跌倒、晕厥、大小便失禁、便秘、运动失调等老年特有症状,而这些症状在成年人中罕见。这种特殊的表现多见于高龄、体弱老年人,而且与老年病的常见症状相似,容易误诊漏诊。引起跌倒的药物包括利尿剂、扩血管剂、抗抑郁药、导泻剂、镇静剂等。导致老年人精神错乱的药物有抗胆碱能药、抗抑郁药、抗精神病药、抗癫痫药、洋地黄类、抗帕金森病药、糖皮质激素、镇静剂、茶碱类药、鸦片类等。导泻剂、抗生素及铁剂可引起老年人大便失禁。导致小便失禁的药物有镇静剂、利尿剂、茶碱类药、抗胆碱能药、阿片类、钙通道阻滞剂等。

4. 死亡率高 老年人只占总人口的 10%,但占 ADR 致死病例的 50%,老年人 ADR 死亡率高,是 ADR 的主要受害者。

(三) 老年人药物不良反应诊断要点

老年人 ADR 一般是常见而易于处理的,但容易被忽视。因此,老年人 ADR 的诊断主要是一个认识问题。若老年人在用药过程中出现任何新的症状,首先应考虑 ADR 的可能,其次是疾病本身的恶化。

ADR 的诊断标准包括:

1. 具有 ADR 的危险因素。

2. 用药后出现相应的不良反应。

3. 减量或停药后症状消失。

由于衰老与 ADR 的关系复杂,确诊后应进一步分析 ADR 是药动学改变、药效学上差异、药物-疾病相互作用或药物之间相互作用,这对 ADR 的防治很有帮助。

(四) 老年人药物不良反应处理要点

1. 停药 一旦确诊为 ADR,应立即停用相关药物,多数在数天至 3 周内恢复。有时因使用多种药物,难以区分是何种药物引起,只要病情稳定就停用全部药物;病情不允许时,先停用可能性最大的药物,逐步停用剩余的药物,并使用作用类似而不同种类的药物替代。在 ADR 消失后,重新制订治疗方案。

2. 使用拮抗剂 肝素过量可用鱼精蛋白锌,鸦片类、镇静剂中毒可用纳洛酮,地高辛过量可用特异性抗体、考来烯胺和补充钾镁。

3. 对症支持治疗 适应于中、重度患者。①补液、利尿加速药物的排泄;②维持生命体征,如呼吸抑制者使用呼吸兴奋剂、呼吸机支持,严重心动过缓可安装临时起搏器。

三、老年人合理用药原则

(一) 个体化原则

由于老年人各器官衰老的特点,药物在体内的药代动力学和药效学发生了改变。因而很难制定统一的给药标准,需要针对老年患者的具体情况,实行个体化治疗。遵循“小剂量起用,缓慢增量,如需停药,缓慢减量”的原则。

(二) “五种药”法则

老年人用药要少而精,一次同时用药不应超过 5 种。

(三) 依从性原则

能否按治疗方案进行用药是决定治疗成功与否的关键。缺乏护理和自我保健知识、认知障碍、抑郁、听力及视力的下降都会导致漏服、误服药物。

(四) 暂时停药原则

老年患者属于药物不良反应的高危人群,即使处方开得正确而且合理,药物的不良反应可能仍然存在。对于老年人服药期间出现的新症状,暂时停药原则作为现代老年病学中最简单、最有效的干预措施之一,值得高度重视。

(五) 预期效应原则

老年人在生命晚期开始使用或停用药物需评估以下指标,即预期寿命、药物达效时间、患者的治疗目标以及治疗能否满足需要等。

(六) 营养干预原则

老年人大多是负氮平衡代谢,加之由于疾病,往往有消瘦、贫血、低蛋白血症等,影响药物的治疗。为更好发挥药物的疗效,必须重视食物营养成分的选择和搭配。

四、老年人用药管理中遇到的问题及解决方案

老年人长期服用多种药物,将病情控制在一个相对稳定的状态下,使老年人逐渐对药物产生了生理上和心理上的依赖性,同时老年人性格和情绪表现出的孤僻、倔强、消沉等负面情绪,对医师作出的减药调整容易持有抵触心态,即便接受了减药,也可能因为心理暗示导致新的症状产生,不得不恢复习惯用药,甚至需要增加新药。服药时间越长,减少药品数量的难度就越大。所以,如何与老年人沟通,除了做好充分的老年人教育工作外,给予老年患者足够的关心也至关重要,从而增加老人的信任感,有助于解决多重用药的问题。

第四节　生活环境安全设置

一、特点

随着社会老龄化和小家庭的日益增多,独居老年人的数量也随之增多。老年人的健康状况与所生存的环境有着密切的关系,当老年人没有能力调节和适应环境的变化时,就会导致疾病的发生,所以在对老年人的健康状况进行综合评估时要注重对老年人的生活环境进行安全设置。

二、影响因素

生活环境包括自然环境、社区环境、家庭环境、居住环境。老年人的生活环境安全影响因素较多,包括家庭环境,家庭成员关系,经济状况,健康情况;社区配套设施,是否有提供医疗保健服务,是否有家庭照护以及家政服务的社区机构等。社区的周边环境因素,附近有无空气、噪声污染的不安全因素,治安情况,体育活动设施的安全,道路的,设施照明等。还有小区的娱乐设施及绿化等。社区是否能提供家庭照护和家政服务等适老化设计。

三、基本内容

老年人的生活环境安全设置包括

(一)老年人家庭环境

如主要家庭成员基本资料、家庭类型和结构、家庭成员之间的关系、家庭成员的角色作用、家庭的经济状况、家庭压力、家庭居家的处所、家庭成员对老年人生活与健康状况的认识等。

(二)社区配套设施

1. 居住外部环境　要有适老化设计,如通道出入口有无扶手,台阶的高度和宽度,设施的场地的坡度是否设轮椅坡道和扶手;老年人设施场地内的绿地率新建区不应低于40%。居住区是否有活动区,活动区的位置和场地设置,有无老年活动空间。散步的道路路面应该无障碍。小型交流场所是否设置桌椅,方便下棋等娱乐设施。

2. 居住区内空间　有无适老化设计,单元内的空间要保证担架进出电梯,户内外过渡空间要有轮椅回转半径,入户过渡空间放置坐凳,旁边可以设置安全的抓杆。厨房操作空间充足安全。厕所设施安全方便。阳台空间及采光良好,室内采光照明设置良好。室内设有紧急呼叫及燃气报警智能系统。

3. 社区医疗保健服务　是否有适老化设计,小区是否建立配套的社区卫生服务中心等医疗服务机构,服务是否涵盖日常慢病的诊疗服务,满足老年人的预防保健需求和康复保健存在需求。有无障碍设计措施,便于老人就医,取药;除了医疗服务,应提供健康咨询和健康管理服务,尤其要开展慢病管理服务,对老年人提供血压,血糖等慢病免费的检查和日常保健服务,定期开展健康讲座,并为行动不便老年人提供上门服务。

（三）社区安全风险因素

1. 社区的环境因素　附近有无空气、噪声污染的不安全因素。

2. 治安安全因素　附近有无警务室、保安室。

3. 体育活动设施的安全因素　很多社区都有运动和健身的器材，器材的维护及时，使用方法要明示。

4. 老人在行走过程中的一些安全因素　包括道路设施照明等。高层的住宅，要考虑高空坠物的问题等。

（四）社区家庭照护和家政服务的适老化设计

1. 是否可以对老年人提供照护服务以及生活照料服务：如助餐服务、起居服务、助浴服务、卫生清理服务、代办服务等。

2. 社区家政服务主要是考虑老人日常生活便利性而提供的相关服务，包括：安装维修家具、家电、清洗服务、疏通服务等。

（五）生活环境的适老化设计

主要包括小区交通的便捷度，周边服务的设施，公共信息图形标志，院内无障碍设施，以及室内温度、室内光线、室内噪声、绿化等方面。

四、安全设置的意义

安全设置的目的就是去除妨碍生活行为的因素，创造发挥补偿机体缺损功能的有利因素。通过评估，可以减少影响老年人生活环境的不良物理因素和社会因素，补偿老年人机体缺损的功能，帮助老年人选择一个良好的独立生活环境，让老年人有一个安全、省力、方便、适用、舒适、美观的生活环境。

第五节　老年人居家生活环境评估

一、特点

老年人属于特殊的群体，他们的生理特征、心理特征和活动特征与年轻人不同，舒适的居住环境对老年人的身心健康特别重要。

二、影响因素

（一）空气新鲜

老年人的居室要注意经常通风换气，以保持室内空气新鲜。

（二）湿度适中

居室的湿度对老年人的健康是有影响的。室内保持一定的湿度，有助于维持呼吸道的正常功能。一般湿度以 30%～50% 为宜。

（三）温度适宜

室温对人体的生理平衡有重要影响。室温过高，人会因散热不良而引起体温升高，血管扩张，脉搏加快，情绪烦躁，出汗，血容量减少，甚至发生循环障碍；室温过低，血液会从皮肤流向内脏，周身寒战，以及必须用力收缩才能保持身体温暖，增加心脏负担，对老年人尤为不利。因此,老年人的居室要特别注意室温恒定,避免忽高忽低。在湿度、气流都正常的情况下,夏季居室的适宜湿度在 21～32℃ 之间,以 24～26℃ 为最理想的温度。冬季适宜室温为 16～24℃,以 18～20℃ 为最理想的温度。

(四) 布局合理

为方便老人生活,卧室与厕所的距离不宜太远。室内家具摆设应简单整齐,美观大方,以使用方便为原则。床铺要平坦,硬度适中,以木板铺 5cm 左右的棉褥为好,不宜使用弹簧床、席梦思软床。不宜用化纤混纺做被套、被单,因为化纤容易刺激皮肤,引起瘙痒或过敏。

(五) 美化绿化

在阳台或室内摆放几盆花卉、盆景、绿草等,不但能点缀环境,给人以浓厚的生活气息,还会使居室内外充满生机和活力,对老年人的身心健康直到良好的促进作用。

(六) 色彩协调

居室内的色彩对人的心理活动有一定影响。老年人的房间宜使用暖色调,因为暖色调可以使人心情开朗,精神振奋,有助于延缓衰老,保持青春活力。

(七) 清洁卫生

老年人免疫力降低,抗病能力减弱,更应注意居室的清洁卫生。除了要经常通风外,还要经常打扫,定期消毒。

(八) 光线充足

老年人的居室要特别注意采光和照明。第一,居室应向阳,窗户朝南开,可增加日照;第二,住宅间,特别是高层建筑之间应保持一定的距离,以便采光;第三,墙壁和天花板应保持洁白,提高室内高度;第四,选择好照明灯。第五,白天最好不要关窗帘,使阳光容易透入室内。

三、基本内容

居家生活环境评估主要包括居家危险因素和居家生活条件的评估。对老年人而言,保持适宜的温度湿度尤为重要;老年人视觉退化,颜色不仅能提升空间效果,还能改变人的心情和生理状况;老年人活动能力减弱,容易跌倒,选择无障碍的地面,加装过道扶手等安全设施,最易摔倒的地方是浴室、卫生间等,因此应重点做好卫生间的安全设施,采用防滑瓷砖、选择坐式淋浴器等;老年人在居室的活动时间要比家庭中的其他成员多得多,在家具的选择要圆润环保实用,如有棱角的家具尽可能不用,多用柔软材质安全的家具,选择床的高度软硬度也很重要,家具的摆放不能拥挤杂乱。

第六节　社区环境安全

一、概念和特点

社区是若干社会群体或社会组织聚集在某一个领域里所形成的一个生活上相互关联的大集体,是社会有机体最基本的内容,是宏观社会的缩影。一个社区应该包括一定数量的人口、一定范围的地域、一定规模的设施、一定特征的文化和一定类型的组织。社区环境是社区主体赖以生存及社区活动得以产生的自然条件、社会条件、人文条件和经济条件的总和。

二、影响因素

对社区环境进行评估,有助于了解社区老年人生活状况,并且不断完善公共服务设施,让老年人在生活、娱乐休闲的过程中,享受和谐、融洽的人文关怀。

(一)社区环境卫生差

社区中生活垃圾乱堆乱放,动物粪便随地排放,小摊废弃物堆积"白色污染"和"垃圾围城现象"十分突出;小广告随处张贴,传单满天飞,纸张浪费严重;未做到垃圾分类,一些化学污染品渗入地下水,污染水质,影响居民身体健康。水资源浪费现象普遍存在;生活及工业污水乱排乱倒现象严重,污染内河水质,使原本清澈见底的河道变成了臭水沟。锅炉燃烧等民用燃煤直接向大气排放烟尘、油烟、二氧化硫;机动车排放氮氧化物;建筑工地产生扬尘,且无除尘装置;垃圾腐烂、污水产气等。

(二)社区环境布局不合理

许多社区内缺少停车位或没有明确标示停车的标志,这就给社区内小汽车停放造成了一定的影响。社区内道路的设计不合理也给社区交通带来了很大的不便。城市绿化面积不足、布局不够合理、结构不够科学,绿化面积小、质量差,社区内花木修剪维护工作不到位;社区内还普遍存在私拉电线问题及偷电现象也较严重。噪声污染,街道旁小贩叫卖声、来往汽车鸣笛声、娱乐音响声、工业噪声等严重影响居民正常生活作息。

(三)社区环境法制不完善

我国对于环境保护还没有比较完善的法律制度,社区居民对环境保护的意识也不强烈导致居民随地吐痰,生活垃圾乱扔。我国对于社区小商小贩也没有相应的法律约束,社区内随处可听到商贩的叫卖声,垃圾遍地都是。

(四)社区周围交通实施不理想

居住在如区大型社区的老人、儿童,平时出去商场、学校等地,由于公共交通的供给不足往会成为交通弱势群体,因此对社区周边交通的关注成为社区交通的重要方面。

(五)社区卫生服务对社区环境关注不够

社区卫生服务还存在一些不尽人意的地方,如:社区护士的理论知识不够全面,服务态度欠佳,社区护士人数较少,社区医疗设备缺少,导致社区居民没有得到及时的全方位的健康指导,对社区中的一些不到位的安全设施也听之任之,如池塘周围没有围栏和警告牌。

三、基本内容

社区环境安全评估包括了解老年人社区地理环境,注意环境中有无严重污染物,各种配套设施是否安全,老年人在外出活动过程中有无各种不安全因素,哪些是应该特别注意的,是否有无障碍设施等。还应了解社区文化气氛如何,有无可供选择的休闲场所,卫生保健机构是否完善等。详见表6-6-1。

表 6-6-1 社区评估分类

评估项目	类型	评估内容
自然环境	社区的区位	数量是否合理,是否能够满足大部分人需要?
	规划的范围	范围是否合理?有没有影响到正常的生活活动?
	社区内的绿化、净化、美化状况	绿化面积和美化程度如何?
	生活环境	生活环境是否优美?空气质量如何?
人文环境	消费状况	消费水平高低?与收入相比如何?
	治安状况	治安是否能够保障?
	文化环境	能否营造一种积极健康的文化环境?
社会环境	生活习惯	生活习惯是否与社会整体相适应和融合?
	人际关系状况	人际交往如何?

第七节 消防安全基础知识

目前我国人口老龄化问题日益突增,老年人身体素质降低、消防安全防范意识薄弱等因素,导致其在消防安全方面存在的问题凸显,是火灾等消防安全事故的多发人群。因此加强老年人的消防安全意识与能力已迫在眉睫。

一、老年人的生活火灾隐患

1. 随着年龄的增长,人体功能逐渐衰退,感觉能力降低,意识性差,反应迟钝,注意力不集中等,不能及时发现火灾隐患。

2. 主要表现为视力和听力的减退,动作协调性和灵活性变差,导致行动笨拙和反应迟缓等,发生火灾时不能及时自救。

3. 老年人年龄大、身体弱等因素密不可分,这些因素导致他们在面对火灾等突发事件时反应能力和判断力慢,最容易发生伤亡事故。近些年老年人因火灾死亡的事件层出不穷。有数据显示,每年火灾中伤亡的老年人约占伤亡总人数的 30%,老年人尤其是独居老人,日常生活中一定要提高防火自救的意识,遇火灾要及时报警和呼救逃生。

4. 除身体原因外,老年人普遍存在火灾防范意识不强的弱点。

5. 老年人生活节俭,电器发生老化或故障后仍不肯丢弃、更换,再加上废弃纸箱、塑料瓶子等易燃物平时都堆积在房间里,一旦遇上火星就会急速燃烧,造成火势的蔓延失控。

6. 老年人的日常生活中关于消防安全的培训也相当匮乏。

二、有效降低火灾隐患

日常生活中,老年人一定要提高消防安全意识,及时整理家中的杂物,不要堵塞安全疏散通道,不在家中和楼道里存放易燃物品。定期检查燃气软管,清理灶台和烟道油污。

独自在家时,切勿私自乱拉、乱接电线。定期检查电器线路,若发现老化或破皮,要及时更换符合原电源线规格的线材,不使用劣质插线板,不超负荷用电。天气转凉,不要使用非正式厂家生产的取暖器,铺在床上的电热毯不要长时间开着。子女要真正担负起老年人消防安全第一监护人的职责,除了在物质上、精神上关爱老人外,还要注意关心老人的消防安全。为老年人普及消防安全意识,引导家人养成良好的消防安全习惯。其次,要帮老人检查家中的电气线路是否完好,不要私拉乱接电线,大功率电器插座最好固定,使用正规厂家生产的电器设备。此外,家中要常备手电筒、灭火毯、灭火器等消防器材,并教会他们在火灾时有效自救。在家中的灶台等处,最好多贴几张温馨的小纸条,提醒爸妈用火后要及时关掉,家中电器不用时最好拔下插头。针对行动不便、瘫痪在床的老年人,要安排专人照看,切不可留老人独自在家。

三、突发火灾应急处理

老人平时最好在床头准备一杯水,一旦火灾发生,马上泼湿被子,代替湿毛巾捂住口鼻。也可以准备一些小工具,如口哨、手电筒等,老人体力有限,这些工具可以帮助逃生。身上着火时,不要带火奔跑,应该设法把衣服脱掉,也可卧倒打滚,若身处水源附近,可想办法用水淋湿衣服。

发生火灾时,老年人要注意:

1. 保持镇静,安全、有序逃生。

2. 尽量为逃生创造条件。

3. 逃生时尽量趴近地面,避免吸入浓烟窒息。

4. 准备一些帮助逃生的小物品。如在窗口或门上挂白毛巾之类的显眼物品,一旦发生意外,可以在第一时间提醒救援人员自己的方位。

5. 有条件的话,家里备一些灭火器等基本救灾器材,以方便快速清出逃生通道。

四、火灾逃生七大法则

1. 忌惊慌失措　发生火灾时,一定要保持镇定,切不可乱作一团。要了解自己所处的环境位置,迅速判断危险地点和安全地点,决定逃生的办法和路线。不要盲目地跟从人流,相互拥挤。

2. 忌盲目呼喊　木材、塑料、化学纤维等易燃可燃材料燃烧时会散发出大量的烟雾和有毒气体,容易造成毒气窒息死亡。

3. 忌贪恋财物　逃生时不要为寻找贵重物品而浪费时间,也不要为带走自己的物品而身负重物影响逃离速度。更不要贪财,本已逃离却又重返火海。

4. 忌乱开门窗　在避难时,千万不要打开门窗,否则大量浓烟涌入室内,能见度降低,高温充斥,无助于藏身。

5. 忌乘坐电梯　一旦着火电梯会断电,若此时乘坐电梯,很有可能被困而无法逃生。

6. 忌着火惊跑　如果身上着火,不可惊跑。奔跑时会形成风势,加速氧气的补充,促进火势的扩大。应第一时间脱掉衣物或就地打滚,压灭火苗,或用不伤害人体的灭火剂扑灭。

7. 忌轻易跳楼　在无法避难的情况下,也不要轻易作出跳楼的决定。可自制结绳试着扒住阳台或窗台翻出窗外,以求绝处逢生。

第八节 人身安全基础知识

我国老年人口数量越来越多,老年人既是疾病的高发人群,同时也是其他人身安全事件的多发人群。随着年龄的增长,人体功能逐渐衰退,大脑功能发生改变,中枢神经系统递质的合成和代谢减弱,导致感觉能力降低,意识性差,反应迟钝,注意力不集中等。这些自身条件的局限性,以及,家庭、社区等硬件设施建设也有些不足之处,使老年人人身安全问题凸显出来,备受关注。

一、人身安全防护重要性

首先,老年人人身安全防护是落实以人为本核心理念的重要体现。以人为本是科学发展观的核心,是党的性质、宗旨的集中体现。而老年人人身安全防护则是落实以人为本理念的根本要求和重要体现。其次,老年人人身安全防护是实现老年人健康生活,实现自我价值的重要途径。再次,老年人人身安全防护是老年人健康生活的前提条件。在我国,保证老年人人身安全是最基本的要求,是搞好老年健康生活不可逾越的底线。

二、人身安全防护意识

(一) 忧患意识

一是社会要加强对老年人人身安全防护的忧患意识。老年群体生理上逐步老化,心理上日见衰老,视力减退,听觉减弱,感觉迟钝,记忆功能渐失,从体质上看是社会上的一个弱势群体。整个社会都应加强对老年人的关心和呵护。二是加强老年人在自身安全防护方面的忧患意识。老年人在人身安全防护方面一定要有忧患意识,要对自己生理和心理方面的老化现象有清醒的认识,时时刻刻把自己的人身安全防护牢记心上,不能有丝毫的忽视和懈怠。

(二) 安全意识

一是增强社区与家庭内的安全意识。一定要增强安全意识,切实把老年人的人身安全防护放在各项工作的首位。避免发生老年人在日常生活锻炼中发生骨折等不安全现象。二是增强老年人出行的安全意识。据调查,有的老年人在外出活动途中发生车祸造成伤亡的悲剧,应当引以为鉴。

(三) 风险意识

一是增强防风险意识。当前,意外伤害已成为人们尤其是老年人身安全的重大威胁。老年人要增强风险意识,时刻注意防灾避险,及时规避意外事件的伤害。二是增强老年人预防急症的风险意识。老年人生理、心理老化是不可违背的自然规律,尤其是一些有心血管、脑血管病,或有高血压、高血脂、高血糖病的老年人,患脑卒中、偏瘫、心肌梗死、脑血栓的风险很高,甚至发生猝死。

三、人身安全防护措施

(一) 人身安全防护教育

要教育老年人注重生命安全,提高自身安全防护能力。一是加强防火教育。火灾是造成老年人人身伤害的主要危险。要教育老年人在遇到火灾时,切忌大声呼叫,不要奔跑,遮住口鼻,低姿就近逃离现场。二是加强防雷电教育。教育老年人雨中出行时,要避开空旷场地、建筑物顶部、水路交界处和林荫树下,不要接打手机,不要持用金属杆的雨伞。三是加强防灾避险教育。要对老年人深入进行防盗、防抢、防骗、防暴力和防突发事故、应对各种自然灾害的教育,时时处处注意搞好老年人的人身安全防护。

(二)人身安全防护措施

一是落实社区与家庭防火措施。及时检查和发现火灾隐患,注意搞好用电安全、用火安全和用油安全。定期组织防火演练,不断提高老年人消除火灾隐患的能力、扑灭初起火灾的能力、逃离火灾现场的能力。二是落实防病、防伤、防意外等安全措施。楼梯、楼道、洗手间安装扶手,大厅、走廊铺设防滑垫,预防跌倒骨折。三是防猝死等突发急危疾病。社区可设置医疗室,配备专职医生,预防心血管、心肌梗死、心力衰竭、脑卒中、脑血栓和骨折等急难疾病的发生。四是购置老年人人身保险,为老年人人身安全防护提供有力的保证,使老年人增强安全感和愉悦感。

(三)自救和救人的能力

一是掌握避险和急救方法。公共场所发生突发情况时,不要盲目逃生,注意自我保护。如果发生伤害,及时拨打120。二是学会现场救护。在事发现场,应及时对外伤人员采用指压动脉止血法、加压包扎止血法,及时对没有呼吸的昏迷患者,进行心肺复苏;在多人受伤的情况下,组织能走的人迅速撤离,对不能走的先抢救危重患者;遇到踩踏事件,先护住头颈部,身体弯曲,防止被伤害。

三是搞好老年人心理调适。要引导老年人自觉克服自卑、孤独、抑郁、焦虑等心理障碍,努力达到热爱生活、认知正常,精神愉快、情绪健康,关系融洽、适应力强,环境适应、性格开朗,人格健全、行为正常的心理健康标准。

第九节　常用老年急救技术

老年人随着年龄的增长,生理功能出现衰退,并多伴有眼部疾病、骨关节疾病等,导致老年人意外伤害风险增加。研究显示,老年人意外伤害的类型主要为意外跌落、交通事故、意外中毒和溺水等,应定期向老年人普及急救知识,从而提高自救互救能力。

在开展急救培训时,应考虑到老年人的生理心理特点,设计可行的培训方案。同时要符合老年人的生活实际,提高学习的积极性。培训人员可采用"以问题为导向"的教学模式,将老年人分为多个学习小组,使用视频教学和实际操作相结合的方式进行培训,增加互动性和趣味性。

常用的急救技术包括现场评估危重患者、心肺复苏、欧姆瑞克急救法等。

一、评估危重患者

一般可根据意识、瞳孔、呼吸、心跳及总体情况五个方面。

1. 意识　正常人或一般患者的意识是清醒的。如果患者的意识已丧失,尤其是突然间意识丧失或昏倒在地,应该认为病情已处于急危重症之列,需要尽快救护。遇到此种情况,"第一目击者"应先大声呼唤2~3次,通常是:"喂,你怎么了!"如无任何反应,说明患者已陷入昏迷或垂危状态。如呼唤无反应,此时还可采取轻轻推动患者2~3下,当然不能推动伤患处。如无任何反应,也可说明患者已处于昏迷或垂危状态。

2. 瞳孔　当患者已陷入垂危状态,或脑部受伤严重,脑组织出血时,或发生某些急性中毒等情况时,两侧瞳孔会不一样大,可能缩小或放大;用电筒光线刺激,瞳孔不收缩或收缩迟钝。当患者的瞳孔逐渐放大、固定不动、对光反射迟缓、消失时,患者陷于濒死或已死亡状态。

3. 呼吸　正常人每分钟呼吸次数为15~18次。垂危患者呼吸多变快、变浅、不规则。当患者陷入垂危或濒死状态,呼吸变缓慢,不规则,直到呼吸停止。对于一些意外事故或患者发生严重呕吐等情况时,有时呼吸本身还不至于发生严重障碍,但可因患者的体位或呕吐物堵塞呼吸道而使呼吸停止,所以,在检查判断此项同时,应注意呼吸道是否畅通,有无被痰涕、呕吐物甚至假牙坠落阻塞。一般观察患者胸部的起伏情况,可以得知他还有无呼吸。在呼吸运动已很微弱,有时不易见到胸部明显的起伏时,可以用一丝纤维、薄纸片、草叶等放其鼻孔前,看这些物件是否会随呼吸飘动,以资判定有无呼吸。

4. 心跳　正常人每分钟心跳60~90次。当严重的心律失常(又称心律不齐、心律失常)、急性心肌梗死并发心律失常、大失血、休克,以及其他危重疾病患者处于垂危状态时,心脏跳动多不规则。

常见的频繁的"早搏"(又称早跳,即期前收缩),若每分钟早跳超过十次以上,这时摸脉搏时感到脉细而弱、不规则。若频繁的早搏突然消失,患者口唇出现发绀,意识丧失,则多说明心脏已陷入严重危险阶段,即心室纤维性颤动(室性纤颤)。如患者脉搏十分缓慢,每分钟仅四十几次,随之更慢,迅速陷入昏迷,倒地,脉搏消失,常预示发生严重的传导阻滞、阿-斯综合征。

检查心跳的方法:家庭中如备有听诊器当然较理想,检查也比较准确。现实生活中,大多习惯采用摸患者手腕部桡动脉即"摸脉",或颈部两侧的颈动脉,来判知心跳情况。有时患者心跳微弱,血压下降,以及出现其他种种情况,脉搏摸不清楚,尤其当怀疑患者出现严重情况已无心跳时,救护人员可以用耳朵贴其左胸部(左乳头)处,倾听有无心跳。

5. 总体情况　指当我们见到危重患者时的"第一印象",再加上一些必要的检查与观察。患者垂危时,常表现面色苍白,冷汗淋漓,嘴唇、指甲处有发绀(表明缺氧)等。在意外事故突发现场,还要观察患者有无严重创伤,有无活动性大出血,环境中有无特殊的气体在继续作用于患者,有无化学物品或其他危害因素在继续危害机体等。

二、心肺复苏

首先确认环境安全。紧急情况可能发生在任何场合,家中、路边、地铁站、机场、交通工具上……在一个安全的环境中对患者进行救助,能有效地避免施救过程中的"二次伤害",这也是提供救助的前提。

1. 意识的判断　用双手轻拍患者双肩,问:"喂!你怎么了?"告知无反应。

2. 检查呼吸　观察患者胸部起伏5~10秒(默念1001、1002、1003、1004、1005……)告知无呼吸。

3. 呼救　来人啊!请另一人拨打120!请另一人寻找附近的自动体外心脏除颤仪(AED)!谁是急救员,可以协助我一同抢救!

4. 判断是否有颈动脉搏动　用右手的中指和示指从气管正中环状软骨划向近侧颈动脉搏动处,告之无搏动(默念 1001,1002,1003,1004,1005……判断 5~10s)。

5. 松解衣领及裤带。

6. 胸外心脏按压　两乳头连线中点(胸骨中下 1/3 处),用左手掌跟紧贴患者的胸部,两手掌根相重叠,手指翘起,上体前倾,两肩位于被救者胸骨正上方,两臂伸直,以髋关节为支点,利用上身的重力垂直用力向下按压(按压频率 100~120 次/min,按压深度 5~6cm)。

7. 打开气道　仰头抬颌法。判断口腔有无分泌物,有无假牙。

8. 口对口人工呼吸　保持被救者气道通畅,施救者应将放在被救者额上的手拇指和示指捏紧被救者鼻翼,施救者平静吸气后,用嘴严密包合被救者口周,缓慢吹气,持续 1 秒,观察被救者胸廓抬起,吹气结束,施救者口唇离开、放开捏住的鼻孔(频率:8~10 次/min)。

9. 持续 2 分钟的高效率的 CPR　按压呼吸比 30∶2,操作 5 个周期。

10. 判断复苏是否有效　利用 5~10 秒的时间,观察患者是否有胸廓起伏,同时触摸颈动脉是否有博动。

11. 若判定呼吸心跳恢复,将被救者摆放为安全体位。

三、海姆立克急救法

噎食窒息的死亡发生在一瞬间,及时而有效的急救是抢救生命的关键。根据噎食的程度采取相应的急救措施。

1. 若仅仅是欲说无声,满脸涨红,对于有意识的老人可以告诉他们尽力咳嗽,利用气压将食物冲出气管。

2. 若发现阻塞物为馒头面包等易碎食物,家属或护理人员可以在将可以看得见的食物抠出的同时,让患者头向下倒转并且用手拍打背部,使其滑出。

3. 若发现老人已经发生胸闷窒息感,可以采取海姆立克急救法。

(1)站立急救法:家属或者医护人员站在老年人身后,用双手臂由腋下环绕老人的腰部,使老人身体前倾,急救者一手握拳并用拇指突起部顶住老人上腹部,另一只手与此手相握,双手在老人腹部快速向上向内挤压老人腹部,重复进行多次,利用膈肌向上形成的快速冲力将食物推出气管。

(2)卧位急救法:适用于已经昏迷或者腰部过于肥胖的老人。患者处于仰卧位,抢救者位于患者髋部,按上述方法推压冲击肚脐上部位。利用冲击腹部形成的腹内高压,迅速加大气道压力,使阻塞的食物在气流冲击下排出。

当发生意外情况时,家属或陪护人员应首先保持冷静,判断患者的情况,大声向周围呼救,并拨打抢救电话。如具备一定的急救知识,在救护人员还未赶到现场时,可以通过救护人员的电话指导进行操作,做到及早发现,及早抢救,有助于大大提高抢救成功率。

第十节　老年康复辅助器具配置及适老化改造

随年龄增长,老年人活动能力下降、自理能力减弱,为减少意外伤害的发生,需要配备专业的护理人员。但是受传统观念影响,我国老年人多数选择居家养老,另有部分老年人由于独居,缺少家庭照护,生存质量下降。

老年人家庭适老化改造指的是通过施工改造、设施配备、辅具适配等方式改善老年人的居家生活环境,对老年人缺失的生活能力进行补偿或代偿,缓解老年人因生理功能变化导致的生活不适应,提升居家生活品质。实施老年人居家适老化改造工程是《国务院办公厅关于推进养老服务发展的意见》(国办发〔2019〕5号)部署的重要任务,是巩固家庭养老基础地位、促进养老服务消费提升、推动居家养老服务提质扩容的重要抓手,对构建居家社区机构相协调、医养康养相结合的养老服务体系具有重要意义。适老化改造工作的主要目标是让老年人在家里安全地养老,减少老年人在家庭中发生意外的风险,满足老年人生理及心理需求,创建安全、舒适的居家生活环境,尽可能提高老年人生活自理能力,延长居家生活时间。

一、适老化改造需求评估

(一)身体状况评估

1. 日常生活能力评估　包括进食、修饰、穿衣、洗浴、如厕、机体活动能力评估等内容。

2. 感知觉评估　包括视力、听力方面评估等内容。

3. 精神状态评估　包括认知能力、攻击行为、抑郁症状评估等内容。

4. 已确诊疾病及意外事件评估　包括现病史(含皮肤状况)、既往病史、跌倒、噎食评估等内容。

5. 行为习惯　包括兴趣爱好、锻炼活动、社会交往意愿及能力评估等内容;老年人近期内做过的身体状况评估结果,可供参考。

(二)康复辅助器具需求评估

包括助餐辅助、助行辅助、如厕辅助、洗浴辅助、感知辅助、康复辅助、照护辅助等辅具需求情况评估等内容。

(三)居室环境评估

包括玄关、客厅、卧室、厨房、卫生间、书房、阳台区域评估等内容,确定居室环境是否具备改造施工条件。

(四)家庭成员评估

包括家庭成员状态评估、有无照护者、照护内容、照护时间等内容,确定相关改造项目是否适宜于家庭使用。同时还要征求家庭意愿,包括老年人本人及其家庭成员的主观意愿、客观意愿等内容,确定是否选择相关改造项目。

(五)政策评估

包括老年人当年应享受的养老政策类型、已享受的养老政策等内容,重点评估在适老化改造中应该享受的政策补贴类型与标准。

二、居家适老化改造项目和用品配置

详见表6-10-1。

表 6-10-1　老年人居家适老化改造项目和老年用品配置推荐清单

类别	项目名称	具体内容	项目类型
地面改造	防滑处理	在卫生间、厨房、卧室等区域,铺设防滑砖或者防滑地胶,避免老年人滑倒,提高安全性	基础

类别	项目名称	具体内容	项目类型
地面改造	高差处理	铺设水泥坡道或者加设橡胶等材质的可移动式坡道,保证路面平滑、无高差障碍,方便轮椅进出	基础
	平整硬化	对地面进行平整硬化,方便轮椅通过,降低风险	可选
	安装扶手	在高差变化处安装扶手,辅助老年人通过	可选
门改造	门槛移除	移除门槛,保证老年人进门无障碍,方便轮椅进出	可选
	平开门改为推拉门	方便开启,增加通行宽度和辅助操作空间	可选
	房门拓宽	对卫生间、厨房等空间较窄的门洞进行拓宽,改善通过性,方便轮椅进出	可选
	下压式门把手改造	可用单手手掌或者手指轻松操作,增加摩擦力和稳定性,方便老年人开门	可选
	安装闪光振动门铃	供听力视力障碍老年人使用	可选
卧室改造	安装床边护栏(抓杆)	辅助老年人起身、上下床,防止翻身滚下床,保证老年人睡眠和活动安全	基础
	配置护理床	帮助失能老年人完成起身、侧翻、上下床、吃饭等动作,辅助喂食、处理排泄物等	可选
	配置防压疮垫	避免长期乘坐轮椅或卧床的老年人发生严重压疮,包括防压疮坐垫、靠垫或床垫等	可选
如厕洗浴设备改造	安装扶手	在如厕区或者洗浴区安装扶手,辅助老年人起身、站立、转身和坐下,包括一字形扶手、U形扶手、L形扶手、135°扶手、T形扶手或者助力扶手等	基础
如厕洗浴设备改造	蹲便器改坐便器	减轻蹲姿造成的腿部压力,避免老年人如厕时摔倒,方便乘轮椅老年人使用	可选
	水龙头改造	采用拔杆式或感应水龙头,方便老年人开关水阀	可选
	浴缸/淋浴房改造	拆除浴缸/淋浴房,更换浴帘、浴杆,增加淋浴空间,方便照护人员辅助老年人洗浴	可选
	配置淋浴椅	辅助老年人洗澡用,避免老年人滑倒,提高安全性	基础
厨房设备改造	台面改造	降低操作台、灶台、洗菜池高度或者在其下方留出容膝空间,方便乘轮椅或者体型矮小老年人操作	可选
	加设中部柜	在吊柜下方设置开敞式中部柜、中部架,方便老年人取放物品	可选
物理环境改造	安装自动感应灯具	安装感应便携灯,避免直射光源、强刺激性光源,人走灯灭,辅助老年人起夜使用	可选
	电源插座及开关改造	视情进行高/低位改造,避免老年人下蹲或弯腰,方便老年人插拔电源和使用开关	可选
	安装防撞护角/防撞条、提示标识	在家具尖角或墙角安装防撞护角或者防撞条,避免老年人磕碰划伤,必要时粘贴防滑条、警示条等符合相关标准和老年人认知特点的提示标识	可选
	适老家具配置	比如换鞋凳、适老椅、电动升降晾衣架等	可选

续表

类别	项目名称	具体内容	项目类型
老年用品配置	手杖	辅助老年人平稳站立和行走,包含三脚或四脚手杖、凳拐等	基础
	轮椅/助行器	辅助家人、照护人员推行/帮助老年人站立行走,扩大老年人活动空间	可选
	放大装置	运用光学/电子原理进行影像放大,方便老年人近用	可选
	助听器	帮助老年人听清声音来源,增加与周围的交流,包括盒式助听器、耳内助听器、耳背助听器、骨导助听器等	可选
	自助进食器具	辅助老年人进食,包括防洒碗(盘)、助食筷、弯柄勺(叉)、饮水杯(壶)等	可选
	防走失装置	用于监测失智老年人或其他精神障碍老年人定位,避免老年人走失,包括防走失手环、防走失胸卡等	基础
	安全监控装置	佩戴于人体或安装在居家环境中,用于监测老年人动作或者居室环境,发生险情时及时报警。包括红外探测器、紧急呼叫器、烟雾/煤气泄漏/溢水报警器等	可选

通过对起居环境和基础设施进行适老化改造,并大力推广康复辅助器具的应用,可以为老年人创造便捷的生活条件,提供完成各类活动的支持,提升老年人生活自理能力和生存质量。

(骆 彬)

推 荐 阅 读

1. 边旭明.北京协和医院医疗诊疗常规.人民卫生出版社,2019.
2. 段菊.城市社区老年人人身安全保障探研.湖北经济学院学报(人文社会科学版),2006(11):17-18.
3. 王仙国.论老年大学学员的人身安全防护.新西部(理论版),2012(06):123-124.
4. 孙燕.老年人噎食的原因与急救护理.基层医学论坛,2019,23(24):3523-3524.

第七章

老年人康复基础知识

学习目标

认识与记忆：

1. 掌握老年人生活自理能力相关知识。

2. 掌握老年人生活自理能力训练基础知识。

3. 掌握老年人吞咽功能障碍相关知识。

4. 掌握老年人吞咽功能训练基础知识。

5. 掌握老年人排尿功能障碍相关知识。

6. 掌握老年人神经源性膀胱功能障碍康复基础知识。

7. 掌握老年人导尿术基础知识。

8. 掌握老年人排便功能障碍相关知识。

9. 掌握老年人肠道功能康复基础知识。

10. 掌握老年人便秘护理基础知识。

11. 掌握老年人肢体功能障碍相关知识。

12. 掌握老年人肢体功能康复基础知识。

13. 掌握老年人认知功能障碍相关知识。

14. 掌握老年人认知功能康复基础知识。

15. 掌握老年人听力语言功能障碍相关知识。

16. 掌握老年人听力语言功能康复基础知识。

17. 掌握中医在老年人康复应用中的相关知识。

18. 掌握中医在老年人功能康复应用中的基础知识。

19. 掌握老年人康复辅助器具相关知识。

20. 掌握老年人康复辅助器具使用基础知识。

理解与运用：

1. 理解并评估老年人对生活自理能力康复的需求。

2. 理解并评估老年人对吞咽功能障碍康复的需求。

3. 理解并评估老年人对排尿功能障碍和排便功能障碍康复的需求。

4. 理解并评估老年人肢体功能康复的需求。

5. 理解并评估老年人认知功能障碍方面的需求。

6. 理解并评估老年人听力语言功能康复的需求。

7. 理解并评估中医在老年人功能康复中的需求。

8. 理解并评估老年人对辅助器具使用的需求。

随着年龄的增长,人的身体结构和功能也发生改变,器官功能衰退,免疫力下降,慢性疾病的产生,心理状态改变等问题的出现会导致老年人不同程度的功能障碍,影响老年人自身健康和家庭生活,为了减轻这些问题造成的功能损害,需要针对性康复指导训练来维护和提高老年人的基本功能。康复治疗对于老年人功能障碍有着非常重要的作用,是恢复功能的手段之一。本章重点介绍生活自理能力训练、语言训练、运动康复训练等内容。

第一节 生活自理能力康复

一、概述

生活自理能力指人们在生活中自己照料自己的行为能力,如吃饭、穿衣、卫生、购物、交流、学习等。老年人的生活自理能力的特点相对于年轻患者来说有所不同,老年人自理能力需求范围较小,能够满足基本的生活自理即可,如进食、穿衣、卫生、转移、参与社区活动等。

二、康复训练内容

老年人生活自理能力训练的内容包括床上的活动、穿衣、进食、个人卫生、如厕、购物等一些基本的生活需求。适用于脑血管疾病、老年痴呆、慢性疾病等导致的功能障碍患者。

(一) 穿衣与修饰

1. 穿衣

(1)坐位穿脱上衣法:先穿患侧,再穿健侧,患侧手穿进衣袖,用健侧手完成穿衣的其他动作;脱上衣时,先将患侧上肢脱至肘关节下,再脱健侧上肢,最后脱下患侧。

(2)仰卧位穿脱裤子法:利用健手、腿将患侧腿屈起穿进裤腿,再穿健侧,之后平卧,并将裤腰位置置于上肢可够到的范围内,之后做双侧桥式运动,将臀部抬起,用健手将裤子提至腰间。相反方法即可脱掉裤子。

需要注意的是如果老年人不方便使用拉链或者扣子,可以将其换成按压式的纽扣;不能系腰带者,可改用弹力腰带的裤子;鞋子换成不需要系鞋带的。

2. 梳洗修饰

(1)单手刷手法:将带吸盘的刷子(刷子背面有两个橡皮吸盘)固定于洗手池旁,手指在刷子上来回刷洗。

(2)单手剪指甲法:适用于单手有障碍的患者。使用改装后的剪指甲装置,把此装置固定于桌子上,用患侧手按压手柄,剪健侧手的指甲。

(3)单手拧毛巾法:偏瘫患者用健手把毛巾固定在水龙头上,完成单手拧毛巾的动作。

(4)剃须:把普通剃须刀改为电动剃须刀,更方便操作。

(5)刷牙:把普通牙刷改为电动牙刷来刷牙,方便操作。把牙膏放于洗手池上,患侧手按压牙膏,健侧手拿电动牙刷刷牙。

（二）如厕

如厕功能训练首先需进行厕所的无障碍改造,使用的便器应为坐便器,其高度与轮椅等高,同时应在坐便器的两侧或上方安装扶手,这样有利于老年人完成轮椅与坐便器之间的转移。需要练习轮椅—坐便器—轮椅的侧向转移、如厕时穿脱裤子、便后自己使用手纸,保持会阴部、厕所的清洁卫生。轮椅到坐便器转移的方法可参照轮椅到床的转移训练方式。

有条件的可以加装一些智能设备,来替代一部分的功能训练,如智能马桶、感应水龙头等。

（三）转移

1. 步行　可借助拐杖或者助行器完成步行活动,步行功能稍差的老年人可使用轮椅完成转移活动。

2. 上下台阶　使用拐杖完成上下台阶活动,台阶两侧安装扶手。

3. 床-轮椅　轮椅和床的夹角为 30°~45°,放置于患者健侧,拉手刹,患者健侧手扶轮椅,以健侧腿为支撑点,转移到轮椅上;从轮椅到床使用同样方法。

（四）进食

若老年人不能独自进食,需要辅助的情况下,可以根据以下内容进行辅助进食。

1. 选择合适性状的食物,质地柔软均匀、容易咀嚼和吞咽、不易黏附等特点。

2. 体位坐位或者半坐位(不低于 60°),头前倾。若是不能坐位的偏瘫者可以健侧卧位进行进食。

3. 一口量不宜过多,需经过评定确定一口量。

4. 使用特制的餐具,进食功能稍差但能完成进食的老年人可选用特制的餐具进食,如防洒盘、握力勺等器具。

三、康复训练注意事项

1. 根据老年人现有的功能进行训练指导。
2. 结合实际的家庭情况进行训练。
3. 适当地做一些家庭环境改造。
4. 对家属或护理人员进行康复技能培训。

第二节　吞咽功能障碍康复

在人类日常生活中,进食和吞咽是人类个体生存的本能和味觉的享受。根据文献资料显示,美国 60 岁以上、一般状况显示正常的老年人中,约 50% 有不同程度的吞咽障碍。美国每年因吞咽障碍噎呛致死者超过 1 万人。我国的资料显示,中国吞咽障碍的发病率和并发症发生率等情况与国外相似。由于人类寿命的延长和疾病伤害的增加,包括咽喉部和食管功能异常及结构性病变所致的吞咽障碍的发生率日益增高,吞咽障碍的康复已成为医疗的一项重大责任和新热点。

一、概述

吞咽是指人体从外界经口摄入食物并经食管传输到胃的过程。

吞咽障碍是指下颌、双唇、舌、软腭、咽喉、食管等器官结构受损和/或功能减退,不能安全有效地把食物由口送到胃内。

二、康复训练内容

头面部肌群训练

1. 口唇运动　发音训练,张口发"a"音,然后发"yi"音,再发"wu"音。也可以练习吹蜡烛、吹口哨、微笑等运动,加强唇的力量。此外,还可以用冰块或指尖叩击唇周,短暂的肌肉牵拉和抗阻、按摩等,通过张闭口运动促进口唇周围肌肉运动。

2. 颊肌、舌部训练

(1)颊肌运动:可做鼓腮后轻吐气的运动,也可以让患者用自己手指做吮吸动作,每次做5个,每天2次。

(2)舌部训练:让患者将舌尖向前伸出,然后左右摆动,再用舌尖舔下唇上唇,按压硬腭部,重复20次。如果患者不能很好地主动伸舌,可用吸舌器牵拉舌头,使舌头放松。

3. 体位的摆放　对于不能坐位进食的患者,一般取仰卧、头高脚低位,躯干至少30°,头部前倾,偏瘫侧肩部以枕垫起,位于患者健侧喂食。

4. 一口量　包括调整进食的一口量和速度,一口量即最适于吞咽的每次摄食入口量,正常人约为20ml。一般先以少量尝试,为3~4ml,然后酌情加量,如5ml、10ml。

三、康复训练的其他相关方法

吞咽功能训练的内容还包括食物的选择和制作,辅助器具的使用、鼻饲技术等。

(一)平衡膳食

平衡膳食是指选择多种食物,经过适当的搭配作出来的膳食,能满足人们对能量及各种营养素的需求。

(二)吞咽障碍患者食物选择要点

吞咽障碍患者的膳食除了尽量按平衡膳食的种类选择外,还必须考虑吞咽的有效性和安全性。在对吞咽障碍患者进行直接摄食训练时,应当选择容易吞咽且不易残留及误吸的食物。通常这类食物具有下列特点:密度均匀、黏性适当、不易松散、通过咽和食管时易变形且很少在黏膜上残留。

(三)食物的质地

吞咽困难的患者,在不同阶段采用不同质地的食物进行进食练习,下面列举出的是不同质地的食物。

1. 稀流质　是指液体的食物,如水、汤、牛奶等。

2. 浓流质　是指蜂蜜状食物,如蜂蜜、酸奶等。

3. 糊状　是一种爽滑、浓稠不易流动、质地均一的食物性状,如婴幼儿米糊等。

4. 半固体　介于糊状和固体之间的食物,如稠粥、汤面条、馄饨等。

5. 固体　固体食物有饼干、馒头、苹果、干果类等。

(四)辅助器具

1. 加粗手柄或弯成角的匙、叉　适用于手功能受限或使用匙、叉与碗碟无法达到正常角度时。

2. 餐盘挡　可防止食物被推出餐盘外。

3. 助餐筷　练习使用筷子的患者可以使用助餐筷完成进食,然后逐步完成到正常筷子的使用。

(五) 鼻饲技术

1. 鼻饲法　是将导管经鼻腔插入胃内,从管内灌注流质食物、水分和药物的方法。

2. 目的　不能自行经口进食患者以鼻胃管供给食物和药物,以维持患者营养和治疗的需要。

3. 注意　每次灌注食物前应抽吸胃液以确定胃管在胃内及胃管是否通畅。反折胃管末端,避免灌入空气,引起腹胀。每次鼻饲量不超过 200ml,间隔时间大于 2h,温度以 38~40℃ 为宜。

四、康复训练注意事项

1. 注重初步筛查及每次进食期间的观察,防止误吸,特别是隐性误吸发生。

2. 运用吞咽功能训练,保证患者安全性、有效性进食,避免渗漏和误吸。

3. 进食和摄食训练前后应认真清洁口腔、排痰处理,防止误吸。

4. 进行吞咽功能训练、摄食训练时,患者的体位、姿势尤为重要。

5. 对于脑卒中有吞咽障碍的患者,要尽早进行吞咽功能训练,保证患者在安全性、有效性的吞咽环境下尽早撤除鼻饲。

6. 重视心理康复护理。

第三节　排尿障碍康复

一、概述

(一) 神经源性膀胱

神经源性膀胱是一类由于神经系统病变导致膀胱、尿道功能失常(即储尿和/或排尿功能障碍),进而产生一系列下尿路症状及并发症的疾病总称。常表现为逼尿肌过度活动(中枢神经损伤)或逼尿肌无反射(外周神经损伤)。

(二) 储尿、排尿的神经生理学

正常的尿液排泄本身是一种脊髓反射,受中枢神经系统调控,包括大脑皮质、脑桥和脊髓,协调膀胱和尿道的功能。膀胱和尿道有 3 组周围神经支配,分别来自自主神经系统和躯体神经系统。

(三) 神经源性膀胱的康复目标

包括首要和次要目标。首要目标为保护上尿路功能(保护肾脏功能),确保储尿期和排尿期膀胱压力处于安全范围内。次要目标为恢复或部分恢复下尿路功能,提高控尿能力,减少残余尿量,预防泌尿系感染,提高患者生存质量。

二、康复训练内容

训练内容包括膀胱功能训练、盆底肌训练、导尿技术等。

（一）膀胱训练技术

1. 肛门牵拉技术　肛门缓慢牵拉，使盆底肌痉挛缓解，促使尿道括约肌痉挛缓解，改善流出道阻力。

2. 排尿反射训练　发现或诱发"触发点"，促进反射性排尿。常见"触发点"：叩击或触摸耻骨上区、牵拉阴毛、摩擦大腿内侧，挤压阴茎龟头等。听流水声、热饮、洗温水浴等均为辅助性措施。叩击时宜轻而快，避免重叩，叩击频率 50~100 次/min，叩击 100~500 次。高位脊髓损伤患者一般都可以恢复反射性排尿。

3. 代偿性排尿训练　Valsalva 法：患者取坐位，放松腹部身体前倾，屏住呼吸 10~12s，用力将腹压传到膀胱、直肠和骨盆底部，屈曲髋关节和膝关节，使大腿贴近腹部，防止腹部膨出，增加腹部压力。Crede 手法：双手拇指置于髂嵴处，其余手指放在膀胱顶部（脐下方），逐渐向内下方施力，也可用拳头由脐部深按压向耻骨方向滚动。加压时须缓慢轻柔，避免使用暴力和耻骨上直接加压，过高的膀胱压力可导致膀胱损伤和尿液反流到肾脏。

4. 排尿意识与体位的训练　指导患者于每次排尿时，有意识地做正常排尿动作，使协同肌配合，以利于排尿反射的形成，指导能站立的患者站立排尿意识训练，易于将膀胱内沉淀排出，并可减少残余尿量。

（二）盆底肌训练

凯格尔运动即所谓的"提肛运动"。平躺、双膝弯曲，收缩臀部的肌肉向上提肛。保持盆底肌肉（亦称 PC 肌）收缩 5 秒，然后慢慢地放松。休息 5~10s 后，重复收缩运动。运动的全程，正常呼吸，保持身体其他部位的放松。可以用手触摸腹部，如果腹部有紧缩的现象，则运动的肌肉为错误。

需要注意的是凯格尔运动并不是每个人都能做的，有些患者是不适合做这项运动的，如盆底肌群紧张、大小便不易排出、盆底肌群过度锻炼者等，不当的使用反而会造成不良的后果。所以需要科学合理的运用适当的训练方法。

（三）其他方法

1. 生物反馈　能够帮助患者更好的训练盆底肌肉，生物反馈装置能够将原本微弱或不易察觉的盆底肌活动进行放大或强化，以及时可视的图像波形反馈给患者，帮助患者尽快认识盆底肌肉，正确掌握收缩尿道括约肌，能够明显提高盆底肌锻炼的疗效。目前生物反馈治疗已经成为保守治疗中的一线疗法，临床疗效好。

2. 电刺激　盆底电刺激是一种被动的盆底肌肉锻炼，通过刺激阴部神经，引起尿道平滑肌、骨骼肌以及盆底肌肉的收缩，同样可以增加盆底肌和尿道括约肌的张力，缓解尿失禁的症状。目前临床上多联合应用盆底电刺激及生物反馈治疗，疗效更佳，患者可以应用家庭版设备。

（四）导尿术

1. 携带导尿设备至床旁，和患者说明情况。患者仰卧，两腿屈膝外展，臀下垫油布或中单。患者先用肥皂液清洗外阴；男患者翻开包皮清洗。

2. 以 2% 红汞或 0.1% 新洁尔灭或 0.1% 洗必泰溶液由内向外环形消毒尿道口及外阴部。然后外阴部盖无菌洞巾，男性则用消毒巾裹住阴茎，露出尿道口。

3. 术者戴无菌手套站于患者右侧，以左手拇、示二指挟持阴茎，女性则分开小阴唇露出尿道口，右手将涂有无菌润滑油的导尿管慢慢插入尿道，导尿管外端用止血钳夹闭，将其开口置于消毒弯盘中。男性进入 15~20cm,女性进入 6~8cm,松开止血钳,尿液即可流出。

4. 需作细菌培养者,留取中段尿于无菌试管中送检。

5. 导尿完毕后将导尿管夹闭后再徐徐拔出,以免管内尿液流出污染衣物。如需留置导尿时,则以胶布固定尿管,以防脱出,外端以止血钳夹闭,管口以无菌纱布包好,以防尿液溢出和污染;或接上留尿无菌塑料袋,挂于床侧。

第四节 排便障碍康复

一、概述

排便障碍是排便不顺畅、大便不能顺利排出的状态。常常运用综合性的、个体化的治疗方案,防止大便失禁,完成有效的肠道排空。

二、排便障碍康复训练内容

(一)肠道功能康复训练

1. 制订计划 对老年人及家属进行健康宣教,确保他们了解肠道护理的相关知识和护理技巧;针对患者情况制订肠道护理计划,计算每日膳食纤维和饮水量,选择适合的护理干预措施。

2. 饮食管理 排便障碍的老年人需要合理的饮食结构,宜适当增加膳食纤维的摄入量(保证 25~30g/d 的膳食纤维);保持一定的饮水量(需要根据膀胱功能调整),培养规律的饮水习惯;根据排便情况对膳食摄入进行适当调整。

3. 肠道功能康复训练 ①手指直肠刺激(DRS)操作:前期准备步骤时两次核对患者身份;向患者解释相关程序并保护患者隐私;辅助患者左侧卧位,嘱其深呼气;洗手并戴手套,食指涂以适量润滑油;检查肛门有无痔疮或直肠出血;插入一根手指,注意括约肌的任何阻力和反射性收缩;轻轻旋转手指,观察有无大便排出或肠内有无积气;将佩戴手套并涂润滑剂的手指插入肛门 2.5~4.0cm,轻轻抠出存于直肠内的粪便;必要时可使用直肠栓剂并等待 10~15 分钟;手指沿肠管壁做循环运动 15~20 秒,以刺激肠道(实现 DRS);重复上述步骤 3 次,每次间隔 1~2 分钟;注意患者排便过程中突然出现的血压升高、心率加快、面色苍白等异常情况,及时终止护理措施;②其他辅助措施:包括腹部按摩(顺时针方向轻柔按摩)、热食物促发(胃结肠反射原理)、使用合适体位(尽量使用坐便器)、给患者留足够排便时间(每项操作后等待 5~10 分钟)等。

(二)便秘的护理

1. 心理护理 因排便是在大脑控制下进行的一种神经反射活动,精神紧张、焦虑、恐惧、悲观等不良心理均可加重便秘。老年人能力评估师应多关心、体贴老年人,增强其战胜疾病的信心,保持心情愉快,积极配合治疗。

2. 饮食护理 调整饮食结构,合理饮食,多吃含膳食纤维丰富的蔬菜、瓜果、豆类食物,以刺激肠道蠕动,促进排便。多食含 B 族维生素的食物,以促进消化液的分泌。每日至少饮水 1 500ml,尤其是每日晨起或餐前饮一杯温开水,可有效预防便秘。根据老年人的身体状况,适当增加一些脂肪性的食物,它所含的脂肪酸,可刺激肠道平滑肌而使肠蠕动加快,有利于粪便排出。

3. 排便习惯和生活习惯的护理 生活要有规律,帮助患者建立正常的排便习惯,尽可能在晨起或早餐后排便。即使无便意,也要坚持每日定时做排便动作,以形成条件反射,同时营造安静、舒适的环境。

4. 运动护理 在病情允许的情况下,指导其适当锻炼,除散步、慢跑等全身运动外,应重点加强腹肌锻炼,如收腹抬腿、仰卧起坐等。平时还可多做下蹲与屈身等动作,以促进肠蠕动,对卧床的患者,要鼓励其做腹式呼吸,帮助床上运动。

5. 按摩 按摩对防治便秘有一定的辅助作用,适当的腹部按摩,有助于胃肠道正常蠕动。按摩应以顺时针方向,即沿大肠走向做圆形按摩,每次 20~30 分钟,每日早晚各一次。

6. 正确使用导泻药物 避免滥用刺激性泻药,应在医生指导下适当使用温和的轻泻剂,如果导片、番泻叶、芦荟、蓖麻油等。

7. 粪嵌塞的护理 对于大便硬结滞留于直肠的便秘患者,一般的泻药不能缓解,必须用手把大便取出,护理人员应戴无菌手套,并在手套外层涂石蜡油,用右手食指缓缓插入肛门,尽量将手指沿直肠侧壁推进,越过大便硬结,手指略屈曲,将大便挖出,结束时用温水清洗。

8. 灌肠法 用来协助患者排便,常用开塞露灌肠或使用 0.1%~0.2% 肥皂水灌肠,以排空直肠内滞留的粪块,解除便秘。

三、排便障碍康复注意事项

1. 正确评估患者病情,排除相关禁忌。
2. 进行腹肌、盆底肌训练及腹部按摩时,注意患者安全。
3. 养成良好的排便习惯。
4. 对患者进行心理疏导。

第五节 肢体功能障碍康复

一、概述

导致老年人出现功能障碍的因素很多,其中脑卒中引起的功能障碍占了很大的比例。康复训练越早,功能恢复的可能性越大,预后越好;只要患者生命体征稳定即可考虑进行康复训练。

肢体功能障碍康复治疗内容包括体位管理训练、肌力训练、肌肉耐力训练、平衡协调训练、步行训练、ADL 综合训练等。

二、康复训练内容

(一)体位摆放与被动运动

1. 体位摆放的目的和方法 偏瘫患者发病早期,生命体征不稳定、肢体不能运动或制动,患者需要被迫卧床。此时,应注意正确的体位摆放,可防止发生压疮,预防肢体挛缩,维持良好的血液循环,为之后的康复治疗做准备。

良肢位摆放的具体方法:

(1)仰卧位:患侧肩胛与上肢下面垫一长枕,预防肩胛后缩,手指伸直平放于枕上。患侧骨盆外侧垫一毛巾卷,预防骨盆后缩和下肢外旋。患侧下肢伸直,腘窝处放一小毛巾卷,预防膝关节过伸牵拉,踝关节保持90°。

(2)患侧卧位:背后放一枕头支撑,患侧上肢前屈伸直,前臂旋后,手指伸直,肩胛前伸。患侧下肢伸直,膝关节微屈,健侧屈曲,跨于被子上。

(3)健侧卧位:患侧上肢前屈伸直,放于被子上,与躯干成100°角,手指伸展,肩胛前伸。健侧下肢伸直,患者下肢轻度屈曲,支撑于被子上。

2. 被动运动的目的和方法 被动运动的主要目的是维持关节活动度及诱发主动运动。

如患者不能主动完成肩部运动时,需进行被动运动,以肩关节被动活动为例,方法如下:

(1)上肢被动运动的方法:患者仰卧位,治疗师将一手放在患者腋下,将患肩上托;另一手固定患侧上肢,缓慢地进行肩关节的前屈、内收、外展、内旋及外旋等活动。注意不要用力牵拉以避免关节疼痛及损伤。继续辅助患者完成肩胛骨上举、外展、下降、内收。随着患者主动运动的出现,逐渐由被动运动过渡到辅助主动运动、主动运动。

(2)下肢被动运动的方法:患者仰卧位,治疗师一手置于患者腘窝,另一手托足跟部,使患者被动屈髋屈膝,然后治疗师匀速帮助患者做下肢的屈伸运动,运动幅度可视患者情况逐渐增大。禁忌用力过度造成损伤。随着患者功能提高,被动运动逐渐转化为主动运动。上下肢的被动运动也可以借助康复训练机器进行,如主被动训练仪、四肢联动等。

(3)随着病情的发展,大部分偏瘫患者的肢体会出现痉挛状态,需要做抑制痉挛模式的被动运动。上肢屈肌痉挛的典型模式为肩关节内收、内旋,肘关节屈曲,前臂旋前,腕关节掌屈,拇指内收,四指屈曲。缓解痉挛的手法首先用治疗师的四指紧握患者的大鱼际肌,将拇指外展。治疗师另一手控制患手使四指伸展,固定肘关节,将患肢前臂旋后,停留20s以上,痉挛的手即可自动伸展。下肢需要患者保持良好的体位摆放即可。适当的帮助患者做被动或助动的训练,也可以减缓张力的发生。

(二)助动和主动运动

1. 助动运动

(1)患者可以用自己的健侧上肢带动患侧上肢活动:患者双手十指交叉,患侧手指在上,双手相握,健侧上肢带动患侧上肢前伸,克服患肢屈曲,在胸前伸肘上举,然后屈肘,双手返回置于胸前。

(2)桥式运动:帮助患者双下肢屈曲,双足放于臀下平坦的床上,让患者伸髋将臀部抬离床面。如果患侧下肢出现外展外旋,不能支撑时,则帮助患侧下肢稳定。

(3)上肢分离运动与控制能力训练:仰卧位,支持患侧上肢前屈90°,让其上抬肩部使手伸向天花板或让患者的手随治疗师的手在一定范围内活动,让患者用手触摸自己的前额、嘴等或肩外展呈90°,治疗师以最小的辅助完成屈肘动作,嘱患者用手触嘴,然后再缓慢地返回至肘伸展位。

(4)肩胛带的训练:患侧支撑负重训练,患者面向治疗台,双手支撑于治疗台。辅助患肢肘关节伸展,腕关节背伸,手指伸展,重心前移,使上肢承重,然后重心左、右交替转移,骨盆前、后倾,练习肩关节各方向控制。

(5)上肢控球训练:患者坐位,治疗师位于患侧,可适当给予辅助。让患者将患手置于球上,尽最大可能将球滚向前方。治疗师双手扶持患者肩关节,矫正姿势。还可以令患者将健侧手放在膝关节,患手置于球上,利用健侧肘关节的屈曲、伸展完成球地向前滚动。目的是改善肩胛带的迟缓状态,改善上肢肩、肘、腕关节的稳定性,促进上肢的控制能力。

(6)也可以在治疗师的帮助下让患者推滚筒、磨砂板、插拔木钉等活动,改善上肢的活动度,增加主动运动的功能。

2. 主动运动

(1)引导患者在床上进行翻身训练:向健侧翻身时,健侧手握住患侧手,健侧下肢置于患侧下肢下面,头转向健侧,健侧上肢和下肢分别带动患侧上下肢向健侧翻动。向患侧翻身时,头转向患侧,健侧上肢跟随躯干向患侧翻动,健侧下肢向患侧屈髋屈膝跨越,完成翻身。

(2)患者坐起训练:患者横向移动到床边,向床边翻身,用健侧上肢支撑床边,身体向前倾斜,完成坐起。

(3)患者站起训练:患者坐于床边,双手交叉抓握,向前充分伸展,身体前倾。双肩超过双膝时,抬臀,伸膝,站起

(4)转移训练:对于早期步行困难的患者可以训练患者床-轮椅-床之间的转移,轮椅置于患者健侧,轮椅和床之间的角度为 30°~45°,拉住刹车,患者健侧上肢支撑于轮椅扶手上,身体前倾站起,以健侧下肢为中心,转身坐到轮椅上;轮椅到床的转移使用同样的方法。

(5)步行训练:在双杠内步行训练,健侧手可以扶双杠支撑,保持平衡,进行迈步练习。

(6)上下台阶训练:训练时,台阶两侧安装扶手,患者手扶扶手进行训练。上台阶时,健侧下肢先上,下台阶时,患侧下肢先下。

(7)平衡协调的训练:坐位或站位平衡训练时,身体可以进行前后左右的重心移动,在患者身体的两侧分别摆放木钉和插盘,让患者健手交叉抓握患手,转身拿木钉放于插盘上。反复进行重心转移的训练,来提高平衡能力。

(三)并发症的治疗

1. 肩关节半脱位 在整个上肢处于弛缓期,在开始或站时,常由于重力作用而自然发生,或者由于家属护理不当导致的半脱位。

纠正方法:首先,保持肩关节的正常活动范围,这些活动不但包括肩胛骨和上肢的被动活动,还涉及床上运动,或向椅子上转移以及卧位与坐位的姿势摆放。其次,加强肩周围稳定肌群的活动及张力。

(1)手支持患臂伸向前,一手轻拍打肱骨头,使三角肌和冈上肌的张力和活动性增强。

(2)一手握患肢向上举,一手手掌由患肩向远端快速摩擦。

(3)坐位,患肢肘伸直,腕关节屈曲,患手放于臀部水平略外侧,然后身体向患侧倾斜,利用体重使患肢各关节受压及负重。

这些活动有利于肩周围稳定肌群的活动以及张力的改善。

另外,注意矫正肩胛骨的姿势,良好的体位摆放很重要,例如:①鼓励患者用健侧上肢帮助患肢做充分的上举活动;②活动中,肩关节及周围结构不应有任何疼痛,如有疼痛表明结构受累,必须立即改变治疗手法;③肩吊带不能减轻半脱位,反而干扰正确运动模式的输入,使上肢制动,增加屈肌张力,妨碍正常步态,酌情使用。

对于脑卒中患者来说,早期正确的处理可以预防肩关节半脱位。

2. 肩手综合征 临床表现:症状为手部肿胀,水肿以手背明显,皮肤皱纹消失,肿胀处

松软、膨隆,但通常止于患手腕部。手的颜色也出现异常,呈粉红色或淡紫色,下垂时更明显,肿胀的手触诊时有温热感。患手指甲较健侧变白或无光泽,掌指关节、腕关节活动受限。

具体治疗措施:

(1)保持良好的坐、卧姿位,避免长时间手下垂。

(2)如果肿胀明显,使用支具使腕关节保持背伸位;加强上肢的被动和主动活动,以防止关节挛缩。

(3)对于肿胀手指,可采用向心性压迫性缠绕法(1~2mm 线绳,从手指开始)、冰水疗法(冰与水 2∶1 混合,患手浸泡 3 次,两次之间有短暂间隔,治疗师手一同浸入,以确定浸泡的耐受时间)。

(4)必要时口服泼尼松。

(四) 日常生活能力的训练

日常生活能力训练应该尽早进行,需要持续的日常生活能力训练,让患者能够自理生活,进而提高生活质量。训练内容包括进食、洗漱修饰、如厕、穿脱衣物等。辅助器具的使用对于患者日常生活能力有较大的帮助,如进食的餐具、改装的洗漱用品、拐杖轮椅等。

三、康复训练注意事项

1. 尽早开展康复治疗。

2. 全面综合的康复评定。

3. 计划与目标一致。

4. 治疗计划与评定同步。

5. 综合性的康复治疗,循序渐进。

第六节　认知功能障碍康复

一、概述

认知是人脑接受信息,经过加工处理,从而获取知识或应用知识的过程。认知能力表现在人对客观事物的认识活动中。它包括记忆、语言、视空间、执行、计算和理解判断等方面。认知的基础是大脑皮质的正常功能,任何引起大脑皮质功能和结构异常的因素均可导致认知障碍。

二、康复训练内容

(一) 注意力训练

治疗性训练中,要对注意的各个成分进行从易到难的分级训练。基本技能训练包括反应时训练,注意的稳定性、选择性、转移性和分配性训练。

(二) 记忆训练

在不同的环境背景中给予不同的提示,采用首字提示、按序寻找等方法帮助训练。

1. 内辅助　通过调动自身因素,以损害较轻或正常的功能代替损伤的功能,从而达到改善或补偿记忆障碍目的的一些对策。包括复述、视意象、语义细加工、首词记忆术、建立活动常规及有序的环境等。

2. 外辅助　是一类代偿技术,即借助于他人或他物来帮助记忆缺陷者的方法。通过提示,将由于记忆障碍给日常生活带来的不便减少到最低限度。记忆的外部辅助工具可以分为储存类工具,如笔记本、录音机、时间安排表、计算机等;提示类工具,如报时手表、定时器、闹钟、日历、寻呼机、留言机、标志性张贴;口头或视觉提示等。

3. 思维训练 认识解决问题的目标和现有状态之间的差距,建立若干阶段目标,通过逐一实现而不断接近目标,直到消除差距,达到目标,解决问题。

让患者做一些简单的分析、判断、推理、计算训练。合理安排脑力活动的时间,训练患者的思维活动。

4. 知觉障碍训练

(1)躯体构图障碍训练识别自体和客体的身体各部位,身体的左右概念等。

(2)单侧忽略通过视觉扫描训练、感觉觉醒训练等方法进行训练。

(3)空间关系综合征基本技能训练与功能训练相结合的方法训练。

(4)物品失认患者可进行与物品相关的各种匹配强化训练,如图形-汉字匹配、图形的相似匹配、声-图匹配、图形指认等。

(5)失用症对于意念性失用的患者,可采用故事图片排序。根据患者的进步可逐渐增加故事情节的复杂性。

三、康复训练注意事项

1. 认知训练时应和患者的实际问题紧密联系。

2. 对患者及早进行认知行为的干预。

3. 教会患者进行自我行为的认识,达到自我改善。

第七节 听力语言功能障碍康复

一、概述

听力语言康复治疗是指通过各种手段对有言语障碍的患者进行针对性的治疗,其目的是改善言语功能,使患者重新获得最大的沟通与交流能力。所采用的手段是言语训练,或借助于交流替代设备如交流板、交流手册、手势语等;听力障碍的老年人可借助助听器等设备。接下来主要介绍言语功能障碍的康复治疗。

二、康复训练内容

(一)失语症的言语治疗

1. 治疗目标 根据波士顿失语严重程度分级标准确定患者的治疗目标,详见表7-7-1。

表 7-7-1 失语症的康复治疗目标表

程度	严重程度分级	长期目标
轻度	4、5	改善语言功能,力争恢复就业
中度	2、3	充分利用残存功能,在交流上做到基本自如
重度	0、1	利用残存功能和代偿方法,进行简单的日常交流

2. 治疗时机　开始实施语言治疗的条件是患者意识清楚、病情稳定、能够耐受集中训练30分钟左右。训练前应做语言评估。根据患者失语的类型及程度给予针对性的训练。尽管失语症患者发病后的3~6个月是言语功能恢复的高峰期，但临床发现发病后2~3年的失语症患者，只要坚持系统的、强化的言语治疗，仍然会有不同程度的改善。

3. 治疗原则　言语治疗可促进交流能力的再获得，其基本原则如下：

（1）给患者以事先选择好的刺激，如图片、文字、食物等。

（2）若患者出现正确的反应（正反应），告诉患者回答正确（正强化）。

（3）若患者反应不正确（错误反应），则告之错误（负强化）。

（4）在治疗师的帮助下，使患者努力作出正反应，正反应增多，并固定和保持下来。

（5）正反应一旦固定，则移向上一阶段的项目。

（6）反复进行，至达到目的阶段时结束。

4. 治疗方法

（1）Schuell 刺激促进法：由 Schuell 创立，是20世纪以来应用最广泛的训练方法之一，是以对损害的语言系统应用强的、控制下的听觉刺激为基础，最大限度地促进失语症患者语言功能的恢复。Schuell 刺激促进法包括6个原则：①适当的语言刺激；②多种途径的语言刺激；③反复刺激提高其反应性；④刺激引起患者某些反应；⑤对患者正反应的强化；⑥矫正刺激。

（2）阻断去除法：同样的意思或内容用两个语言反应来处理时，通过没有障碍的来使有障碍的语言得到复活。

（3）程序学习法：此方法是把刺激的顺序等分成几个阶段，对刺激的方法、反应的强度进行严格限定。

（4）脱抑制法：用患者本身可能的功能（如唱歌等）来解除功能抑制的方法。

5. 治疗项目的选择　不同语言模式及失语程度的言语训练内容见表7-7-2。

表7-7-2　不同语言模式及失语程度的言语训练内容表

语言模式	程度	训练内容
听理解	重度	单词与画、文字匹配，是/否反应
	中度	听简单句做是/否反应，判断正误，执行简单指令
	轻度	复杂句、短文、长文章，内容更复杂
阅读理解	重度	画字匹配（日常物品、简单动作）
	中度	读短句执行指令
	轻度	复杂句、短文、长文章，提问
口语表达	重度	复述称呼常用词（单音节、单词、系列语、问候语）
	中度	简单句表达
	轻度	描述情景画，日常生活话题交谈
书写	重度	姓名，听写日常用词
	中度	简单句书写
	轻度	复杂句、短文书写，描述性书写，日记
其他		计算练习、钱的计算、绘画、写信、查字典、唱歌等

6. 实用交流能力的训练　对大多数的失语症患者来说,虽然其言语功能与非言语功能(如手势语、绘画等)在许多时候同时受损,但与言语功能受损的程度相比,非言语功能的损害程度可能较轻,即非言语交流能力完全或部分保留。因此,对失语症患者需要同时进行非言语交流的训练。特别是如果经过系统的言语治疗,患者的言语功能仍然没有明显的改善,则更应该考虑进行实用交流能力的训练,以便患者能掌握日常生活中最有效的交流方法。

目前应用较多的训练方法是由 Davis 和 Wilcox 创立的 PACE(promoting aphasics communication effectiveness)技术。PACE 是在训练中利用接近实用交流的对话结构,在言语治疗师与患者之间双向交互传递信息,使患者尽量调动自己的残存能力,以获得实用化的交流技能。

(二) 构音障碍治疗

1. 治疗原则　构音障碍治疗与言语治疗既有联系又有区别,遵循的原则如下。

(1)针对言语表现进行治疗:言语治疗的重点往往是针对异常的言语表现,而不是按构音障碍的类型进行治疗。言语的发生受神经和肌肉控制,身体姿势、肌张力、肌力和运动协调的异常都会影响到言语的质量。言语治疗应从改变这些状态开始,异常状态的纠正会促进言语的改善。

(2)按评定结果选择治疗顺序:一般情况下,按呼吸、喉、腭和腭咽区、舌体、舌尖、唇、下颌运动逐个进行训练。构音器官评定所发现的异常部位,便是构音运动训练的出发点,多个部位的运动障碍要从有利于言语产生的角度出发,选择几个部位同时开始。构音运动改善后,可以开始构音训练。对于轻中度患者,训练应该以主动训练为主;对于重度患者,由于患者自主运动较差,应以治疗师采用手法辅助治疗及训练使用交流辅助系统为主。

(3)选择合适的治疗方法和强度:恰当的治疗方法对提高疗效非常重要,不恰当的治疗会降低患者的训练欲望,使患者形成错误的构音动作模式。原则上,治疗的次数和时间越多越好,但要根据患者的具体情况进行调整,避免过度疲劳,一般情况下每次治疗 30 分钟为宜。

2. 训练方法　构音障碍的训练方法简介如下:

(1)松弛训练:痉挛型构音障碍的患者,往往有咽喉肌群紧张,同时肢体肌张力也增高,通过缓解肢体的肌紧张可以使咽喉部肌群也相应地放松。包括特别挑选出来的用于肩部、颈部、声带和构音器官的一系列放松运动。

(2)呼吸训练:重度构音障碍患者往往呼吸很差,特别是呼气相短而弱,难以在声门下和口腔形成一定压力,建立规则的可控制的呼吸,能为发声、发音动作和节奏练习打下坚实的基础。呼吸训练可采取的体位有:①仰卧位平静呼吸;②过渡状态平静呼吸;③坐位平静呼吸;④站立位平静呼吸等。

(3)下颌、舌、唇的训练:当出现下颌下垂或偏移而使口不能闭合时,可以用手拍打下颌中央部位和颞颌关节附近的皮肤,促进口的闭合,防止下颌的前伸。也可利用下颌反射的方法帮助下颌上抬。多数患者都有不同程度的口唇运动障碍,导致发音歪曲或置换成其他音,应训练唇的张开、闭合、前突、后缩运动。另外,也要训练舌的前伸、后缩、上举和侧方运动及舌肌力量等。

(4)语音训练:对伴有口颜面失用和言语失用的患者,在语音训练时需做下述两方面的练习:①由构音器官的自发运动引发自主运动,言语治疗师画出口形图,告诉患者舌、唇、齿的位置以及气流的方向和大小,以纠正口颜面失用;②嘱患者模仿治疗师发音,包括汉语拼音的声母、韵母和四声。原则为先发元音,如"a""u",然后发辅音,先由双唇音开始如"b""p""m",能发这些音后,将已学会的辅音与元音结合,如"ba""pa""ma""fa",熟练掌握以后,采取元音+辅音+元音的形式继续训练,最后过渡到训练单词和句子。

(5)减慢言语速度训练:构音障碍的患者可能表现为可以发出绝大多数的音,但由于痉挛或运动的不协调,使多数音发成歪曲音或韵律失常。利用节拍器控制言语速度,由慢开始逐渐加快,患者随节拍器发音可以明显增加言语清晰度。

(6)音辨别训练:音的分辨能力训练首先要让患者分辨出错音,可以通过口述或放录音,也可以采取小组训练的形式,由患者说一段话,让其他患者评议,最后由治疗师纠正。

(7)克服鼻音化训练:鼻音化构音是由于软腭运动减弱、腭咽部不能适当闭合而将非鼻音发成鼻音,这种情况会明显降低音的清晰度,使对方难以理解。可采用引导气流通过口腔的方法进行训练,如吹蜡烛、吹喇叭、吹哨子等。另外也可采用"推撑"疗法:让患者两手掌放在桌面上向下推,或两手掌放在桌面下向上推,在用力的同时发"啊"音,可以促进腭肌收缩和上抬。另外发舌根音"卡"也可用来加强软腭肌力,促进腭咽闭合。

(8)韵律训练:由于运动障碍很多患者的言语缺习语调和重音变化,表现为音调单一、音量单一和节律异常。可借助电子琴等乐器让患者随音的变化训练音调和音量;借助节拍器让患者随节奏发音,纠正节律。

(9)音节折指法训练:患者每发一个音,健侧一个手指掌屈,音速与屈指的速度一致。使患者通过自身的本体感觉及视觉建立较好的反馈通路,改善说话方式,实现自主控制说话,提高说话的清晰度。适用于痉挛性、运动失调性、迟缓性构音障碍。

(三) 非言语交流方式的利用和训练

1. 手势语 在交流活动中,手势语不单是指手的动作,还包括头及四肢的动作。手势语在交流活动中具有标志、说明和调节等功能。训练可以从常用的手势开始,例如用点头、摇头表示是或不是。训练时,治疗师先示范,然后让患者模仿,再进行实际的情景练习,以强化手势语的应用。

2. 画图 对严重言语障碍但具备一定绘画能力的患者,可以利用画图来进行交流。与手势语训练相比,画图训练的优点在于画出的图不会瞬间消失,可让他人有充足的时间推敲领悟,并可保留以供参照,用画图表达时还可随时添加和变更。训练中应鼓励患者并配合其他的传递手段,如画图加手势、单字词的口语、文字等。

3. 交流板或交流手册 适用于口语及书写交流都很困难,但有一定认识文字和图画能力的患者。交流板或交流手册是将日常生活中的活动通过常用的字、图片或照片表示出来,患者通过指出交流板上或交流手册中的字或图片来表明自己的意图。二者的区别在于交流板内容简单,携带不方便,而交流手册不仅内容多,更可以随身携带。如果交流手册的内容很丰富,患者也可以与人"交谈"。

电脑交流装置包括发音器、电脑说话器、环境控制系统等也可酌情选用。

三、康复训练注意事项

凡是有言语障碍的患者都可以接受言语治疗,但由于言语训练是训练者(言语治疗师)与被训练者之间的双向交流,因此,对伴有严重意识障碍、情感障碍、行为障碍、智力障碍、重度痴呆或有精神疾病的患者,以及无训练动机或拒绝接受治疗者,言语治疗难以实施或难以达到预期的效果。

第八节 中西医结合康复

一、按摩

(一) 概述

推拿又称"按摩",是以中医的脏腑、经络学说为理论基础,并结合西医的解剖和病理诊断,而用手法作用于人体体表的特定部位以调节机体生理、病理状况,达到理疗目的的方法,从性质上来说,它是一种物理的治疗方法。

(二) 治疗作用

疏通经络、调和气血、提高免疫力等。

(三) 按摩手法

常用手法可选如下八种:按、摩、推、拿、揉、捏、颤、打等法。上述八种手法,不是单纯孤立地使用,常常是几种手法相互配合进行的。

(四) 注意事项

身心放松、取穴准确、用力恰当、循序渐进、持之以恒。

(五) 适应证和禁忌证

1. 适应证 扭伤,关节脱位,腰肌劳损,肌肉萎缩,偏头痛,前后头痛,三叉神经痛,肋间神经痛,股神经痛,坐骨神经痛,腰背神经痛,四肢关节痛(包括肩、肘、腕、膝、踝、指(趾)关节疼痛)。颜面神经麻痹,颜面肌肉痉挛,腓肠肌痉挛。因风湿而引起的,如肩、背、腰、膝等部的肌肉疼痛。以及急性或慢性风湿性关节炎、关节滑囊肿痛和关节强直等症。其他如神经性呕吐,消化不良,习惯性便秘,胃下垂,慢性胃炎,失眠,遗精,以及妇女痛经与神经官能症等,都可考虑使用或配合使用按摩手法。

2. 禁忌证 各种急性传染病,急性骨髓炎,结核性关节炎,传染性皮肤病,皮肤湿疹,水火烫伤,皮肤溃疡,肿瘤,以及各种疮疡等症。此外,妇女经期,怀孕五个月以上的孕妇,急性腹膜炎、急性化脓性腹膜炎、急性阑尾炎患者。某些久病过分虚弱的、素有严重心血管病的或高龄体弱的患者,都是禁忌按摩的。

二、拔火罐

(一) 定义

拔罐是以罐为工具,利用燃火、抽气等方法产生负压,使之吸附于体表,造成局部瘀血,以达到通经活络、行气活血、消肿止痛、祛风散寒等作用的疗法。

(二) 常用工具

目前常用的罐具种类较多,有竹罐、玻璃罐、抽气罐等。

1. 玻璃罐

(1)材料与制作:玻璃罐由耐热玻璃加工制成,形如球状,下端开口,小口大肚,按罐口直径及腔大小,分为不同型号。

（2）优点：罐口光滑，质地透明，便于观察拔罐部位皮肤充血、瘀血程度，从而掌握留罐时间；是目前临床应用最广泛的罐具，特别适用于走罐、闪罐、刺络拔罐及留针拔罐。

（3）缺点：导热快，易烫伤，容易破损。

2. 抽气罐

（1）材料与制作：抽气罐由有机玻璃或透明的工程树脂材料制成，采用罐顶的活塞来控制抽排空气，利用机械抽气原理使罐体内形成负压，使罐体吸附于选定的部位。

（2）优点：抽气罐不用火、电，排除了安全隐患且不会烫伤皮肤；操作简便，可普遍用于个人和家庭的自我医疗保健，是目前较普及的新型拔罐器。

（3）缺点：无火罐的温热刺激效应。

3. 竹罐

（1）材料与制作：竹罐是采用直径 3~5cm 坚固无损的竹子，制成 6~8cm 或 8~10cm 长的竹管，一端留节作底，另一端作罐口，用刀刮去青皮及内膜，制成形如腰鼓的圆筒，用砂纸磨光，使罐口光滑平整即可。

（2）优点：取材方便、制作简单、轻便耐用、便于携带、经济实惠、不易破碎；竹罐吸附力大，不仅可以用于肩背等肌肉丰满之处，而且应用于腕、踝、足背、手背、肩颈等皮薄肉少的部位，与小口径玻璃罐比较，吸附力具有明显优势；另外，竹罐疗法在应用时可放于煮沸的药液中煎煮后吸拔于腧穴或体表，即可通过负压改善局部血液循环，又可借助药液的渗透起到局部熏蒸作用，形成双重功效，加强治疗作用。

（三）操作

常用闪火法操作要点：用镊子夹酒精棉球点燃，在罐内绕一圈再抽出；迅速将罐罩在应拔部位上，即可吸住。

（四）拔罐的应用

1. 留罐将罐吸附在体表后，使罐子吸拔留置于施术部位，一般留置 5~10 分钟；多用于风寒湿痹、颈肩腰腿疼痛。

2. 走罐罐口涂万花油，将罐吸住后，手握罐底，上下来回推拉移动数次，至皮肤潮红；用于面积较大、肌肉丰厚的部位，如腰背；多用于感冒、咳嗽等病症。

3. 闪罐罐子拔住后，立即起下，反复吸拔多次，至皮肤潮红；多用于面瘫。

4. 刺络拔罐先用梅花针或三棱针在局部叩刺或点刺出血；再拔罐使罐内出血 3~5ml；多用于痤疮等皮肤疾患。

（五）拔罐治疗作用

可以促进皮下血液的循环，尤其是火罐，对于人体来说有着一定的消肿止痛、疏通经络、拔毒泻热等作用，治疗很多西医治疗效果欠佳的疾病，而且拔罐对人体的经络也有一定的作用，可以调整肝脏经络，促进邪气的排出，从而促进体内毒素和其他代谢废物的排出，有效缓解疲劳，改善睡眠；活血止痛可用于血瘀所致痛经、闭经等症状；祛风散寒可有效防治因外感风寒所致感冒等症状。当前临床中拔罐疗法通常配合针灸与穴位贴敷使用，在临床中应用广泛。

（六）适应证和禁忌证

1. 适应证　内科：胃脘痛、哮喘、稳定型心绞痛、上呼吸道感染发热等。外科：肌纤维组织炎、乳腺癌术后上肢水肿等。眼科：睑腺炎等。皮肤科：急性期带状疱疹、慢性湿疹、压疮等。康复科:卒中后肩痛、卒中后肢体痉挛、颈肩腰腿痛等。

2. 禁忌证 婴幼儿、孕妇、过敏体质、有出血倾向的患者等。

三、艾灸法

(一) 定义

艾灸,简称灸疗或灸法,是用艾叶制成的艾条、艾炷,产生的艾热刺激人体穴位或特定部位,通过激发经气的活动来调整人体紊乱的生理生化功能,从而达到防病治病目的的一种治疗方法。

(二) 分类

1. 直接灸 分为无瘢痕灸、发疱灸和瘢痕灸三种。

2. 间接灸 分为隔姜灸、隔蒜灸、隔盐灸、隔附子灸等。

3. 艾条灸 分为温和灸、回旋灸和雀啄灸三种。

4. 艾灸盒

(三) 作用

1. 温经散寒,促进人体气血的运行。

2. 行气通络,增强人体的抗病能力。

3. 扶阳固脱,挽救垂危。

4. 升阳举陷,恢复机体的正常功能。

5. 拔毒泄热,调节机体功能。

6. 防病保健,防病于未然。

(四) 治疗原理

1. 局部刺激作用。

2. 经络调节作用。

3. 免疫功能调节作用。

4. 药理作用。

5. 综合作用。

(五) 适应证和禁忌证

1. 适应证

(1)用于治疗寒凝血滞、经络痹阻引起的各种病症,如风寒湿痹、痛经、经闭、寒疝腹痛等。

(2)用于治疗外感风寒表证及中焦虚寒呕吐、腹痛、泄泻等。

(3)用于治疗脾肾阳虚,元气暴脱之证,如久泄、久痢、遗尿、遗精、阳痿、早泄、虚脱、休克等。

(4)用于治疗气虚下陷、脏器下垂之证,如胃下垂、肾下垂、子宫脱垂、脱肛等。

(5)用于治疗外科疮疡初起,以及瘰疬等。用于疮疡溃久不愈,有促进愈合、生肌长肉的作用。

(6)用于治疗气逆上冲的病证,如脚气冲心、肝阳上升之证可灸涌泉治之。

(7)防病保健。灸法可以防病保健,延年益寿;无病自灸,可增强抗病能力,使精力充沛,长寿不衰。现代临床发现,常灸足三里、大椎等穴,能激发人体正气,增强抗病能力,起到防病保健的作用。

2. 禁忌证

（1）施灸的禁忌部位：凡颜面部不用直接灸法，以防形成瘢痕，影响美观。关节活动处不宜用瘢痕灸，以防化脓、溃烂，不易愈合。此外，大动脉处、心脏部位、静脉血管、肌腱潜在部位，妊娠妇女的腰骶部、下腹部以及乳头、阴部、睾丸等处均不宜施灸。

（2）禁灸病证：艾灸主要借温热刺激来治疗疾病。因此，对于外感温病、阴虚、内热、实热证一般不宜施灸。另外，传染病、高热、昏迷、抽搐，或极度衰竭，形瘦骨立，呈恶病质之垂危状态，自身已无调节能力者，亦不宜施灸。

（3）禁忌人群：一般空腹、过劳、过饱、过饥、醉酒、大渴、大惊、大恐、大怒者、极度疲劳和对灸法恐惧者，应慎用艾灸。不宜在风雨雷电、奇寒盛暑、大汗淋漓、妇女经期之际施灸（治大出血例外）。

（六）艾灸的用量

1. 灸的壮数　一般前3天每日灸1次，以后隔2~3日灸1次。急性病1日可灸2~3次；慢病隔3、5、7日灸1次亦可；保健灸，每月可灸3~4次，终生使用，受益良深。青壮年施灸，壮数可多；体弱妇女、老年人、小儿施灸壮数宜少。腰、背、腹部施灸，壮数可多；胸部、四肢施灸，壮数宜少；头颈部更少。

2. 艾炷的大小　施灸时选取艾炷，一般是壮年男子、新病体实者宜用大炷；妇女、小儿、老年人及久病体弱者宜选小炷。从患病施灸部位上分，头面、胸背、四肢皮薄肌少之处，宜用小炷；腰腹部皮肉厚实之处，可酌情用大炷。

四、刮痧法

（一）定义

刮痧疗法是用边缘光滑的嫩竹板、瓷器片、小汤匙、铜钱、硬币、玻璃，或头发、苎麻等工具，蘸食油或清水在体表部位进行由上而下、由内向外反复刮动，用以治疗有关的疾病。

（二）治疗机制

本疗法有宣通气血、发汗解表、舒筋活络、调理脾胃等功能，而五脏之腧穴皆分布于背部，刮治后可使脏腑秽浊之气通达于外，促使周身气血流畅，逐邪外出。根据现代医学分析，本疗法首先是作用于神经系统，借助神经末梢的传导以加强人体的防御功能。其次可作用于循环系统，使血液回流加快，循环增强；淋巴液的循环加快；新陈代谢旺盛。据研究证明，本疗法还有明显的退热镇痛作用。

（三）适应证和禁忌证

1. 适应证　本疗法临床应用范围较广。以往主要用于痧证，现扩展用于呼吸系统和消化系统等疾病。

（1）痧证（多发于夏秋两季，微热形寒、头昏、恶心、呕吐，胸腹或胀或痛，甚则上吐下泻，多起病突然）。

（2）中暑、感冒、发热、咳嗽、呕吐、头昏等。

（3）小腿痉挛疼痛。

2. 禁忌证

（1）凡危重病症，如急性传染病、重症心脏病、高血压、脑卒中等，应即送医院治疗，禁用本疗法。

（2）凡刮治部位的皮肤有溃烂、损伤、炎症均不能用本疗法，如初愈也不宜采用。

（3）饱食后或饥饿时，以及对刮痧有恐惧者忌用本疗法。

刮治手法：施术者用右手拿取操作工具，蘸植物油或清水后，在确定的体表部位，轻轻向下顺刮或从内向外反复刮动，逐渐加重，刮时要沿同一方向刮，力量要均匀，采用腕力，一般刮 10~20 次，以出现紫红色斑点或斑块为度。

五、中药热敷法

（一）定义

热敷疗法是用热的物体如热水袋或热毛巾置于痛处来消除或减轻疼痛，这就是一种古老的热敷疗法。它能使局部的毛细血管扩张，血液循环加速，起到消炎、消肿、祛寒湿、减轻疼痛、消除疲劳的作用。

（二）分类

热敷疗法一般可分为药物热敷疗法、黄土热敷，水热敷疗法、盐热敷疗法、沙热敷疗法、砖热敷疗法、蒸饼热敷疗法等。

（三）原理

治疗原理可归结为两个：

一个是单纯的物理（温热）作用。皮肤层充满血管和毛细血管，当热的物质接触皮肤时，皮肤的血管即扩张充血，使机体代谢加快，促进炎症的消散、吸收。热敷后肌肉内的废物也加快排泄而减少疲劳，缓解僵硬和痉挛，使肌肉松弛而舒服。热也可使汗腺分泌增加，促进身体散热。

另一个则是药理和物理的双重作用。由于热敷的作用，增强了局部新陈代谢，可使伤口迅速修复，形成新的皮肤。如用药液敷于患部，因水分和药液与皮肤的直接接触，药物有效成分就会渗透到组织中去，起到外治给药的作用。

（四）适应证和禁忌证

1. 适应证　对于痹证，如风湿性关节炎引起的疼痛；跌打损伤，尤其是软组织损伤；消化系统疾病，如胃痛、胃胀、粘连性肠梗阻、肠胀气等以及妇女痛经等病症有较好的疗效。

中药热敷是使用中药对其热敷的治疗方法。

中药热敷疗法适合于各种闭合性损伤。热源可采用热毛巾、热水袋、具有加热作用的治疗仪器及寒痛乐等热敷药，中药热敷法结合药物与热敷的双重作用，疗效明显，是临床中常用的热疗方法。

操作时可直接将草药放入大盆内煎煮，也可以将药物包入口袋内再放入盆中煎煮，煮好后，可先用热蒸汽熏蒸患处，待药液温度下降适中时，用毛巾蘸取中药液敷于患处，或直接将装药的口袋敷于患处，每次治疗时间为 20~30 分钟，每日 1~2 次。

2. 禁忌证　如皮肤破损、开放性溃疡等。

（五）注意事项

中药热敷疗法在应用中首先应注意温度的掌握，以免烫伤。其次热敷所用中药，一般用量大，药物毒性大，千万叮嘱患者不得误服，以免药物中毒。

除以上治疗方法外，中医疗法还包括运动疗法。中医传统运动疗法：运动疗法又称功能锻炼,古称导引,是我国人民通过肢体运动防治疾病,增进健康的一种有效方法。如五禽戏、八段锦、太极拳、气功等。这些运动疗法极具中医特色,通过运动调动全身精、气、血,能促进血液循环,舒经活络,起到增强体质、提高机体免疫力的作用。

第九节 常用老年器具的使用

一、概述

是一类辅助老年人基本功能活动,完成生活自理的器具,老年人常用器具种类和功能繁多,包括餐食辅助具、拐杖、轮椅、坐便椅、助行器、老花镜、助听器等。

二、作用及适配的基本原则

老年人应用辅助器具,不仅在一定程度上消除或补偿了身体功能上的残缺或不足,还促进了老年人发挥潜能、树立信心,最大限度地实现了生活自理和参与社会,提高了生存质量,获得了人生价值。辅助工具的作用包括如下几项:

1. 代偿或补偿丧失的身体功能。
2. 提高保护和支持。
3. 提高生活自理能力。
4. 提高学习交流能力。
5. 减轻社会、家庭负担。
6. 节省能量,保存体力。
7. 改善心理状况。
8. 节约资源,提高生活质量。

辅助器具的适配基本原则要适合自身需求,有利于残存功能的发挥和改善。

三、具体操作

(一)拐杖

1. 拐杖一般分为手拐、肘拐、腋拐,以手拐最为常用。手拐有单足、三足和四足之分。

(1)三点步行:患者使用手杖时先伸出手杖,再迈患侧足,最后迈健侧足的步行方式。

(2)二点步行:手杖和患足同时伸出并支撑体重,再迈出健足。

2. 注意事项

(1)注意安全:行走训练时,要提供安全、无障碍的环境及减少不必要的困扰;衣着长度不可及地,以防绊倒;穿着合适的鞋及袜,鞋带须系牢,不可赤足练习行走。

(2)高度调整:手柄与股骨大转子持平。手杖的手柄高度与腋拐的手柄高度相同,平股骨大转子。

(3)使用腋拐时应注意防止损伤臂丛神经。

(4)拐杖的选择:当患侧下肢支撑力<50%时,不宜使用单腋拐;患侧下肢支撑力<90%时,不宜使用手杖;双下肢支撑力总和<100%时,不宜使用助行架。

（二）轮椅

1. 具体参数的确定

（1）坐位宽度：一般为 40~46cm。测量坐下时两臀间或两股之间的距离，再加 5cm 即坐下以后两边各有 2.5cm 的空隙。

（2）座位长度：一般为 41~43cm。测量坐下时后臀部至小腿腓肠肌之间的水平距离，将测量结果减 6.5cm。

（3）座位高度：一般为 45~50cm。测量坐下时足跟（或鞋跟）至腘窝的距离，再加 4cm，在放置脚踏板时，板面至少离地 5cm。

（4）坐垫：为了舒服和防止压疮，轮椅的椅坐上应放坐垫。

（5）靠背高度：靠背越高，越稳定，靠背越低，上身及上肢的活动就越大。

（6）扶手高度：坐下时，屈曲肘关节 90°，前臂平放于扶手上，测量椅面至前臂下缘的高度，加 2.5cm。

2. 注意事项　选配轮椅，要注意以下事项：

（1）安全性：轮椅稳定的结构和可靠的刹车是保证安全使用的首要条件，避免使用不安全的轮椅而造成新的损害，因此要选用安全、刹车可靠，大轮不能松动易脱，座位、靠背、扶手牢固，重心正确，不易倾倒的轮椅。

（2）患者的操作能力：应无智能障碍，驱车手的力量应能推动本人体重的 1/30 以上，两手或脚的协调亦应符合驱动的要求。

（3）轮椅的重量：最好是既结实又轻便，如完全由患者自己驱动，并有可能自己搬运时更应选用轻型的，若由辅助人员推动则重量可稍大。

3. 床椅转移方法（以右侧为例）　患者驱动轮椅从右侧尽量靠近床，与床成 30°~45° 夹角，刹住车闸，移开右侧脚踏板。患者在轮椅中先将臀部向前移动，右手支撑床面，左手支撑轮椅扶手，同时撑起臀部并向前、向右侧方移动到床上。

（三）助行器

1. 适用范围　助行器适用于初期的行走训练，为准备使用拐杖或手杖前的训练；也适用于下肢无力但无双腿瘫痪者、股骨颈骨折或股骨头无菌性坏死者、一侧偏瘫或截肢患者；对于行动迟缓的老年人或有平衡问题的患者，助行器亦可作为永久性的依靠。助行器仅适宜在平地使用。

2. 操作方法　用双手分别握住助行器两侧的扶手，提起助行器使之向前移动 20~30cm 后，迈出患侧下肢，再移动健侧下肢跟进，如此反复前进。

（四）餐食器具

1. 防洒盘　在普通盘子或碗上加一个套圈，盘边设有吸盘和挂钩，起固定和助力作用。树脂材料，不怕摔烫。单手操作方便，防止用餐过程中饭菜洒落。适合偏瘫及手精细动作困难的老人，也适用于家庭康复训练。

2. 握力勺　在勺把上增加一个半圆形的套手圈，套在手掌上握住勺把，左右均可用。适合偏瘫、手功能障碍、手形态变异的老人。

3. 助餐筷　在普通的筷子上增加一个弹力夹，手握筷子后，弹力夹可以自动伸开。适合偏瘫及手精细动作困难的老人。

四、适配流程

辅助器具的适配要由有经验的相关专业人员进行评定、老年人使用前后训练、必要的环境改造、安全指导和随访,并需要进行严格管理,规范流程,以便最大程度地发挥辅助器具的作用,减少浪费。适配流程如下:

1. 询问老年人的生活情况和经济情况。

2. 了解老年人的需求和希望。

3. 确定老年人的辅助器具配方。

4. 适配前进行训练,教会正确的使用方法。

5. 制作或选购辅助器具。

6. 使用训练。

7. 使用后评定,有功能受到限制的要进行调整改良,有环境受到限制的要进行环境改造,不能独立的要进行家属指导。

8. 在独立、安全的基础上交付使用。

9. 随访。

五、辅助器具的注意事项

1. 辅助器具要有安全性,保证患者的使用安全。

2. 辅助器具个性化设计,符合每一个个体的使用。

3. 辅助器具的设计要经济耐用。

4. 辅助器具的使用要明确使用目的及频率。

5. 使用辅助器具前要进行评定,以评定结果为原则,力求使辅助器具与本人相适应。

（杜国英）

第八章

老年人能力评估相关知识

学习目标

认识与记忆：

1. 掌握老年心理学相关知识。

2. 掌握老年心理问题的主要特征。

3. 掌握老年人心理健康的标准。

4. 掌握老年人心理健康的影响因素。

5. 掌握老年社会学的主要内容。

6. 掌握老年人社会问题及护理。

7. 掌握信息学相关知识。

8. 掌握信息管理相关知识。

9. 掌握档案管理相关知识。

10. 掌握医学伦理学基本理论。

11. 掌握医学伦理学原则。

12. 掌握语言及非语言沟通相关知识。

13. 掌握计算机相关知识。

14. 掌握计算机在老年人能力评估中的相关知识。

理解与应用：

1. 理解与评估老年人认知功能。

2. 理解与评估老年人情绪情感。

3. 理解与评估老年人行为异常。

4. 理解与评估老年人人格特征。

5. 理解与评估老年人社会角色和社会角色适应性。

6. 理解与评估老年人社会适应性。

7. 理解与应用信息采集原则。

8. 理解与应用信息采集的方法。

9. 理解与应用档案管理要求。

10. 理解与应用沟通技巧。

11. 理解与应用计算机进行信息采集与存储。

12. 理解与应用计算机进行信息管理与应用。

13. 理解与应用计算机进行评估与改进。

老年人能力评估师在具体评估过程中,必须按照国家法律法规及政府相关政策要求,根据特定目的,遵循公平、公正、客观、科学的原则,按照评估流程,选择适当的评估方法对项目执行的过程和结果进行有效的评判,在评估过程中,需要用到的相关知识也较为丰富,本章将对老年心理学、老年社会学、信息学、医学伦理学、语言和非语言沟通和计算机应用相关知识进行阐述,为后面的技能学习和操作提供理论基础。

第一节 老年心理学

我国老龄化过程中出现的"未富先老"和老年家庭日益"空巢化"现象使得老年人的心理健康问题成为日益突出的社会问题。老年人生理健康和心理健康密切相关,促进心理健康能有效控制疾病的转化。因此,在关注老年人的生理健康同时,也要注重其心理健康状况。

一、概念

老年心理学(gerontological psychology)是研究个体和群体成年以后增龄老化过程的心理活动变化、特点、规律的一门科学,是研究老年期个体的心理特征及其变化规律的发展心理学分支,又称老化心理学,是发展心理学的重要分支,也是老年学(gerontology)研究领域中的一个重要组成部分。总的来说,老年心理学主要研究的是老年人的心理与行为特点。具体而言,老年心理学的研究范畴,既包括老年人的感知觉、记忆、思维特点,也包括老年人的情绪情感、人格、人际关系和婚姻家庭关系,此外,还包括老年人的心理健康、日常生活适应以及临终心理等。

二、目的

(一)促进老年人心理健康
1. 身心关系、长寿。
2. 成功、健康、积极的老龄化。
(二)老年人的社会和谐
1. 自我和谐。
2. 人际(家庭)和谐。
3. 社区与社会和谐。

三、意义

老年心理学是心理科学中的一个有机构成部分,随着世界人口的老化趋向,它越来越具有重要理论意义和实践意义。

(一)理论意义
老年期是人生道路上一个漫长而重要的时期。这个时期的心理与行为的科学规律的理论探讨,是发展心理学的重要构成部分,丰富和完善发展老年心理学,对建立和完善科学的心理发展观,对发展心理科学事业,对社会安定与发展,都是十分必要的。以前在心理学界得到较多研究的,大部分是儿童和青少年;而成人,特别是老年心理学相关研究较少,而社会上老年人的数量正在不断增长。这种状况更加突出了研究老年人心理科学的迫切性和重大意义。

（二）实践意义

随着社会生活的发展,老年人在我国人口所占的比例越来越大。老年人为革命、为建设辛勤劳动一生,他们的晚年理应生活得更好、更幸福、更加有意思。历史上我国本有尊老的优良传统;但先贤们"使老者安之"的社会理想,只有在社会主义的今天才能变成现实。为使老年人生活变得更加幸福,需要多方面的条件,其中包括关于对老年人的科学研究,尤其是老年人心理的科学研究将有助于老年人健康。老年人的子女和广大群众认识老年人心理的规律,为老年人的健康与幸福而努力,为老年人能更好地继续服务于人民创造条件。

四、老年人心理问题的主要特征

（一）高龄性

即心理疾病易发生于高龄人之中,且随着年龄的增高,发生率也随之增高。

（二）广泛性

即心理疾病在老年人中广泛存在,比例较高,且呈现明显上升趋势。

（三）时代性

在诱发心理疾病的要素中有些与时代紧密相连,以前考虑孩子就业顶班、分房等,而今主要考虑各项待遇等。

（四）多样性

即心理疾病表现形式的多种多样性。主要有社会失落感、生活孤独感和精神抑郁感等,而空巢老年人又有其固有的特点。

五、老年心理学的主要内容

老年心理学既要研究人的心理活动的神经生理基础的变化即生物性的变化,也要研究人的心理活动的社会基础变化,即社会性的变化及适应。老年人的心理活动,一方面受躯体和神经系统功能的改变所制约,另一方面又受家庭环境和社会环境的制约。

（一）老年人心理健康的标准

1. 智力正常　智力分为晶体智力和流体智力,晶体智力是指通过掌握社会文化经验所获得的智力;流体智力是以神经生理为基础的智力。老年人流体智力随神经系统的衰退而减弱,而晶体智力衰退并不明显。

2. 情绪稳定　心理健康的人愉快、开朗、乐观、满意等积极情绪占优势,负性生活事件所产生的消极情绪,能尽快调整、重新适应。

3. 与环境保持和谐　适应环境的变化和重新获得满意的人际关系。如从社会工作回到家庭生活的转变,乐于与人交往,接受自我也能接受他人。

4. 生活态度积极　老年期工作和交往明显减少,心理健康的人能保持乐观,积极参加社会活动,保持与环境的良好接触,扩大交往,构建新的生活模式,并从中获得更多的信息,增加知识,获得新思想,有利于体能和智能的发展。

（二）老年人心理健康的影响因素

1. 遗传因素　在心理和精神障碍中,遗传占有十分重要的地位。尽管遗传因素在发病中的作用随年龄增加而减少,但晚年心理疾病与早年由遗传因素导致的神经衰弱、抑郁与病前人格缺陷有关。

2. 生物因素 生化代谢障碍、神经内分泌改变和大脑解剖性结构病理性改变均会对生理健康产生影响。如神经递质分泌减少及增龄性脑改变与老年抑郁障碍的发生密切相关。

3. 心理因素 老年人由于生理功能减退和社会角色改变等多种因素,遭受各种精神刺激的频度和强度都明显增加,尤其是家庭冲突和躯体疾病是主要的诱发因素。

4. 社会支持系统 是指个体在自己的社会关系网络中获得的,来自他人物质和精神上的帮助和支持。

六、老年心理学的评估

(一)认知功能评估

1. 概述 认知是机体认识和获取知识的智能加工过程,包括记忆、语言、视空间、执行、计算和理解判断等方面。认知是人们认识、理解、推理事物的过程,通过行为、语言表现出来,反映了个体的思维能力。老年人的认知变化包括:思维能力、语言能力和定向力。

2. 评估方法

(1)简易智力状态检查量表(MMSE):反映智力状态及认知功能缺损程度。

(2)简易认知量表(Mini-Cog):区分痴呆与非痴呆。

(3)蒙特利尔认知评估量表(Mo CA):对于轻度认知功能障碍的筛查更敏感。

(4)记忆损害筛查量表(MIS):适用于门诊、社区等大规模人群认知功能障碍的初筛。

(二)情绪情感评估

1. 焦虑的评估 焦虑是个体感受到威胁时的一种紧张的、不愉快的情绪状态,表现为紧张、不安、急躁、失眠等,但无法说出明确的焦虑对象。

(1)常用的评估方法有三种:交谈、观察、心理测验。

(2)常用量表:汉密尔顿焦虑量表(HAMA)(他评)、状态—特质焦虑问卷(STAI)(自评)。

2. 抑郁的评估 抑郁是个体失去某种其重视或追求的东西时产生的情绪状态,其特征是情绪低落,甚至出现失眠、悲哀、自责、性欲减退等表现。

(1)常用的评估方法有:访谈与观察、心理测验。

(2)常用量表:汉密尔顿抑郁量表(HAMD)、抑郁自评量表(SDS)、老年抑郁量表(GDS)。

(三)老年人行为异常评估

1. 概述 行为是指人们一切有目的的活动,它是由一系列简单动作构成的,在日常生活中所表现出来的一切动作的统称。

2. 评估方法

(1)观察法

1)仪表和行为:注意观察被调查者的衣着是否整洁、与身份是否相称、姿势如何、有无奇异行为或动作、是否避免目光接触。

2)言语和沟通过程:应注意言语是否流畅,有无言语过多或过少,有无句法或用词不当,能否运用非言语的沟通方式(如微笑、皱眉、手势、姿势等)来表达感情,与人沟通的兴趣如何。

3）思想内容：主要观察感觉（视觉、听觉、触觉等）有无损害，能否集中注意力于当前的任务，对时间、空间的定向力如何，记忆力如何，能不能做简单的计算力、阅读和书写等。

4）情绪：观察是否有情绪不稳、激动、焦急、忧愁、欣快、发怒和淡漠等情况。

5）洞悉和判断：对自己的行为和情感是否有所认识、对造成问题的原因有无了解、对自己的病情是否存在自知力、对改善自己情境的迫切程度。

（2）行为访谈：行为访谈是通过访谈的方法来收集有关的行为资料，如了解目前的行为及其前后的条件，了解过去的行为表现及控制等。访谈时应注意以下几个方面的重点症状：

1）有无感知觉障碍，如幻觉。

2）有无智力和思维过程障碍，如妄想。

3）有无注意力和定向力障碍。

4）有无情绪高涨或低落。

5）有无异常行为表现。

6）有无自知力。

（3）心理测验法：在心理评估中，心理测验占有十分重要的地位。心理测验可以对心理现象的某些特定方面进行系统评定，一般采用标准化、数量化的原则，所得到的结果可以参照常模进行比较，避免了一些主观因素的影响。

3. 常用量表　阿尔茨海默病行为病理评定量表（BEHAVE-AD）、Cohen-Mansfield 激越问卷（CMAI）、自杀风险评估量表（NGASR）、暴力风险评估量表（HCR-20）、攻击风险因素评估量表。

（四）人格评估

1. 概述　人格也称为个性，是个体在行为上的内部倾向，是社会化过程中个体在适应环境时在能力、情绪、需要、动机、兴趣、态度、价值观、气质、性格和体质等方面的整合，即具有一定倾向性的、比较稳定的心理特征的总和。人格具有独特性、稳定性、统合性、持久性的特点。

2. 评估方法　人格评定的常用方法包括以下几种：①观察法；②访谈法；③问卷法；④投射法；⑤评定量表；⑥核查量表。

3. 常用评估工具　明尼苏达多相人格测验表（MMPI）、艾森克人格量表（EPQ）、卡特尔16 种人格因素问卷（16PF）、加州心理测验表（CPI）、洛夏测验等。总之，做好老年人心理保健是保障老年人身心健康的重要环节，对提高老年人的自我保健意识，有着重要的作用。老年人能力评估师要坚持以人为本，重视老年心理卫生，善于总结老年心理保健工作经验，积极采取有益于老年人心理健康的保健措施，提高老年人的健康水平，为构建和谐社会，实现健康老龄化作出贡献。

第二节　老年社会学

现代社会由于科学技术的进步，医学的发达，人的寿命越来越长，老年人口在总人口中的比例越来越高。同时，现代社会工业和都市化的结果，老年人的社会经济地位发生了变化，改变了老年人的赡养关系，并使老年人的社会活动度大为增加。这些因素大大促进了老年社会学的系统研究。而人的老龄化是一种生物过程,也是一种社会过程。老年社会群体的存在与发展,实际上是这种过程的产物。老年社会学是运用社会学的理论和方法对人的老龄化和老年社会群体进行研究的一门学科。它既是老年学的组成部分,又是社会学的一个分支学科。

一、概念

是研究社会、经济、文化对人类衰老的影响及老年群体与社会之间相互关系的规律的学科。

二、目的

旨在从社会的角度解释个体老龄化的原因,介绍个体老龄化的过程,总结个体老龄化规律,从而更好地应对老龄化。

三、意义

老年社会学理论有三方面的意义

1. 继生理学、心理学之后,从社会学角度解释老龄化的原因、过程。

2. 总结老年个体和群体适应老龄化的社会学规律,对老年人更好地与环境相处有很好的参考价值。

3. 为老年社会工作提供理论依据。每种理论都提出了某种可能与衰老有关的重要因素,有助于我们对衰老过程和适应过程进行可能的干预。

四、老年社会学的主要内容

老年社会学作为一门分支社会学,老年社会学的研究内容既有社会学的共性,又有自身的特殊性。从社会学的视角出发,按照社会学的基本分析框架,可以分为静态的结构分析与动态的过程分析两类。而结构分析又可分为微观、中观与宏观三个层面,对老年人个体的研究应归属微观层面,对老年人群体的研究则应归属中观与宏观层面。

(一)微观结构分析(老年人个体视角)

微观层面的结构分析包括老年人的社会化、老年人的社会角色、老年人的社会互动、老年人的社会群体、老年人的婚姻家庭等内容。

1. 老年人的社会化 老年社会化是继续社会化的重要内容,是指人到老年就要扮演老年人的角色,履行老年人的权利义务,按照老年人的行为规范办事。老年人社会化的机构主要包括家庭、同龄群体、学校、邻居等。

2. 老年人的社会角色 老年社会角色主要关注的问题包括:社会转型和人生转型带来的角色缺失、老年人退休时的角色冲突与角色转换、老年人家庭角色的变换、退休后角色的重新选择等。

3. 老年人的社会互动 老年社会互动是指两人及以上或与群体间发生的交互性活动。老年人的社会互动有助于帮助其摆脱孤独,从互动中获得满足。该领域主要关注的问题包括老年人的互动模式与互动圈子、老年人互动对生活满意度的影响等。

4. 老年人的社会群体 老年社会群体主要集中体现在老年人与家庭、邻里和同龄群体等初级群体的关系方面,以及老年人如何从初级群体中获得情感支持。

5. 老年人的婚姻家庭　老年人的婚姻和家庭状况影响到老年人的晚年生活。有学者指出,中国老年婚姻有三个特点,分别是未婚率和离婚率低,初婚有配偶的比例高、再婚有配偶的比例低,高龄老年人中女性丧偶率高。现有研究较多涉及老年人婚姻状况、家庭结构、家庭关系、空巢老人问题、代际关系等问题。

(二)中观与宏观结构分析(老年人群体视角)

中观与宏观层面的结构分析包括老年人的社会组织、老年人的社会分层与流动、老年人与社区、老年人的社会制度等内容。

1. 老年人的社会组织　伴随着我国老龄化进程的加速,各种老年人的社会组织也逐步增加,这其中既包括全国老龄委这样的官方组织,也包括各种协会、团体与服务机构。较多关注老年社会组织的类型、功能、内部管理与发展困境等。

2. 老年人的社会分层与流动　作为社会学研究的核心领域,老年人中的社会分层与流动也是老年社会学的重点。在社会分层领域,学者普遍关注的问题包括依据职业差异造成的老年人阶层差异、因城乡二元体制造成的城乡老年人差距、老年人社会分层的变化趋势等。在社会流动领域,学者普遍关注的问题包括老年人的代内流动与代际流动、退休后带来的社会流动、因子女而产生的社会流动等。

3. 老年人与社区　老年社会学对社区的关注主要着眼点在于社区与老人的关系,老年人在社区的生活和发展状况,社区的发展对老年人的影响等。伴随着我国老龄化的加速,老年社区服务、社区养老等问题也成为该领域的重点。

4. 老年人的社会制度　社会制度,也称社会设置,是在特定的社会活动领域中所创设和形成的一整套持续而稳定的规范体系,它是制约社会行动的重要结构框架。老年人的社会制度主要围绕老年人的社会保障制度开展实施,关注较多的有养老保险制度、老年医疗保障制度、护理保险制度以及福利津贴制度等。

(三)动态过程分析

动态过程分析主要包括老龄社会变迁等内容。在社会学中,社会变迁是一个表示一切社会现象,特别是社会结构发生变化的动态过程及其结果的范畴。老年社会学主要关注的是老龄化的变化趋势等内容。

五、老年人的社会评估

在社会经济的发展进程中,人类生活水平不断提高,医学模式也不断转变,健康评估已经从单一的躯体评估发展到躯体-心理-社会-环境的综合评估。老年人社会评估是老年综合能力评估的一个重要组成部分,通过鉴定老年人的医疗、社会心理、自理能力丧失等问题,来反映老年人保健需求,从而帮助人们更好的理解老年人的社会功能,并正确地指导老年人积极参与社会活动。

老年社会评估主要包括老年人的社会参与能力评估、老年社会支持系统评估、老年角色和老年角色适应的评估、老年文化评估、老年经济状况评估、老年医疗保险评估、照顾者评估、老年受虐评估、老年歧视评估九个方面。在实际操作过程中,条件可能受限,因此对步骤进行简化,主要集中在老年角色和老年角色适应的评估以及老年社会适应评估两方面。具体实施步骤如下:

（一）老年角色和老年角色适应评估

社会角色是指个体在特定社会关系中的身份及由此而规定的行为规范和行为模式的总和。它规定一个人活动的特定范围和与人的地位相适应的权利、义务与行为规范,是社会对一个处于特定地位的人的行为期待。角色不能独立存在,需要存在于他人的相互关系中,在社会生活中同一个个体往往同时扮演多种角色。

角色评估内容包括个体的文化背景、个人过去职业、退休日期、现在有无工作、个体所承担的角色、个体的角色行为是否恰当、个体对自己所承担的角色是否满意、有无角色适应不良、角色改变对其生活方式及人际关系的影响等。角色评估的方法通过开放式提问就以下3个方面进行评估:承担角色情况、角色的感知情况、角色的满意度。

（二）老年人社会适应评估

社会适应是个体与特定社会环境相互作用达成协调关系的过程以及这种协调关系呈现的状态。较高的社会适应水平往往意味着可以减轻社会给予老年人的资助或者照料负担,老年人适应水平的维持与增进也有助于其身心健康,有利于发挥余热,在更大程度上对社会经济、文化等事业作出贡献。

老年社会适应的评估包括服药、钱的管理、日常意愿决定、适应团体活动、购物和简单料理六个方面。服药是动手准备的药物和水、送药入口及饮水吞咽一系列行为组合来评估老年人是否需要帮助,经胃管进食者包含内服药能否注入胃管。金钱的管理是指对自己金钱收支情况的把握、管理、出入金额的计算等一系列行为。日常患者意愿决定是指有愿望决定自己每天生活活动的能力,评估每日日常生活活动相关意愿行为的决定能力等。

六、老年常见社会问题及护理

作为社会学的基本分析范畴,婚姻和家庭状况影响到老年人的晚年生活。主要体现在老年人婚姻状况、家庭结构、家庭关系、空巢老人问题、代际关系等方面。以下从五个方面就老年人常见的社会学问题及护理进行分析:

（一）离退休综合征

老年人离退休后,不能适应新的社会角色、生活环境和生活方式的变化,而出现焦虑抑郁、恐惧等消极情绪。

1. 调整心态,顺应规律　衰老是不以人的意志为转移的客观规律,离退休也是不可避免的。这既是老年人应有的权利,是国家赋予老年人安度晚年的一项社会保障制度,同时也是老年人应尽的义务,是促进职工队伍新陈代谢的必要手段。老年人必须在心理上认识和接受这个事实。而且离退休后要消除"树老根先枯""人老珠黄"悲观思想和消极情绪,坚定美好的信念,将离退休生活看成是另一种绚丽生活的开始,重新安排好自己的工作、学习和生活,做到老有所为、老有所学、老有所乐。

2. 发挥余热,重归社会　离退休的老年人,如果体格健壮且精力旺盛又有一技之长的,可以积极寻找机会,做一些力所能及的工作。

3. 善于学习,渴求新知　"活到老、学到老",一方面,学习能促进大脑的灵活度,延缓智力衰退;另一方面,通过学习更新知识,跟上时代的步伐。

4. 培养爱好,寄托精神　如书法、作画、种花、养鸟、跳舞、打球、下棋、垂钓都能增进身体健康。

5. 扩大社交,排解寂寞　良好的人际关系可以开拓生活领域,排解孤独寂寞,增进生活情趣。

6. 生活自律,锻炼身体　老年人生活起居要有规律,早睡早起,按时休息。

7. 必要的药物和心理治疗　根据疾病和健康状况采用必要的药物和心理治疗。

(二) 空巢综合征

空巢家庭是指无子女共处,只剩下老年人独自生活的家庭。空巢老人常常要担心生活的照料问题和疾病的医护问题。容易出现无助感等消极情绪,从而出现空巢综合征。主要表现为精神空虚、无所事事、孤独悲观、回避社交、躯体化症状如失眠、头痛、乏力、心慌、气短、消化不良等症状。

1. 父母对子女离家、独立生活要有一个正确的认识,减轻对子女的心理依恋。

2. 孩子离家后,父母要及时地充实新的生活内容、建立新的人际关系、调整生活方式。

3. 将家庭关系的重心由纵向关系(父母与子女的关系)转向横向关系(夫妻关系),夫妻之间给予更多的关心、体贴和安慰。

4. 子女应多了解父母的心情,经常回家看看,与父母沟通、交流。

5. 对较严重的空巢综合征的老人,如果产生了严重的心境优郁、失眠应及时寻求心理和精神科医生的帮助。

(三) 丧偶综合征

丧偶综合征是指突然失去休戚、风雨同舟的终生伴侣所产生的适应性障碍。最常见的表现诸如沉默寡言、神情淡漠、注意力不集中、对周围事物不感兴趣等。

1. 自我宽慰　"领悟人死不能复生"的道理,提醒自己老伴儿的去世是一种自然规律,如果总是这样悲伤下去,对自己是个损害。

2. 自我激励　多想过去成功的事例,培养自信心。

3. 转移注意力　为避免触景生情,不妨把老伴的有些遗物暂时收藏起来,把注意力转移到未来的生活中去。

4. 寻求积极的生活方式　老人要积极的走出去,到社会上参加一些有意义的社会活动,到所在的社区跳跳舞、打打牌等。

5. 建立新的依恋关系　与子女、朋友建立新的依恋关系;鼓励再婚,帮助丧偶老人恢复身心健康。

(四) 再婚

对配偶早逝离异的老年人来说,再婚有利于减轻子女的精神负担;有利于国家对孤老者的负担;有利于减少嫌弃老人、虐待遗弃老人的行为发生;有利于使老年人的精神得到安慰、心理健康发展。但也有好多因素阻碍老年人再婚,如老年人自身的旧观念、子女的反对、居住和经济条件造成的障碍、社会舆论对老年人再婚的压力也较大。

1. 必须健全社会性保障制度,为老年人再婚提供政策和权益支持。

2. 建立和强化支持老年人再婚的社会舆论环境。

3. 完善服务机构。

4. 探讨适宜老年人再婚的举措,减少子女的反对。

(五) 虐待

老年人的虐待主要有精神虐待、经济虐待、肉体虐待。常见原因如下。

1. 家庭原因 有的父母对子女从小过分溺爱,造成这些孩子成人后对父母的叛逆,进而转为不义不孝,贪图个人或小家庭利益,忘恩负义;其次老年人存有"家丑不可外扬"的心理,一忍再忍、委曲求全。

2. 社会原因 我国的社会保障制度还需再完善,特别是农村老年人,还没有完全纳入国家社会保障体系,他们的养老主要依靠家庭和子女。为此,国家会制定相应的措施,完善老年人社会保障制度,健全法律保护机制,改变陈旧传统观念,创造良好的社会舆论环境。

以上针对老年人常见的社会问题及护理,进行了五个方面的讨论,在老龄化的巨大浪潮之下,家庭养老必须与社会养老相结合,社区护理就凸显了它强大的生命力,普遍受到广大人民群众的欢迎。因为,社区护理不仅减轻了社会、医院和家庭的压力,同时也消除了老年人对医院的陌生和恐惧心理,使他们随时和家人团聚,得到生活习惯、爱好、宗教信仰等诸方面的自由,享受天伦之乐,提高生命质量,安度晚年。

第三节 信 息 学

信息采集是评估老年人状况的第一步,起着至关重要的作用。老年人能力评估师应熟练掌握信息采集方法,及时记录老年人睡眠、饮食、卫生、药物依赖等日常生活状态信息;能通过查阅病例、护理记录来获取老年人现有病情、既往病史以及接受治疗护理的情况;能采集老年人生活环境、经济状况等信息。除此之外,对收集上来的信息能正确解读、分类、汇总、管理并分析。

一、信息

(一)信息的概念

信息就是信息,既不是物质也不是能量。在一般情况下,信息被看作经验、知识和资料。诸如:"信息是作为存储、传递和转换对象的知识""信息是人与人之间传播的一切符号系列化的知识""信息是决策、规划、行动所需要的经验、知识和智慧""信息是组织好的、能传递的资料"等,以上皆是代表性的信息定义。随着信息化社会的发展,互联网世界将信息传递到人类社会生活的每一个领域,因此,人们也实实在在地感受到了信息的普遍性和不可或缺性。人们对信息的理解包括网络上传输的一切数据、符号、资料以及信号,是一个无所不包的庞大集合体。

(二)信息的特征

1. 信息存在的普遍性和客观性。
2. 信息产生的广延性和无限性。
3. 信息在时间和空间上的传递性。
4. 信息对物质载体的独立性。
5. 信息对认识主体的相对性。
6. 信息对利用者的共享性。
7. 信息的不可变换性和不可组合性。
8. 信息产生和利用的时效性。

(三)信息的分类

1. 按照信息描述的对象划分,可分为自然信息、生物信息、机器信息以及社会信息。

2. 按照信息的性质划分,可分为语法信息、语义信息以及语用信息。

3. 按照信息的传递方向划分,可分为纵向信息、横向信息以及网状信息。

4. 按照信息的内容划分,可分为经济信息、科技信息、政治信息、文化信息、娱乐信息以及政策法规信息。

5. 按照信息的作用划分,可分为有用信息、无用信息以及干扰信息。

6. 按照信息的运行状态划分,可分为连续性信息、间隔性信息、常规性信息以及突发性信息。

7. 按照信息的流通渠道划分,可分为正式信息、非正式信息。

8. 按照信息的记录方式划分,可分为语声信息、图像信息、文字信息、数字信息以及计算信息。

9. 按照信息的来源划分,可分为内部信息、外部信息。

二、信息化与信息社会

(一)信息化

由于信息、信息技术在当今社会经济发展中有不可取代的巨大作用,无论政府还是各行各业都在最大限度地利用信息技术,充分开发信息资源,提高自身的效率和效能,这种现象称为信息化。

(二)信息资源

狭义的信息资源,指的是信息本身或信息内容,即经过加工处理、对决策有用的数据。开发利用信息资源的目的就是充分发挥信息的效用,实现信息的价值。广义的信息资源,指的是信息活动中各种要素的总称。"要素"包括信息、信息技术以及相应的设备、资金和人等。归纳起来,可以认为,信息资源由信息生产者、信息、信息技术三大要素组成。信息本身是一种资源,在量的积累上达到一定的高度,普遍存在于人类社会的各个领域,分为:

1. 信息技术 是现代信息技术与网络技术的普及、利用程度不断提高。

2. 信息观念 是人们对信息的重要性以及其价值认识的加强,人们教育水平和信息素养提升的表现。

3. 资源共享 是快速及时的信息交流,实现信息资源广泛充分共享,产生社会经济效益。

(三)信息社会

在信息社会中,信息成为比物质和能源更为重要的资源,以开发和利用信息资源为目的的信息经济活动迅速扩大,逐渐取代工业生产活动而成为国民经济活动的主要内容。信息社会与以前的社会形态相比,发生了一系列突出的变化,主要表现在:

1. 信息、知识和智能是社会发展的决定力量。

2. 信息技术、信息产业、信息经济成为科技、经济和社会发展的主导因素。

3. 信息劳动者、知识阶层将发挥更大的作用。

4. 由于信息技术在资料生产、科研教育、医疗保健、企业和政府管理以及家庭中的广泛应用,从而对经济和社会发展产生了巨大而深刻的影响,从根本上改变了人们的生活方式、行为方式和价值观念。

三、信息管理

(一)信息管理的概念

信息管理不单单是对信息的管理,而是对涉及信息活动的各种要素(信息、人、机器、机构等)进行合理的组织和控制,以实现信息及有关资源的合理配置,从而有效地满足社会的信息要求。信息管理实质就是人类综合采用技术的、经济的、政策的、法律的、人文的方法和手段对信息流(包括非正规渠道和正规渠道中的信息流)进行控制,以提高信息利用效率,最大限度地实现信息效用价值为目的的一种活动。信息管理的对象归纳起来主要包括信息资源和信息活动两大方面:

1. 信息资源 狭义的信息资源是把信息资源等同于知识、资料和消息,即指信息本身的合集,无论是以声音、图形、图像表达,还是以文献、实物记载,其内容都是一样的,都是经过加工处理的、对决策者有用的数据。

2. 信息活动 信息从产生、传播到收集、加工,再到吸收、利用的过程,就是一个完整的"信息生命周期"。将信息的产生、记录、传播、收集、加工、处理、存储、检索、传递、吸收、分析、选择、评价、利用以及系统开发、技术更新、运行维护、管理决策等信息行为有关的全部社会活动称为信息活动。

(二)信息管理的目标与任务

1. 信息管理的目标 保证社会信息流在不同渠道中有序流动,信息的开发和利用在有领导、有组织的统一规划和管理下,协调一致、有条不紊地进行,使各类信息以更高的效率、效能,更低成本在国家社会进步、经济发展和人民物质文化生活水平提高中充分发挥作用。

2. 信息管理的任务

(1)制定信息开发战略、策略、规划、方针和政策,使信息的开发活动在国家统一指导和管理下有条不紊地进行,使信息的开发不仅成本低、价格廉,而且能够很好地满足国民经济和社会发展的总体需求。

(2)制定信息管理的法律、规章和条例,建立信息管理的监督和保障体系,使信息管理真正有法可依、有章可循,使生产和开发的信息能得到充分、及时和有效的利用。

(3)综合运用经济、法律和行政手段协调各部门、各地区和企业之间的关系,明确各级信息开发利用机构的责、权、利界限,使信息的开发利用在平等互利的基础上最大限度实现资源共享。

(4)加强国家信息基础设施和网络建设,使信息的生产、开发利用和管理具有良好的硬件环境支持。

四、信息采集原则与方法

(一)信息采集原则

为了避免人力、物力和时间上的浪费,提高信息采集的效率,在采集信息时,必须注意掌握以下几个原则。

1. 针对性 任何信息服务机构采集信息的目的都是为了提供利用,因此,必须根据本机构的性质、任务和服务对象有针对性地确定信息搜集的范围和重点。为了准确采集信息,必须仔细调查信息需求和信息来源。

2. 系统性　信息服务系统要卓有成效地开展信息服务,满足用户信息需求,需要追踪科学技术和国民经济发展进程,了解和掌握信息源的动态变化,系统地、连续地采集相关信息。信息的连续性和系统性是信息发挥其效用的前提条件。

3. 预见性　由于信息的增长和老化不断加速,在信息采集中不仅要充分注意现存的信息源和信息渠道,也要着眼于未来,预见可能产生的新的信息源和信息渠道。预测信息源的集中、分散、增长与老化趋势,充分估计用户的信息需求,有预见地采集信息,提高信息服务的主动性。

4. 科学性　信息源数量庞大、形式多样、内容重复分散、品种繁杂,给信息的选择和采集带来了极大的困难。因此,需要采用科学的方法采集信息源的分布规律,选择和确定信息密度大,信息含量多的信息源,保持信息的完整性。

5. 计划性　任何一个信息机构,需要有限的人力、物力和经费获取最有效的信息源,这就必须在采集前收集制定较为详细的采集计划,有目的和针对性的采集信息。信息采集表可以从时间的角度划分为长期、中期和短期。其采集内容一般分为基础信息、一般信息以及重点信息等。

(二) 信息采集方法

针对不同的老年人,应该根据当前的掌握指标加以权衡,通过不同的途径、采用不同的方法获取,常用的信息采集方法主要有查阅资料法、调查法、观察法、实验法及互联网信息收集法。针对老年人进行的评估常采用调查法。

为了达到设想的目的,制订某一计划全面或比较全面地收集老年人某一方面情况的各种材料,并作出分析、综合,得到某一结论的研究方法就是调查法。调查法通过各种途径间接了解老年人的心理活动,调查的方法与途径是多种多样的,在教育心理学的研究中,最常用的调查法主要有访谈法、电话调查法及问卷调查法等。

1. 访谈法　访谈法是通过与老年人直接交谈,探索其心理状态的研究方法。访谈调查时,需要与老年人面对面交流,针对性强,灵活真实可靠,便于深入了解人或事件的多种因素结合内部原因,但访谈法比较花费人力和时间,调查范围比较窄。

2. 电话调查法　电话调查法是指通过电话向老年人进行问询,了解所需情况的一种调查方法。由于彼此不直接接触,而是借助于电话这一中介工具进行,因而是一种间接的调查方法。这种方法花钱花时不多,能调查较多的人,但不像访谈法那样可以采用多种方式详细询问和解释问题,更易使老年人误解问题。

3. 问卷调查法　问卷调查法的质量和效果一方面取决于调查表的设计质量和效果,另一方面要取决于老年人的响应度。调查表应当尽量简明,便于回答,这样便于快速准确地获取更多信息。

五、档案管理

(一) 基本要求

1. 设立健康档案资料柜,以人为单位,为老年人建立健康档案。

2. 健康档案要集中保管,按人名和编号顺序存放,保持整洁、美观和规范有序,逐渐实行计算机化管理。

3. 责任人要对健康档案按照不同老年人进行分类专册登记,档案盒要按照目录和分类信息分别登记。

4. 定期开展随访工作,每月至少随访 2 次,结合健康随访服务等资料内容,及时记录在健康档案中,对体检和随访发现的健康问题,进行有针对性的以健康教育为重点的健康干预。

5. 及时登记已经获取的各种信息,并进行分析统计,及时反馈,以便及时纳入该老年人评估的健康档案。

6. 非专业技术人员不得随意翻阅已经建档的各种资料。未经同意,任何人不得调出、转借各种档案资料。

（二）加强管理

1. 充分认识,确保实效　充分认识建立老年人健康档案工作的必要性和重要性,确保建立健康档案工作取得实效。

2. 通过加强宣传,动员居民广泛参与　充分利用广播、电视、报刊、网络、宣传栏等各种形式加强对建立规范的老年人健康档案的重要性和必要性的宣传,动员老年人积极主动参与。

3. 完善经费保障机制,保障经费投入　建立完善经费保障机制,采取有效措施,充分考虑老年人健康档案的日常运行、管理与维护等费用支出,保障统一老年人健康档案工作的相关经费投入。

4. 加强培训,提高业务能力　提高老年人健康档案管理能力,加强对管理人员的相关知识和技能培训,采取多种方式提高相关人员的信息素质和信息应用能力。

5. 加强指导,确保质量　加强指导和检查,确保健康档案的质量,同时把老年人健康档案作为能力评估的第一步,夯实老年人能力评估的基础工作。

第四节　医学伦理学

人体进入老年期后,人体结构老化,身体抵抗力下降,各器官功能容易出现障碍,活动能力降低,协同性丧失。老年病大多数为慢病,需要较为准确的评估以及较长时间的医疗,及时的评估对其疾病的预后起着关键的作用。但在评估过程中也存在着诸多问题,如对评估的抵触、家属的不配合和经济负担的原因,经常出于两难的地步,因此,需要掌握医学伦理学相关知识,对老年人进行合理评估指导。

一、基本理论

（一）美德论

1. 美德论内涵　美德论又被称为德行论、德性论。从伦理学意义上看,德性是指个体所具有的理解、内化与践履伦理原则和道德规范的秉性、气质和能力。这种理论相信:一个人只要拥有适宜的美德,自然就会作出好的判断,即作出合乎伦理的行为决策、评价和辩护。美德是指在一定社会的历史条件下经过长期的道德实践逐渐形成的、受到普遍崇拜、具有普遍和永恒价值的优秀道德品质。

2. 美德论特点　强调个人行为的稳定性。对于个人美德的评价,并非根据一时一事的行为表现,而是根据个人一贯性、长期性的行为表现。老年人能力评估实践也是如此,只有在评估实践中将具体美德始终如一坚持下去,才能被称为有美德的评估师。

强调个人行为的自律性。美德论强调个人自律和自我控制。医学美德论强调医务人员自觉自愿地保持和提升个人的职业道德,全心全意地为患者服务。无论在什么情况下,都要自觉地履行医学道德义务,这才是真正的医学美德修养所必需。老年人能力评估师也应如此。

(二)后果论

1. 后果论内涵　后果论又被称为效果论、效用主义、功利主义、目的论、价值论等。根据这种理论,社会确立道德的目的不是为了道德本身,而是为了社会的存在发展以及为了增进每个人的利益;道德规范的确立和完善,伦理行为的决策、评价和辩护,强调后果、效用和价值。

2. 后果论特点　强调行为的结果,不重视行为的动机。判断某个行为是否善,主要看这个行为是否带来好处,而不论行为者出于什么动机,只要产生更大的快乐和幸福,就是善的,是应该被鼓励和赞赏的。

以个体经验为基础,以经验生活中的苦乐感受为标准。这与道义论的超越性不同,功利主义在行为前,进行利益的权衡,通过计算利弊得失来决定是否采取行动,采取何种行动。

(三)道义论

1. 道义论内涵　道义论又被称为义务论,或非目的论等。这种理论认为:其一,社会确立道德的目的在于道德自身,在于完善每个人的品德,是为了实现人之所以异于禽兽、人之所以为人。

2. 道义论特点

(1)道义论在道德评价中注重行为本身是否符合道德规定,强调行为的动机而不是以结果为评价善恶的依据,因此,也有人把道义论称为动机论,认为只要行为的动机是善的,不管结果如何,这个行为都是道德的。

(2)伦理道义论以社会或群体的整体利益及其公正分配为道德考量目标。它所关心的重心不仅是单个道德主体的权益和目的,而且更多的是所有道德主体之间的权益的公平分配和合理安排,是诸道德主体之间的伦理关系和道义承诺。

(3)道义论对规范有效性的寻求总是普遍主义的,甚至是绝对道义性的。

二、原则

(一)尊重原则

1. 尊重原则的含义　尊重原则要求老年人能力评估师尊重老年人,即对自主的人及其自主性的尊重。知情同意、知情选择、要求保守秘密和隐私等均是尊重他们的体现。广义上的尊重原则还包括老年人能力评估师尊重老年人及其家属的人格。

2. 尊重原则的要求

(1)尊重老年人的生命:生命是人存在的基础,是人的根本利益所在。尊重老年人的生命,首先,要尽力救治老年人,维护其生命的存在,这是对人的生命神圣性的尊重;其次,要通过良好的医疗照护提高他们的生命质量,以维护其生命价值,这是尊重人的人格生命的具体体现。尊重人的生命及其生命价值是医学人道主义最根本的要求,也是医学道德的基本体现。

（2）尊重老年人的人格尊严：即把老年人作为一个完整的人加以尊重。尊重老年人作为独特个体的生命存在，重视他生命的质量，体悟他因病痛所忍受的痛苦，将减少对老年人的身体伤害和缓解痛苦作为随患者救治过程的道德主旨。尊重老年人的内心感受和价值理念，重视社会和心理因素对他们的影响，肯定老年人对自我生命的理解和抉择；肯定老年人生命存在的价值和意义，每个生命个体都有权利得到善意和尊重，而无论其生命体处于何种状态。

（3）尊重老年人隐私：隐私是指一个人不容许他人随意侵入的领域。主要包括两方面内容：一是个人的私密性信息不被泄露，二是身体不被随意观察。评估师有义务为老年人保守秘密，避免泄露信息给老年人带来伤害，同时也有义务在为老年人实施检查、治疗时保护老年人的身体不被他人随意观察。

（4）尊重老年人的自主权：自主主要指自我选择、自我行动或依照个人的意愿自我管理和自我决策。患者自主权是指具有行为能力并处于医疗关系中的老年人，在有效沟通后，经过深思熟虑，就有关自己疾病和健康问题作出合乎理性的决定，并采取负责的行动。

（二）不伤害原则

1. 不伤害原则的含义　不伤害原则要求评估人员在评估过程中，尽量避免对老年人造成生理上和心理上的伤害，更不能人为有意地制造伤害。

2. 不伤害原则的要求

（1）树立不伤害的意识，在评估活动中首先想到不伤害老年人，杜绝有意和责任伤害，把不可避免但可控的伤害控制在最低限度。

（2）善于权衡伤害和受益，对有危险或有伤害的评估措施进行评价，指有相对于受益，危险或伤害能够接受，才符合不伤害原则。

（三）有利原则

1. 有利原则的含义　有利原则要求评估人员的治疗行为应该保护老年人的利益、促进老年人健康、增进其幸福。有利原则也称为行善原则。

2. 有利原则的要求

（1）首先考虑老年人的利益，做对老年人有益的事，努力维护老年人的生命健康，当老年人利益与科学利益、医生利益发生冲突时，应将老年人的利益放在首位。

（2）准确评估，评估师努力提高业务能力，为老年人提供最为准确的评估和最为有效的干预，通过高超的评估技术提高老年人的生命质量，满足老年人的健康需求。

（3）提供最为优化的服务，对利害得失全面权衡，选择受益最大，伤害最小的评估方式。

（4）坚持公益原则，将有利于老年人同有利于社会公益有机统一起来。

（四）公正原则

1. 公正原则的含义　公正即公平、正义。公正原则要求老年人能力评估师能够合理分配和实现人们的医疗和健康利益。在评估工作中，公正原则首先强调基本健康权人人平等，在基本医疗保健需求上保证人人应该同样享有。

2. 公正原则的要求

（1）公正地分配医疗卫生资源，评估师既有分配宏观资源的建议权，又有参与微观资源的分配权，公正地运用自己的权利，尽力保证老年人医疗及护理的平等。

（2）在医疗态度上平等对待，对老年人应平等对待，不可因其弱势就对其采取不公正的态度。

（3）公正地面对纠纷，在评估和干预过程中，如若遇到纠纷应坚持实事求是，站在公正的立场上。

三、医学道德规范

（一）医学道德的概述

医学道德规范是指依据一定的医学道德理论和原则制定的，用以调整医学实践中各种利益关系、评价医学行为善恶的准则。医学道德规范是医学道德行为和道德关系普遍规律的反映，是社会对医务人员的基本道德要求，是道德原则的具体体现。

（二）医学道德的基本内容

1. 以人为本、救死扶伤。
2. 严谨求实、精益求精。
3. 平等交往、一视同仁。
4. 举止端庄、语言文明。
5. 廉洁行医、遵纪守法。
6. 诚实守信、保守医密。
7. 互尊互学、团结协作。
8. 乐于奉献、热心公益。

四、老年人能力评估中的伦理问题

（一）过度干预与最优化医疗的矛盾冲突

老年病大多数为慢病，较难以根治，并且常会因为干预效果不佳与家属的期望产生矛盾。

（二）卫生资源与费用的使用矛盾

针对老年人进行干预治疗的资源，目前仍然处于短缺状态，此外，家属因评估干预产生的费用倍感压力，因此，常会出现预期与现实结果之间的矛盾。

（三）老年人自主权与家属利益的矛盾

老年人因年纪较大，自主决策的能力逐渐下降。因此，家属常常代替老年人进行抉择，但在某些情况下，如资源分配不均导致的评估干预差异以及家属未能替老年人决策的矛盾。

第五节　语言和非语言沟通

沟通作为架起老年人能力评估师与老年人之间的重要桥梁，在评估干预过程中起着重要的作用。积极耐心的询问、细致入微的检查、和蔼的语气、温暖的话语这些都是建立良好沟通的润滑剂，良好的沟通可以加强老年人对评估师的信任，提高满意度，并且可以促进康复，加快预后，抚平心理上的创伤，带给老年人幸福、温暖、信心和力量。

一、沟通的必要性

(一)生理变化

随着年龄的增长,身体功能下降,免疫力降低,许多老年人容易好发一些病症,如耳聋、视力减退和记忆力衰退等,有的还伴有一些慢病,各种生理功能减退老化,需要及时沟通和交流。

(二)心理变化

面对社会角色的改变如退休、家庭地位下降、独居等,会出现一些心理变化,如常见的心理问题焦虑、抑郁、孤独、失落等,需要沟通交流。

(三)社会环境

在大环境下全民提倡尊老爱老,当老年人出现生理和心理变化时,大家都应积极发现并予以干预,最快速直接的方式就是与其进行有效的沟通。沟通不仅可以排除老年人社会孤独感,也可以及时了解老年人目前状况。尤其是在医学高度发展的今天,沟通作为核心环节,起着至关重要的作用。

二、沟通的技巧

(一)尊重老人,文明礼貌

我国是礼仪之邦,不论到哪里,都要注意讲文明、讲礼貌。在评估过程中也是如此,评估师应尊重老人、文明待人,与老年人构建起良好的信任关系,这才是完美评估的第一步。与此同时应主动关心老年人,使老年人感受到“家”的温暖,建立起良好的合作关系。

(二)态度热情,语气平和

与老年人交谈时,应该以安慰和鼓励的语气。说话的语调不同,反映的情绪就不同。语调舒缓平和,会使老年人感到亲切信任,反之语调过高过急,会使老年人产生恐惧和不安等,对治疗产生不利的心理。为老年人做治疗或者某些操作时,要以商量的语气,不可采用命令的语气,在任何情况下都杜绝挖苦讽刺性语言和语气,要慢慢说、清楚说、耐心说和重复说。

(三)耐心倾听,给予回应

交谈时应积极用眼睛、耳朵和直觉去理解说话者的意图。在适当情况下给予同情和理解,不清楚的情况下可适当提问。让老年人感受到交谈后的反馈,得到一定的情绪宣泄。并在沟通过程中及时发现问题,并寻找问题的原因,给予一定指导。但要注意不要轻易下结论,必要时可以保持沉默。

(四)洞察心理,因势利导

作为评估师要善于从沟通中提取有效的信息,因为,每位老年人的社会阅历不同、家庭情况不同、个人性格不同,在看待同一件事情上的反应也是不同。评估师在与老年人沟通过程中要学会洞察他们的心理,对不同性格的老年人给予不同的沟通方式,如性格果断的老年人,应开门见山,简明扼要;对性格内向的老年人,应给予温暖、关心和同情。

三、沟通的注意事项

(一)全面了解老年人情况

在沟通前应先进行简单的了解,不仅可以快速捕捉有效信息,也可以建立起良好的关系。掌握全面准确的信息对后续的干预指导将起着重要的指导意义。

(二) 充足的交流时间

一旦选择沟通,就要保证时间的充裕以及完整性,以便全面掌握个人信息。此外,老年人记忆力及听觉均有所衰退,充足的时间也可以使评估师耐心地进行记录,便于准确获取个人信息。

(三) 安静的交流环境

外界环境对交流的成果有着很大的影响,安静舒适的沟通环境使人沉稳,嘈杂的沟通环境使人浮躁。因此,在选择沟通地点时,要选择安静、舒适和便于沟通的环境,以免因外界因素而影响整个沟通的进展。

四、非语言沟通

(一) 含义

非语言沟通即肢体语言,指的是在沟通过程中,不采用语言作为交流信息的工具,而采用其他非语言的方式传递信息,如肢体语言、面部表情、目光接触、动作暗示、穿着打扮、舞蹈、绘画等。

(二) 应用

1. 肢体语言 一个拥抱,一个搀扶,甚至一组鼓掌都是良好的肢体语言。拥抱是人类的原始本能,是人类精神抚慰的需求,更是心灵的真情表露。给予老年人一个拥抱,可以慰藉他们的心灵。

2. 书写工具 沟通不仅限于语言,也可以通过文字、图画、表情等。通过书写工具也可以直接传递出想要表达的信息,甚至可以更加形象生动的表达当下心情。

3. 面部表情 面部表情是直接传递给外界的最好途径,一个温暖的微笑会使人倍感亲切,一个关切的眼神会缩短人与人之间的距离,使老年人体会到儿女般的亲切,从而更愿意向评估者敞开心扉。

第六节 计算机应用

中国的计算机(主要指电子计算机)事业起步于 20 世纪 50 年代中期,与国外同期的先进计算机水平相比,起步晚了约 10 年,在计算机的发展过程中,中国经历了各种困难,走过了一段不平凡的历程。随着科研人员艰苦卓绝的奋斗,使中国的研制水平从与国外的差距整整一代直至达到国际前沿水平。中国自主研发的计算机为国防和科研事业作出了重要贡献,并且推动了计算机产业的发展,本节对计算机的应用进行介绍,以指导老年人能力评估工作中对计算机工具的合理使用。

一、计算机的发展历史

1946 年 2 月,第一台数字电子计算机(ENIAC)诞生于美国。这台巨型计算机耗资达 48 万美元,占地 170m²,重达 30 余吨,共有 18 800 只电子管,加法运算速度达到 5 000 次/s。

计算机的发展分为 4 个阶段:

1. 第一代计算机(1946—1958)以电子管为基本电子器件;使用机器语言和汇编语言;

主要应用于国防和科学计算;运算速度每秒几千次至几万次。

2. 第二代计算机(1958—1964)以晶体管为基础器件;软件上出现了操作系统和算法语言;运算速度每秒几万次至几十万次。

3. 第三代计算机(1964—1971)普遍采用集成电路;体积缩小;运算速度每秒几十万次至几百万次。

4. 第四代计算机(1971年以后)以大规模集成电路为主要器件;速度每秒上千万次至万亿次。

我国从1953年开始研究,到1958年研制出了我国第一台数字电子计算机,在1983年我国研制出运算速度每秒上亿次的银河-Ⅰ巨型机,这是我国高速计算机研制的一个重要里程碑。

二、计算机的特点

(一)具有逻辑判断能力
能在程序控制下自动地进行工作。计算机不仅能进行精确计算,还具有逻辑运算功能,能对信息进行比较和判断。且由于计算机具有存储记忆能力和逻辑判断能力,在程序控制下计算机可以连续、自动地工作,不需要人的干预。

(二)运算速度快
计算机内部电路组成,可以高速准确地完成各种算数运算。电子计算机的运算器、控制器都是利用电的高速传递特性来进行计算的,每秒为30万km。且不论多么复杂的问题,只要事先设计好计算程序,就能进行运算。

(三)计算精度高
基本字长影响计算精度、指令功能。基本字长越长,计算精度越高。计算机作为尖端科技的一种,具有精度高的特点。

(四)存储容量大,记忆能力强
计算机内部的存储器具有记忆特性,可以存储大量的信息,这些信息不仅包括各类数据信息,还包括加工这些数据的程序。

三、计算机的用途

1. 科学计算。
2. 数据处理。
3. 自动控制。
4. 计算机辅助设计辅助制造/辅助教学。
5. 办公自动化。
6. 人工智能。

四、个人计算机的分类及性能指标

(一)个人计算机的分类
1. 台式机　台式机是应用非常广泛的微型计算机,也叫桌面机,是一种独立分离的计算机,体积相对较大,主机、显示器等设备一般都是相对独立的,需要放置在电脑桌或者专门的工作台上,因此命名为台式机。台式机的机箱空间大、通风条件好,具有很好的散热性;独立的机箱方便用户进行硬件升级,如光驱、硬盘;台式机机箱的开关键、重启键、USB、音频接口都在机箱前置面板中,方便使用。

2. 电脑一体机 电脑一体机是由一台显示器、一个键盘和一个鼠标组成的计算机。它的芯片、主板与显示器集成在一起,显示器就是一台计算机,因此只要将键盘和鼠标连接到显示器上,机器就能使用。随着无线技术的发展,电脑一体机的键盘、鼠标与显示器可实现无线连接,机器只有一根电源线,在很大程度上解决了台式机线缆多而杂的问题。

3. 笔记本式计算机 笔记本式计算机是一种小型、可携带的个人计算机,通常质量为1~3kg。它和台式机架构类似,但更便携。笔记本式计算机除了键盘外,还提供了触控板或触控点,提供了更好的定位和输入功能。

4. 掌上电脑(PDA) PDA是个人数字助手的意思,顾名思义是辅助个人工作的数字工具,主要提供记事、通讯录、名片交换及行程安排等功能,可以帮助人们在移动中工作、学习、娱乐等。按使用来分类,分为工业级 PDA 和消费品 PDA。工业级 PDA 主要应用在工业领域,常见的有条形码扫描器、RFID 读写器、POS 机等;消费品 PDA 包括智能手机、手持的游戏机等。

5. 平板电脑 平板电脑也叫平板式计算机,是一种小型、方便携带的个人计算机,以触摸屏作为基本的输入设备。它拥有的触摸屏(也称为数位板技术)允许用户通过触控笔或数字笔来进行作业而不是传统的键盘或鼠标。用户可以通过内置的手写识别、屏幕上的软键盘、语音识别或者一个真正的键盘(如果该机型配备的话)实现输入。

(二) 个人计算机的性能指标

计算机的性能指标涉及体系结构、软硬件配置、指令系统等多种因素,一般来说,主要有以下指标。

1. 字长 字长是指计算机运算部件一次能同时处理的二进制数据的位数。字长越长,如果用作存储数据,则计算机的运算精度就越高;如果用作存储指令,则计算机的处理能力就越强。通常字长总是 8 的整数倍,如 8、16、32、64 位等。

2. 时钟主频 时钟主频是指中央处理器(CPU)的时钟频率,它的高低在一定程度上决定了计算机速度的高低。主频以兆赫兹(MHz)为单位,一般来说,主频越高,速度就越快。由于微处理器发展迅速,微机的主频也在不断提高。

3. 运算速度 计算机的运算速度通常是指每秒钟所能执行指令的数目,常用百万次/s(millioninstructions per second, MIPS)来表示。这个指标更能直观地反映机器的速度。

4. 存储容量 存储容量通常分内存容量和外存容量,这里主要指内存储器的容量,即内存容量。显然,内存容量越大,机器所能运行的程序就越大,处理能力就越强。尤其是当前多媒体个人计算机应用多涉及图像信息处理,要求存储容量越来越大,甚至没有足够大的内存容量就无法运行某些软件。

5. 存取周期 内存储器的存取周期也是影响整个计算机系统性能的主要指标之一。简单地讲,存取周期就是 CPU 从内存储器中存取数据所需的时间。目前,内存的存取周期在 7~70 纳秒之间。

此外,计算机的可靠性、可维护性、平均无故障时间和性能价格比均是计算机的性能指标。

五、计算机在老年人能力评估中的应用

（一）信息采集与存储

运用信息化平台进行信息采集和存储。将采集好的老年人信息，如身份信息、生命体征信息、生活环境信息、疾病诊断信息以及意外事件等信息统一通过信息化平台进行存储。借助计算机进行电子存储可以使信息保持完整、便于整理及检索。

（二）信息管理与应用

依据养老信息化行业技术规范对老年人能力评估数据进行管理和应用。针对行业规范将存储的信息进行管理，信息管理的过程包括信息收集、信息传输、信息加工以及信息储存。此外利用互联网+大数据平台，可以将全国老年人信息进行联网，各组织机构间可实时互动，使评估过程更加高效、评估结果更加准确。

（三）数据管理与应用

运用老年人能力参数数据库统计、分析评估结果偏差较多或高频次问题，对评估系统工具提出改进措施。将老年人能力评估参数统一编撰于数据库中，评估结果依照参数表确定。利用统计学知识进行统计分析，分析评估结果可靠性及准确性。评估参数要与实际贴合，必要时可进行调整改进。

（雷　敏）

推 荐 阅 读

1. 宋岳涛,高茂龙,吕继辉,等.老年综合评估.2 版.北京:中国协和医科大学出版社,2019.

2. 黄锋华,车秀梅. MS Office 高级应用.北京:中国铁道出版社,2015.

3. 严圣华.新编全国计算机等级考试实用教程 Windows 7、Office 2010 版.苏州:苏州大学出版社,2013.

下篇 技能操作

第九章

评估准备与信息采集利用

学习目标

认识与记忆：

1. 掌握老年人能力评估工具与用品识别和检测方法。

2. 掌握老年人能力评估身体基础检测设备选用方法和注意事项。

3. 掌握老年人能力评估环境标准和规范。

4. 掌握老年人能力评估环境布置和工具配置。

5. 掌握老年人能力评估信息采集原则、方式和方法。

6. 掌握老年人能力评估信息鉴别与核实原则、方法和方式。

7. 掌握老年人能力评估档案资料查阅原则、路径和方法。

8. 掌握老年人能力评估基本信息填写方法和要求。

9. 掌握老年人能力评估系统数据处理和方法。

理解与运用：

1. 理解并运用老年人能力评估工具与用品的检测方法。

2. 理解并运用老年人能力评估身体基础检测设备方法。

3. 理解并运用老年人能力评估应用软件的安装与使用。

4. 理解并运用老年人能力评估替代性工具的选用方法。

5. 理解并运用老年人能力评估环境标准和规范。

6. 理解并运用老年人能力评估环境布置和工具配置。

7. 理解并采集老年人能力评估信息。

8. 理解并鉴别核实老年人能力评估信息。

9. 理解并查阅老年人能力评估档案资料。

10. 理解并填写老年人能力评估基本信息。

11. 理解并处理老年人能力评估系统数据。

12. 理解并分类归档老年人能力评估信息。

第一节　评估准备

一、老年人能力评估工具与用品识别和检测方法

（一）评估工具

1. 常用评估工具　身高体重计、血压计、秒表、量尺、握力计、量表。

2. 各类老年人能力评估工具　如进餐工具、洗澡工具、听力、视力检测工具等。

（1）日常生活活动能力：包括进食、洗澡、修饰、穿衣、大小便控制、如厕、床椅转移、平地行走、上下楼梯等的能力评估所需要的工具。

（2）日常身体活动的能力：包括步态、肌力和耐力、身体转移能力、身体活动等能力评估所需要的工具。

（3）认知功能和精神状态评估：包括认知功能、行为异常、老年痴呆、抑郁、焦虑、谵妄等能力评估所需要的工具。

（4）感知觉与沟通能力评估：包括意识水平、视功能、听觉功能、沟通交流能力等能力评估所需要的工具。

（5）社会参与能力评估：包括工作能力、时间和空间定向能力、人物定向、社会交往、社会参与能力等能力评估所需要的工具。

（二）检测方法

广义上老年人能力评估的方法主要有直接观察法、间接评估法、量表检查法、询问法、检测法。具体根据老年人各类能力评估要求采用不同的评估方法，如老年人日常生活活动能力评估包括进食能力、洗澡能力、修饰能力、穿衣能力、大小便控制能力及如厕、床椅转移、平地行走、上下楼梯等，需采用各类检测方法和评估表格。日常身体活动的能力评估包括步态、肌力和耐力、身体转移能力、身体活动等，应采用各类评估方法和量表。还有认知功能和精神状态评估、感知觉与沟通能力评估、社会参与能力评估等各种老年人能力评估。

二、身体基础检测设备选用方法和注意事项

（一）身高体重测量仪使用方法/步骤

1. 首先把仪器移动到方便测试者测量的地方。

2. 然后用电源线把测试仪和电源插座连接起来，保证测试仪正常通电，通电前测试仪上面不要放任何物品，保证秤盘表面干净。

3. 通电后等待测试仪显示稳定。

4. 然后测试者准备开始测量，测试者测量时要脱去鞋袜、摘下帽子，立于木板台上，取立正姿势，两眼直视向前，胸部稍挺起，腹部微后收，两臂自然下垂，手指并拢，脚跟靠拢。

5. 大概10秒内仪器就会测量出测试者的身高和体重，计算BMI。

6. 然后测试仪会语音播报，数码显示。

7. 最后完成整个测量过程，记录身高和体重。

（二）身高体重测量仪注意事项

1. 不同的测试仪外观不一样，测量方法一样。

2. 测量时一定站直站稳,不要动、不要说话。

三、应用软件的安装与使用

老年人能力评估服务平台(评估宝)

(一)手机端安装及使用方法

第一步:扫描"评估宝"小程序二维码。

第二步:首次使用,请输入手机号及验证码。

第三步:将小程序放置于手机桌面。

(二)评估模板说明

"评估宝"小程序支持以下评估模板:

1. 老年人能力评估(MZ/T 039—2013)。

2. 老年人照顾需求等级评估(DB4401/T1—2018)。

3. 适老化改造需求评估(《北京市老年人家庭适老化改造需求评估与改造实施管理办法(试行)》)。

4. MMSE 简易智能精神状态检查。

5. Barthel 指数(BI)评定。

四、老年人能力评估环境标准和规范要求

(一)评估环境

评估的环境应安静、整洁、光线明亮、空气清新、温度适宜。

(二)评估员

1. 应佩戴资格证,在指定地点对老年人进行评估,每次评估应由两名评估员同时进行。

2. 评估员通过询问被评估者或主要照顾者,按照附录三"老年人能力评估表"进行逐项评估,并填写每个指标的评分,最终确定老年人能力等级,进行确认并签名。

3. 评估双方对评估结果有疑问时,提交评估机构进行裁定。

(三)评估流程

详见图 9-1-1 老年人能力评估流程示意图。

五、老年人能力评估环境布置和工具配置

(一)评估环境布置

1. 评估应该选择在安静整洁的房间。

2. 光线要明亮,空气要保持清新,温度要适宜。

3. 行走的地面应该防滑平整。

(二)工具配置

1. 准备评估师的桌子和椅子,以及所有需要用到的老年人能力评估表和蓝黑色的记录用笔。

2. 准备身高体重计、血压计供老年人测量身高体重和血压。

3. 各类能力评估所需的工具。

```
┌──────────────┐              ┌──────────────────────────┐
│   初次评估    │              │ 定期评估。若老年人出现特殊情况导致 │
└──────┬───────┘              │ 能力发生变化，应进行即时评估      │
       │                     └────────────┬─────────────┘
       ▼                                  │
┌──────────────┐                          │
│ 登记被评估者信息 │                          │
└──────┬───────┘                          ▼
       │                     ┌──────────────────────────┐
       ▼                     │ 通过家属、照料人、护士、医生了解被 │
┌────────────────────────┐   │ 评估者近期生理及心理状况        │
│ 通过家属、照料人及提供的过往病史初 │   └────────────┬─────────────┘
│ 步了解被评估者生理及心理状况     │                │
└──────────┬─────────────┘                │
           └──────────────┬───────────────┘
                          ▼
┌──────────────────────────────────────────────────────┐
│ 老年人进入休息区稍作休息、熟悉环境、评估员与老年人初步交谈，耐心讲解评估过程， │
│ 说明旨意                                                │
└──────────────────────┬───────────────────────────────┘
                       ▼
┌──────────────────────────────────────────────────────┐
│ 评估员根据老年人身心状况，动静结合、灵活安排评估项目，并记录各项目得分       │
└──────────────────────┬───────────────────────────────┘
```

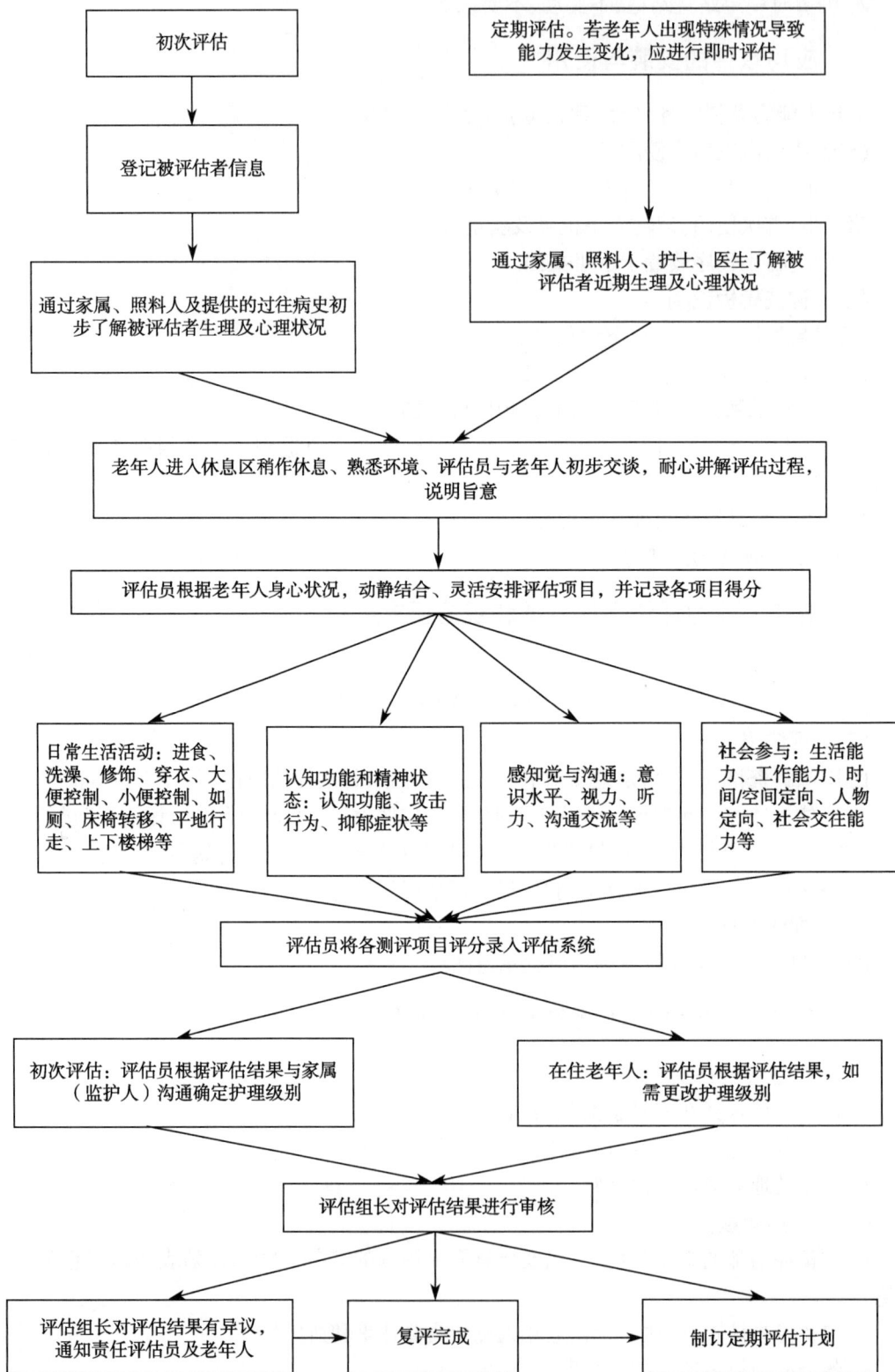

图 9-1-1 老年人能力评估流程示意图

第二节　信息采集与分析

一、信息鉴别与核实原则、方法和方式

(一)鉴别和核实老年人能力评估信息的原则
检查核实数据编码是否正确、问题到编码的转换是否正确、录入是否正确。

(二)鉴别和核实老年人能力评估信息的方法和方式
1. 双录入法　通过其他人重新输入数据库来检查错误的方法。当出现前后两次录入的数据不符的情况时,应重新参考源文件及调查问卷,直至找到错误并更正为止。

2. 直接审阅数据库文件　通过专人目测检查数据库文件中的记录是否存在相同的格式,是否有空白数据。如果应用固定栏目格式,只要出现任何缩写形式的目录就会发现错误位置栏而发生的编码错误。出现这种情况就应该重新输入正确的数据。同时,对数据中的缺失值已经进行过编码(如缺失值编码为777),如出现空白栏,则提示错误存在。

3. 计算机查错

(1)数据库设计合理编码:在信息录入前的数据库程序设计阶段,确定每一个变量特定范围内的编码来确认其属性,以规定所要接受的合理编码。在录入数据时,数据库程序会自动检查编码的正确性。如果发生录入错误,就会发出"嘟嘟"的响声来提示录入员及时更正。

(2)逻辑查错:在数据录入完成后,应用逻辑检查的方法进行查错。它是在计算机上通过应用反证法的程序,检查对特定问题和其他问题的回答是否存在逻辑上的合理性。

二、信息采集原则、方式和方法

(一)信息采集原则
1. 计划性　根据需求,有针对性、分步骤地收集信息的原则。要做到有计划性的收集信息,首先必须明确目的,其次必须考虑保证重点、全面兼顾。再次要根据需求修订计划。

2. 系统性　根据单位性质、专业特点、学科任务等不间断地连续采集信息的原则。

3. 针对性　根据实际需要,有目的、有重点、分专业、分学科、按计划、按步骤地收集,以最大限度满足用户信息需求的原则。

4. 及时性　按照用户的信息需求,敏捷迅速地采集到反映事物最新动态、最新水平、新发展趋势信息的原则。

5. 完整性　根据用户现在与潜在的信息需求,全面、系统收集信息的原则。

6. 真实性　根据用户需求采集真实、可靠信息的原则。

(二)信息采集方法
1. 访谈法　是以谈话为主要方式了解某人、某事、某种行为或态度的一种调查方法。

2. 实地观察法　是由调查员到现场对观察对象进行直接观察、检查、测量或计数而取得资料。

3. 问卷法　是调查者运用事先设计好的问卷向被调查者了解情况或征询意见,是一种书面调查方法。

(三)生命体征信息采集

人体体格测量是评价营养状况的综合观察指标。常用指标有体重、身高、皮褶厚度及上臂围等,其中以体重、身高最为重要。所有测定值与人体相应正常值进行比较,即可作出人体营养状况的评价(表1-1-7)。

1. 体重与身高　体重反映的是体内蛋白质、矿物质、水分、脂肪与碳水化合物的总和。在水分恒定不变的情况下,体重可反映身体营养水平,尤其反映与蛋白质和脂肪有关的能量水平。体重由脂肪体重和去脂体重构成,是客观评价人体营养和健康状况的重要指标。健康体重,指维持机体各项生理功能正常进行,充分发挥身体功能的体重,其体重构成的各组分比例恰当。体重过低或过高,或体重构成的组分比例失衡(如体脂过高,去脂体重过低)都是不健康的表现。使用体重指数评价老年人体重状况。体重指数(body mass index,BMI)一种计算身高别体重的指数。BMI计算公式为:$BMI = 体重(kg)/[身高(m)]^2$,它不仅对反映体型胖瘦程度较为敏感,而且与皮褶厚度、上臂围等营养状况指标的相关性也较高。中国成人判断超重和肥胖程度的界限值为:$BMI < 18.5kg/m^2$ 为体重过低,$18.5kg/m^2 \leq BMI < 24kg/m^2$ 为正常体重范 $24kg/m^2 \leq BMI < 28kg/m^2$ 为超重,$BMI \geq 28kg/m^2$ 为肥胖。

(1)身高测量方法:受试者应当空腹、脱鞋、只穿轻薄的衣服。测量身高的量尺(最小刻度为1mm)应与地面垂直固定或贴在墙上。受试者直立、两脚后跟并拢靠近量尺,并将两肩及臀部也贴近量尺。测量人员用一个直角尺放在受试者的头顶,使直角的两个边一边靠紧量尺,另一边接近受试者的头皮,读取量尺上的读数,准确至1mm,每次测量身高最好连续测2次,间隔30秒。两次测量的结果应大致相同。身高计的误差不得超过0.5cm。

(2)体重测量方法:体重计有电子体重计和杠杆秤,称量体重最好用经过校正的杠杆体重秤。

1)电子体重计:根据使用说明,用前检验其工作状态、准确度和灵敏度。打开电源开关;按下"启动"按键,显示屏上显示2次"888"后,显示0.0进入工作状态。受检者穿薄衣服、赤足,全身放松,自然站立在体重计量盘的中央,保持身体平稳。待显示屏显示的数值稳定后,测量人员记录显示的数值。记录以千克(kg)为单位,精确到小数点后1位。测量误差不得超过0.1kg。

2)杠杆秤:使用前需检验其准确度和灵敏度。灵敏度的检验方法是置100g重的砝码,观察刻度尺变化。如果刻度尺抬高了3mm,或游标向远处移动0.1kg而刻度尺仍维持水平位时,说明达到要求。准确度要求误差不超过0.1%,即每100kg误差小于0.1kg,测量方法是以备用的10kg、20kg、30kg、50kg等标准砝码分别进行称量,检查指示读数与标准砝码误差是否在允许范围。受检者穿薄衣服、赤足,全身放松,自然站立在秤底盘的中部。测量人员读取杠杆秤上的游标位置,读数准确至10g。

3)注意事项:测量秤台要水平放置,避免撞击、受潮。受试者宜排空大小便,不要大量喝水,也不要进行剧烈的体力活动。称量时穿薄衣服、赤足,轻立在秤台中央,保持身体平稳,严禁晃动。上下体重计时,动作要轻缓。电子秤秤台平面上空载时,若显示屏显示读数不为0.0,按一下"启动"键即可清"0"。每天使用杠杆秤前,均需进行校正。检测人员每次读数前都要校对砝码重量,避免差错。

2. 腰围　腰围是临床上估计患者腹部脂肪过多的最简单和实用的指标,不仅可用于对老年肥胖者的最初评价,在治疗过程中也是判断减肥效果的良好指标。男性腰围≥90cm、女性≥85cm 患肥胖相关疾病的危险性增加。

腰围的测量方法　腰围的测量方法是让受试者直立,两脚分开 30~40cm,用一个没有弹性、最小刻度为 1mm 的软尺放在右侧腋中线髂骨上缘与第十二肋骨下缘连线的中点(通常是腰部的天然最窄部位),沿水平方向围绕腹部一周,紧贴而不压迫皮肤,在正常呼气末测量腰围的长度,读数准确至 1mm。

3. 血压

(1)血压定义:血压是指血液在血管内流动时对血管壁产生的单位面积侧压。由于血管分动脉、毛细血管和静脉,所以,也就有动脉血压、毛细血管压和静脉压。通常说的血压是指动脉血压。

(2)血压分类:血压分为收缩压和舒张压。当心脏收缩时,动脉内的压力最高,此时压力称为收缩压,也称高压;心脏舒张时,动脉弹性回缩产生的压力称为舒张压,也称低压。收缩压和舒张压之差称为脉压。

(3)血压单位:通常以毫米汞柱(mmHg)表示,也可用千帕(kPa)表示。1mmHg = 0.133kPa,也就是 7.5mmHg = 1kPa。血压常使用血压计测定,血压计以大气压为基数。如果测得的血压数为 12.0kPa(90mmHg),即表示血液对血管壁的侧压比大气压高 12.0kPa(90mmHg)。

(4)正常血压:在生理状态下,人的血压保持在一定的范围内。每个人在生理状态下的血压并不完全相同,有些甚至差别很大,称为个体差异。但每个人的生理血压是相对稳定的。这个相对稳定的血压称为某人正常血压。

正常血压除存在个体差异外,还有性别和年龄的差异。一般说来,女性在更年期前动脉血压比同龄男性低,更年期后动脉血压升高。男性和女性的动脉血压都随年龄的增长而逐渐升高,收缩压的升高比舒张压的升高更为显著。

正常血压并不是一直保持在一个水平上,而是波动的,有周期性变化的特性。

(5)血压标准:医学上的正常血压是对一定数量人的基础血压通过统计学处理得出的统计学平均数。我国成人血压的标准是:

1)正常血压:收缩压<120mmHg 和舒张压<80mmHg。

2)正常高值:120mmHg≤收缩压<140mmHg 和/或 80mmHg≤舒张压<90mmHg。

3)高血压:收缩压≥140mmHg 和/或舒张压≥90mmHg。

(6)血压的测量方法:血压一般使用血压计测量,血压计以大气压为基数。由于环境、情绪、药物、体位等对血压都有影响。所以在测量时要排除这些因素的干扰以得到真实的血压数据。具体操作要求如下:

1)被测者在测量血压前 30 分钟内应避免剧烈运动、进食、喝含咖啡或茶的饮料、吸烟、服用影像血压的药物(用降压药治疗的高血压患者除外);精神放松、排空膀胱;至少安静休息 5 分钟。测血压时被测者务必保持安静,不讲话。

2)被测者取坐位,最好坐靠背椅;裸露右上臂,肘部置于与心脏同一水平。若疑有外周血管病,首次就诊时应测双臂血压。特殊情况下测量血压时可以取卧位;老年人、糖尿病患者及常出现直立性低血压者,应测立位血压。立位血压应在卧位改为立位 2 分钟后测量。不论被测者体位如何,血压计应放在心脏水平。

3)使用大小合适的袖带,袖带内气囊至少应包裹 80%的上臂,大多数人的臂围为 25~

35cm,宜使用宽 13~15cm,长 30~35cm 规格的气囊袖带,肥胖者或臂围大者应使用大规格袖带,儿童使用较小袖带。

4)将袖带紧贴缚在被测者上臂,袖带下缘应在肘弯上 2.5cm,松紧以能插入 1~2 指为宜。用水银柱血压计时将听诊器探头置于肘窝肱动脉波动明显处。

5)选择符合计量标准的水银柱血压计或通过国际标准[欧洲高血学会(ESH)英国高血压学会(BHS)和美国仪器协会(AAMI)]认证的上臂式电子血压计进行测量。

6)测量时快速充气,气囊内压力应达到桡动脉搏动消失并再升高 30mmHg(40kPa),然后以恒定速率(2~6mmHg/s)缓慢放气。心率较慢时放气速率也较慢,获取舒张压读数后快速放气至零。

7)在放气过程中仔细听取柯氏音,观察柯氏音第Ⅰ时相(第 1 音)与第Ⅴ时相(消失音)。收缩压读数取柯氏音第 1 时相,舒张压读数取柯氏音第Ⅴ时相(消失音)。儿童、妊娠妇女、严重贫血者、甲状腺功能亢进者、主动脉瓣关闭不全者或柯氏音不消失者,以柯氏音第Ⅳ时相(变音)定为舒张压。

8)所有读数均应以水银柱凸面的顶端为准;读数应取偶数(0、2、4、6.8),医疗记录中血压位数 0.2、4、6、8 的分布应均匀(分别占 20%±10% 以内)。注意克服血压尾数记录的 0 偏好现象。电子血压计以显示血压数据为准。

9)至少测量 2 次,应间隔 2 分钟重复测量,取 2 次读数的平均值记录。如果 2 次测量的收缩压或舒张压读数相差>5mmHg,则应相隔 2 分钟后再次测量。然后取 3 次读数或后 2 次读数相近的结果的平均数值。

10)左右差异,一般人左右两臂的血压相差不大,但也有人相差超过 20mmHg。如果左右两侧血压相差超过 10mmHg,应分别记录两侧的血压。

三、档案资料查阅原则、路径和方法

(一)档案资料查阅原则
1. 遵守档案馆室的查阅规定,按要求提供身份证件和相关证明。
2. 遵守保密规定,不得对所查阅内容进行泄露或宣扬等非法利用。
3. 不得对档案进行涂污、损毁、私藏等损坏行为。

(二)提供档案资料的路径和方法
1. 以档案原件提供利用　如在档案馆室(内)开辟阅览室,利用者在室内阅览一般文件原件;在某些情况下,将档案原件暂时借出馆(室)外使用等。
2. 以档案复制品提供利用　如制作各种形式的档案原件复制本,代替原件在馆(室)内阅览(如珍本)或提供馆外使用,编辑出版文件汇编和在报刊上公布档案,举办档案展览等。
3. 综合档案内容编写书面资料提供利用　如编写各种参考资料,制发档案证明,函复查询外调。依据档案材料撰写专门文章和著作、向社会提供加工的档案信息。

第三节　信息管理及利用

一、老年人能力评估基本信息填写方法和要求

(一)老年人能力评估信息记录表填写一律用钢笔或水笔。字迹要清楚,书体要工整。

数字或代码一律用阿拉伯数字书写。

（二）在各种记录表中，凡有备选答案的项目，应在该项目栏的"口"内填写与相应答案选项编号对应的数字。对于选择备选答案中"其他"或者"异常"这一选项者，应在该选项留出的空白处用文字填写相应内容。对各类表单中没有备选答案的项目，用文字或数据在相应的横线上或方框内据实填写。

（三）老年人能力评估信息记录表个人编码：编码的每一位数字都应该有具体的含义同时也建议将身份证号作为统一的身份识别码。

（四）各类健康记录表中涉及的日期类项目，按照年（4位）、月（2位）、日（2位）顺序填写。

二、系统数据处理和方法

中国老年人口基数庞大，养老服务资源有限，老年人能力评估工作需要横跨医疗、康复、保健等多方面专业领域，靠传统数据采集方式不仅消耗大量人力、物力、财力和时间，而且或多或少的影响数据的一致性、客观性、有效性和数据再利用。在信息技术发展日新月异的今天，合理应用老年人能力评估软件，整合科技创新资源，建立智能、长效的老年人能力评估机制。实现老年人能力评估的科学化和专业化。

（一）老年人能力评估软件的系统架构

通过软件所采集到的老年人能力评估信息，以云计算平台的形式，向各养老机构、第三方社会组织、专业评估机构提供老年人能力评估服务。

（二）老年人能力评估软件的利用价值

统一规范的老年人能力评估软件确保了评估工作全面准确，简单快捷，保证了评估流程清晰严谨，为老年人能力评估带来了便利。

1. 有助于实现高效率、低成本、大面积、多据点开展老年人能力评估工作。并且有利于长期保存大量数据信息，有利于今后老年人能力评估定期更新工作的开展。

2. 有助于提高评估结果的公正性和客观性，增强了结果的说服力，便于有理有据地向老年人（家属）说明每一项服务项目的必要性。并且有助于提升用户体验，强化与用户间的信赖关系。

3. 有助于提高评估结果的准确性，充分了解老年人的真实情况，以老年人的服务需求为导向，合理为老年人量身制订服务方案，配置符合其能力的护理人员，提升机构服务品质。

三、健康信息数据分析与管理

（一）老年人能力评估信息录入

1. 老年人能力评估信息录入的概念　信息收集完成后要把收集到的信息录入到计算机里保存，以便下一步的分析和使用。一般情况下，在调查问卷设计阶段就已经编写了调查问卷的编码并在调查问卷里留出空格，要求调查者按照编码手册中不同变量所规定的编码填入相应的数值。在信息录入阶段可按照完成问卷里填写的数字，使用设计好的数据库将调查问卷录入到计算机。

2. 老年人能力评估信息录入的步骤

（1）录入员培训：在数据录入前要对录入员进行培训，掌握录入要求。录入与培训内容包括数据库结构、调查表的编码、逻辑差错的设置要求、数据库文件的保存等。

（2）信息录入

1）信息录入的程序可用一般性的计算机软件，如 Excel 等，也可以用 EpiData、SAS、SPSS、Systat 等软件录入数据。因此，信息的录入需要有一定的计算机应用能力。

2）信息录入方法：①将所有的调查数据直接输入电子数据表，最好是采用双份独立录入校对的方法，所谓"双份独立录入"是指有两个录入员采用相同的数据库结构分别独立地录入同一份老年人能力评估信息记录表，这样同一批资料得到两份数据库；②应用如 PAD 这样的电脑终端在调查时就将数据送入计算机主机，后者的好处是节省由问卷到电脑的数据文件转换时间，并且在现场直接录入会提高调查双方的积极性，避免枯燥。

3）信息录入的常见错误及解决方法：信息录入是整个研究过程最枯燥的一步，并且也是发生错误较多的一个环节。错误主要有读不懂手写文字、错误的答案、编码错误、错误的编码位置、遗漏数据、重复录入数据等。数据录入过程必须努力降低错误的发生率。条件许可时最好应用双录入方法来录入数据。

（3）录入数据的鉴别和核实　如果是采用双份录入的方法，可用某些数据管理软件，如 EpiData 的 Validate 程序进行比较，打印出不一致的部分，并与原始表格的内容进行对照和修改。修改后再进行校对，直至两份录入的数据完全相同。

（二）信息清理

1. 为了保证老年人能力评估信息录入的准确性，必须进行信息的鉴别与核实。检查录入信息准确性的过程称为信息清理。

2. 鉴别和核实老年人能力评估信息的原则包括：检查核实数据编码是否正确、问题到编码的转换是否正确、录入是否正确。

3. 信息清理的方法主要包括如下 3 种：

（1）双录入法：通过其他人重新输入数据库来检查错误的方法。当出现前后两次录入的数据不符的情况时，应重新参考源文件及调查问卷，直至找到错误并更正为止。

（2）直接审阅数据库文件：通过专人目测检查数据库文件中的记录是否存在相同的格式，是否有空白数据。如果应用固定栏目格式，只要出现任何缩写形式的目录就会发现错误位置栏而发生的编码错误。出现这种情况就应该重新输入正确的数据。同时，对数据中的缺失值已经进行过编码（如缺失值编码为 777），如出现空白栏，则提示错误存在。

（3）计算机查错

1）数据库设计合理编码：在信息录入前的数据库程序设计阶段，确定每一个变量特定范围内的编码来确认其属性，以规定所要接受的合理编码。在录入数据时，数据库程序会自动检查编码的正确性。如果发生录入错误，就会发出"嘟嘟"的响声来提示录入员及时更正。

2）逻辑查错：在数据录入完成后，应用逻辑检查的方法进行查错。它是在计算机上通过应用反证法的程序，检查对特定问题和其他问题的回答是否存在逻辑上的合理性。

（三）老年人能力评估信息的传递和接受

完成信息录入、分析整理后，应及时地将结果按照规定的格式反馈给被评估的老年人及其家属。

（四）老年人能力评估信息保存

1. 老年人能力评估信息的保存　包括计算录入后的数据库文件的存档和调查问卷文

件的保管和存放。

2. 数据库文件在录入和清理完成后要进行双备份,分别保存在不同的计算机相应文件夹里。

3. 调查问卷的保存 保存原则要保证信息档案的完整、安全、方便查阅。具体措施包括:①应安排一定的空间和购置必需的档案保管设施设备,保证这些存档的文件能防盗、防晒、防高温、防火、防潮、防尘、防鼠和防虫;②要指定专职人员进行管理;③在放置调查问卷等纸质文件时,要考虑到便于使用,如可按编号摆放、建立目录卡、并留有空间以备扩充。

(五)老年人能力评估信息安全

1. 老年人能力评估信息安全是信息管理的重要环节,应特别给予重视。信息安全是指所收集的数据受到保护,不会因为偶然的或者恶意的原因而遭到破坏更改泄露。信息安全的内容主要包括五个方面:保证信息保密性、真实性、完整性、拷贝的安全性(未经授权不得拷贝)和所寄生系统的安全性。

2. 老年人能力评估信息安全策略,主要是制订严格的规章制度和严格的安全管理制度。信息管理的单位应建立相应的网络安全管理办法、加强内部管理,建立合适的网络安全管理系统,加强用户管理和授权管理。建立安全审计和跟踪体系,提高整体网络安全意识。

(骆 彬)

推荐阅读

1. 田兰宁. 老年人能力评估基础操作指南. 北京:中国社会出版社,2016.
2. 宋岳涛. 老年综合评估. 2 版. 北京:中国协和医科大学出版社,2019.
3. 王陇德. 健康管理师 基础知识. 2 版. 北京:人民卫生出版社,2019.

第十章

老年人日常生活活动能力评估

学习目标

认识与记忆：

1. 掌握老年人进食、洗澡、修饰、穿衣能力评估知识。

2. 掌握老年人大便控制、小便控制和如厕能力评估知识。

3. 掌握老年人床椅转移、平地行走、上下楼梯能力评估知识。

4. 掌握老年人日常生活活动能力评估指标评定和注意事项。

5. 掌握工具性日常生活活动能力评估基础知识。

理解与运用：

1. 理解并评估老年人进食、洗澡、修饰、穿衣能力。

2. 理解并评估老年人大便控制、小便控制和如厕能力。

3. 理解并评估老年人床椅转移、平地行走、上下楼梯能力。

4. 理解并依据评估指标准确计算评定结果得分,分析、确定评估对象的日常生活活动能力分级。

5. 理解并评估老年人购物能力。

6. 理解并评估老年人家务能力。

7. 理解并评估老年人理财能力。

8. 理解并评估老年人食物储备能力。

9. 理解并评估老年人交通能力。

10. 理解并评估老年人使用电话能力。

11. 理解并评估老年人洗衣能力。

12. 理解并评估老年人服药能力。

日常生活活动能力的评估是老年人能力评估的重点内容之一。日常生活活动最初是指躯体损伤后为了维持生存以及适应生存环境而每天必须反复进行的一种最基本、最具有共性的活动,包括进食、穿衣、大小便控制、洗澡和行走等。随着人们生活质量的提高,这种狭义的概念已不够全面,逐渐被广义的概念所取代,它除了包括最基本的生活能力之外,还包括与他人交往的能力以及在经济上、社会上和职业上合理安排自己生活方式的能力。广义的日常生活活动能力是指人们在每日生活中,为了照顾自己的衣食住行,保持个人卫生整洁和进行独立的社区活动所必需的一系列基本活动,反映了人们在家庭、社区中最基本的能力,直接影响患者的心理、整个家庭及与社会的联系。目前根据日常生活活动的性质和内容,可分为基本日常生活活动、工具性日常生活活动和高级日常生活活动三类。本章从理论的高度,系统、全面地介绍老年人日常生活活动的能力评估情况。其中,日常生活自理能力的丧失是高龄老年人最主要的健康问题,因此,本章主要围绕基本日常生活活动的能力评估展开详细阐述。

第一节　进食能力评估

我国自古就有"民以食为天"的说法,可见饮食在人们的生活中占有相当重要的位置。对于老年人来说,摄取食物是为了满足生理的需求和维护健康的需要,因此,摄取食物及其相关的活动过程对老年人有重要的意义。

一、评估目的

通过对老年人进食能力评估,了解老年人的饮食基本情况,客观评价老年人生活能力,为老年人进食提供帮助做好参考依据。

二、评估内容

"进食"指的是经口进食。老年人准确使用餐具,将食物从桌上或托盘中送入口中、咀嚼、吞咽的行为。主要包括用适合的餐具(如筷子、勺子或叉子等)将食物送到口中、对碗(碟)的把持情况、咀嚼以及吞咽等过程。

三、物品准备

食物、餐具、自助具、评估量表、记录仪、笔和记录本,必要时带录音笔及录像设备。

四、评估方法

实际观察法、询问法、检测法等。

五、评估标准

按照《老年人能力评估》标准,评估被评估者进食能力是否独立属于哪种状态,依据其客观表现给予相应评分,分为5个等级。①在合理的时间内,独立使用餐具将食物送进口中并咽下,没有呛咳;②在他人语言指导或照看下完成,或独立使用辅助工具和自助具,没有呛咳;③进食中需要小量接触式协助(如需要有人协助剥皮、去鱼刺、切食物、开盖、置换餐具、将食物放到勺子上等才能完成进食),偶尔(每月1次及以上)呛咳;④在进食中需要大量接触式协助(同时满足以下3项为大量帮助:a. 需要有他人在旁监护、必要时协助;b. 需要有人诱导、提示动作才能完成进食;c. 需要有人协助剥皮、去鱼刺、切食物、开盖、置换餐具、将食物放到勺子上等才能完成进食),经常(每周1次及以上)呛咳;⑤完全依赖他人协助进食,或吞咽困难,或每餐都需要医护人员通过留置营养管,注射营养液替代经口进食。

六、注意事项

1. 进食量的多少、进食的方式是否准确恰当,不包含在本评估项目的判断标准中,故不会影响到评估结果。

2. 系围兜(裙)、准备食物(将食物弄成颗粒、糊状等)、配餐、进食完毕后的餐具收拾、撒落在餐具外食物的收拾等行为能力,均不包含在本评估项目的判断标准中,故不会影响到评估结果。

3. 面食作为特例,不包含在评估对象内。

4. 由于环境(如早、中、晚不同的时间段)、身心健康状况等发生变化,老年人的日常照护方式随之发生变化的情况。结合评估实施日前一周内老年人的实际情况进行判断。详细询问家属或陪同人员具体时间的发生频率、发生时间段等具体情况,并须如实、具体地记载在"特殊事项"中。

5. 老年人缺乏必要的照护服务,通常情况下一人在家;老年人抵抗照护人员提供服务;老年人接受的服务项目不利于其自主自立能力的恢复,须如实、具体地记载在"特殊事项"中。

第二节 洗澡能力评估

洗澡可以预防感染,促进皮肤代谢,并且可以使人感觉舒适、安全和心情愉快。随着年龄的增长,老年人由于活动能力降低、会感觉沐浴烦琐,甚至困难。因此,正确评估老年人洗澡的能力至关重要。

一、评估目的

通过对老年人洗澡能力评估,为老年人基本日常生活活动能力评估提供参考依据。

二、评估内容

"洗澡"指的是老年人准备好必要物品后,用手或浴球等工具,涂上香皂或沐浴露等沐浴用品后,擦拭、洗净全身的行为。"全身"的范围包括:颈部、上肢(左和右)、胸部、腹部、会阴部、臀部、大腿(左和右)、小腿(左和右)、足(左和右)。进行洗澡评估时不包括洗头发。

三、物品准备

洗澡水、洗澡凳、自助具、评估量表、记录仪、笔和记录本,必要时带录音笔及录像设备。

四、评估方法

询问法、检测法等。

五、评估标准

按照《老年人能力评估》标准,评估被评估者洗澡能力是否独立属于哪种状态,依据其客观表现给予相应评分,分为 5 个等级。①独立完成,不需要协助(即准备好洗澡水后,可自己独立完成洗过程。具体包括:a."洗澡"定义中的一连串动作都能在无他人任何帮助的情况下独立完成;b. 或在无须他人帮助,可以使用辅助工具、自助具完成洗动作);②在他人语言指导或照看下完成;③需要他人协助,但以自身完成为主;④主要依靠协助,自身能予配合(如需要护理员帮助涂抹沐浴露,洗净身体的某些部位);⑤完全依赖他人协助,且无法给予配合(具体包括:a. 机械浴;b. 老年人本人虽已在力所能及的范围内自行擦洗了部分身体部位,但事后护理员仍需帮助老年人再一次重新洗净全身,含老年人自己擦洗部分)。

六、注意事项

1. 洗澡环境优劣、浴池类型与评估标准无关。

2. 洗澡方式不限。淋浴、盆浴、池浴或其他方式都可。

3. 准备洗澡水、洗发、更衣、移动不包含在本评估项目的判断标准中,故不会影响到评估结果。

4. "在洗澡过程中需要他人帮助"的判断标准为护理员是否需要帮助老年人洗净部分身体部位或全身。

5. 可使用加长手柄刷、洗澡凳等辅助工具,强调的是一个人完成,不需要其他人帮助,因此请注意该情况属于"独立完成,不需要协助"。

6. 由于洗澡方式等受环境(时间、空间)变化而变化的情况较多,所以结合评估实施日前一周内老年人的实际情况进行判断。详细询问家属或陪同人员具体事件的发生频率、发生时间段等具体情况,并须如实、具体地将老年人现场的表现、日常生活中的状态,两者不同之处、选择结果的理由记载在"特殊事项"中。

7. 根据实际使用辅助工具的种类、使用频度、使用方式方法等来进行判断。原则上,若老年人借助辅助工具,可凭借自己的能力完成洗澡全过程,即可视为能力完好。

8. 老年人缺乏必要的照护服务,通常情况下一人在家;老年人抵抗照护人员提供服务;老年人接受的服务项目不利于其自主自立能力的恢复,须如实、具体地记录在"特殊事项"中。

第三节　修饰能力评估

修饰是老年人日常生活活动能力的主要内容之一,主要包括洗脸、刷牙、梳头、刮脸等日常行为。良好的修饰能力有助于老年人维护自我形象,因此,正确评估老年人的修饰能力,可以提高生活质量。

一、评估目的

通过对老年人修饰能力评估,为老年人基本日常生活活动能力评估提供参考依据。

二、评估内容

"修饰"指洗脸、刷牙、梳头、刮脸等。洗脸包括准备毛巾,开(关)水龙头,打湿毛巾洗脸,擦干,确认有无沾湿衣服等一系列动作;或直接用湿巾或蒸毛巾(已含水分)擦拭脸。刷牙包括准备牙刷、漱口水,正确地挤牙膏,刷牙,漱口等系列动作;若使用假牙,除以上动作外,还包括脱(装)假牙的动作。梳头:包括准备梳子,准备发胶、发蜡等修饰用品(如有需要),梳头等一系列动作。刮脸:包括准备剃须刀,完成刮脸并清洁等一系列动作;也包括使用电动剃须刀。

三、物品准备

毛巾、水龙头、洗脸水、牙刷、牙膏、漱口水、梳子、剃须刀、自助具、评估量表、记录仪、笔和记录本,必要时带录音笔及录像设备。

四、评估方法

实际观察法、询问法、检测法等。

五、评估标准

按照《老年人能力评估》标准,评估被评估者修饰能力是否独立属于哪种状态,依据其客观表现给予相应评分,分为5个等级。①独立完成,不需要协助(具体包括:a. 无他人任何帮助下,能够独立完成"修饰"定义中所有需要的行为动作;b. 或无须他人帮助,可以使用辅助工具、自助具完成洗脸、刷牙、梳头、刮脸等行为);②在他人语言指导或照看下完成;③需要他人协助,但以自身完成为主;④主要依靠协助,自身能予配合;⑤完全依赖他人协助,且无法给予配合(a. 老年人即使自认为已完成修饰行为,但没有做到完全洗净,事后仍需护理员帮助老年人重新洗脸、刷牙、梳头、刮脸等,含老年人自己完成的部分;b. 日常生活中,老年人如常年卧床,则无洗脸的生活习惯,通常会发生他人帮助其在床上完成洗脸等替代行为)。

六、注意事项

1. 移动、洗面台的打扫不包含在本评估项目的判断标准中,故不会影响到评估结果。

2. 评估对象没有洗脸的习惯,需用类似行为代替评估,如入浴后用毛巾擦脸或者在床上擦脸的行为等。

3. 如老年人刷牙不使用牙膏,仅使用漱口水等口腔清洁用品的情况也属于本评估项目内容。根据评估员的经验,结合老年人实际的操作情况作出判定。

4. 评估刷牙时,如果评估对象使用电动牙刷和容易把持的杯子,无须辅助可以自己进行,评估为"独立完成,不需要协助"。但如果护理人员帮助评估对象刷牙,并需要将杯子放到嘴边,评估对象只会漱口、吐出的行为,评估为"主要依靠协助,自身能予以配合"。

5. 使用一般的梳头工具,依靠自己的能力无法进行,但是使用梳子的自助用具,无须帮助,依靠自己的能力可以完成梳头动作,评估为"独立完成,不需要协助"。

6. 由于修饰行为易受环境(时间、空间)变化而发生变化,根据评估员的经验,必要时,详细询问家属或陪同人员评估实施日前一周内老年人的实际情况(具体事件的发生频率、发生时间段等)后作出判断。并须如实、具体地记载在"特殊事项"中。

7. 日常生活中,无评估项目行为的情况。若老年人没有头发,或头发过短无须梳头,洗澡后擦拭头部或者卧床由他人擦拭头部等可作为评估判断标准。

第四节　穿衣能力评估

自古即有衣食住行的描述,可见在人们的日常生活中,它们起着举足轻重的作用。所谓衣,是指衣服。它既可以保暖美观,又是展示自我个性的重要手段。老年人在几十年的生活经历中,形成了自己的穿衣习惯。然而,伴随老化、身体功能的衰退,自立出现了障碍,很可能需要借助他人的援助来完成。因此,评估老年人穿衣的能力是非常重要。

一、评估目的

通过对老年人穿衣能力评估,为老年人基本日常生活活动能力评估提供参考依据。

二、评估内容

"穿衣"包括穿(脱)平常在穿的上身衣物和下身衣物。"上身衣物"指的是腰部以上的内外衣、假肢或矫形器。"下身衣物"指的是裤(含内裤)、裙、鞋、假肢或矫形器。动作要点包括穿、脱、套袖子、套裤腿、上提裤(裙)、系扣、拉拉链、系鞋带等。

三、物品准备

衣服、自助具、评估量表、记录仪、笔和记录本,必要时带录音笔及录像设备。

四、评估方法

实际观察法、询问法、检测法等。

五、评估标准

按照《老年人能力评估》标准,评估被评估者穿衣能力是否独立属于哪种状态,依据其客观表现给予相应评分,分为5个等级。①独立完成,不需要协助(即强调一个人完成,不需要其他人帮助。具体包括:a. 无他人任何帮助的情况下,能够独立完成"穿"定义中的所有行为;b. 或无须他人帮助,可以使用辅助工具、自助具完成穿衣行为。例如,老年人借用辅助器具自己完成鞋袜的穿脱;c. 或是根据老年人需求改造过的衣物。例如,穿脱方便的护理服、袜子或裤子上系有环或圈、拉链裤改造成松紧带的裤子、鞋带改造成魔术贴等);②在他人语言指导或照看下完成;③需要他人协助,但以自身完成为主(能自己穿脱,但需他人帮助整理衣物、系扣、系鞋带、拉拉链);④主要依靠协助,自身能予配合;⑤完全依赖他人协助,且无法给予配合(即"穿衣"定义中的每项行为都无法独立完成,需要他人帮助)。

六、注意事项

1. 挑选、搭配衣物,传递衣物等穿(脱)衣物前的动作不包含在本评估项目的判断标准中,故不会影响到评估结果。

2. 穿衣评估除了看老人能不能独自穿衣、穿裤外,还要看是否有穿错、穿反、穿衣顺序的情况。

3. 如果独立完成时间过长,要考虑需要协助。

4. 对日常没有穿常规衣裤的老人(如浴衣式样的睡衣),用短裤和尿布的穿脱行为来代替,进行评估。

5. 老年人缺乏必要的照护服务,通常情况下一人在家;老年人抵抗照护人员提供服务;老年人接受的服务项目不利于其自主自立能力的恢复,须如实、具体地记录在"特殊事项"中。

第五节　大便控制能力评估

老年人的大便失禁、排空困难等一系列问题,影响了老年人的饮食、日常生活活动和社会交往,给其带来了极大的精神压力,也严重影响了患者的生存质量。因此,正确评估老年人的大便控制能力至关重要。

一、评估目的

通过对老年人大便控制能力评估,为老年人基本日常生活活动能力评估提供参考依据。

二、评估内容

"大便控制"指的是老年人有自主意识可控制排便,无排泄障碍。排泄障碍包括直接在裤子里排便,随地大便,排便失禁,摆弄排泄物,把排泄物抹到衣服、被褥、墙壁等地方。

三、物品准备

评估量表、记录仪、笔和记录本,必要时带录音笔及录像设备。

四、评估方法

询问法、检测法等。

五、评估标准

按照《老年人能力评估》标准,评估被评估者大便控制能力是否独立属于哪种状态,依据其客观表现给予相应评分,分为5个等级。①可正常自行控制大便排出(即无他人任何帮助的情况下,能够独立完成"大便控制"定义中的所有行为);②偶尔便秘(每月≥1次,但每周<1次),自行使用外用通便辅助物;或者大便失禁(每月≥1次,但每周<1次),自行使用尿垫(布)等辅助用物;③经常便秘(每周≥1次),需要他人小量协助使用外用通便辅助物;或者大便失禁(每周≥1次,但每天<1次),需要他人小量协助使用尿垫(布)或便器等辅助用物;④大部分时间均便秘,需要他人大量协助使用外用通便辅助物;或者大部分时间均失禁(每天≥1次),尚非完全失控,需要他人大量协助使用尿垫(布)或便器等辅助用物;⑤严重便秘或者完全大便失禁,需要依赖他人协助排便或清洁皮肤。

六、注意事项

1. 不局限于评估实施时的情况。须详细询问老年人本人、家属或陪同人员,结合评估实施日前一周内老年人的实际情况(具体事件的发生频率、发生时间段等)作出判断。

2. 评估时要考虑保持身体清洁、是否需要栓剂或灌肠器(使用原因、自己使用或他人协助使用等)、是否排便失禁于衣服上等情况,但是不考虑排便后因未擦净肛门而弄脏衣服等外在环境。

3. 若患者长期便秘而需要别人定时帮助排便,其情况应视作"严重便秘,需要他人协助排便或清洁皮肤"。

4. 若患者能自行处理造瘘口或使用纸尿片,应视作完全没有大便失禁;若患者不及时更换造口袋或尿片并发出异味时,其表现应被降级。

5. 若排便失禁是由于药物副作用的影响,须将药物名称、服用期间剂量等情况如实记录在"特殊事项"中。

6. 使用康复辅具(如助听器)、老年人用品(如成人尿不湿)等外界辅助工具的情况。要结合老年人本人、家属或陪同人员的描述,根据评估员的经验作出判断。

第六节　小便控制能力评估

由于老年人膀胱的储尿和排空机制发生障碍,会导致出现其出现泌尿系统感染、结石、尿液反流、上尿路积水等并发症,严重者会导致肾衰竭。因此,正确评估老年人的小便控制能力至关重要。

一、评估目的

通过对老年人小便控制能力评估,为老年人基本日常生活活动能力评估提供参考依据。

二、评估内容

"小便控制"指的是老年人有自主意识可控制排尿,无排尿障碍。排尿障碍包括直接在裤子里排尿,随地小便,尿失禁,摆弄排泄物,把排泄物抹到衣服、被褥、墙壁等地方。

三、物品准备

评估量表、记录仪、笔和记录本,必要时带录音笔及录像设备。

四、评估方法

询问法、检测法等。

五、评估标准

按照《老年人能力评估》标准,评估被评估者小便控制能力是否独立属于哪种状态,依据其客观表现给予相应评分,分为5个等级。①可自行控制排尿,排尿次数、排尿控制均正常(具体包括:a. 无他人任何帮助的情况下,能够独立完成"小便控制"定义中的所有行为;b. 或需要使用器具,例如患者因病情需要而留置尿管,但能无须帮助自行处理);②白天可自行控制排尿次数,夜间出现排尿次数增多、排尿控制较差,或自行使用包括但不限于尿垫(布)或便器等辅助用物;③白天大部分时间可自行控制排尿,偶尔出现(每周≥1次,但每天<1次)尿失禁,夜间控制排尿较差,或他人小量协助使用包括但不限于尿垫(布)或便器等辅助用物;④白天大部分时间不能控制排尿(每天≥1次),但尚非完全失控,夜间出现尿失禁,或他人大量协助使用包括但不限于尿垫(布)或便器等辅助用物;⑤小便失禁,完全不能控制

排尿,或留置导尿管(具体包括:a.经常尿失禁,且完全需要依赖工具或他人完成排尿行为; b.或留置导尿管,但自己不能管理导尿管)。

六、注意事项

1. 不局限于评估实施时的情况。须详细询问老年人本人、家属或陪同人员,结合评估实施日前 24~48h 内老年人的实际情况(具体事件的发生频率、发生时间段等)作出判断。

2. 评估时注意事项与"大便控制能力评估"注意事项相似,请借鉴参考并作出合理的判断。

3. 若排便失禁是由于药物副作用的影响,须将药物名称、服用期间剂量等情况如实记录在"特殊事项"中。

第七节　如厕能力评估

如厕动作在每天的日常生活活动中进行的次数最多。如果无大小便失禁,那么提高老年人如厕自理程度是非常重要的,即尽量营造"正常生活",使老人能不依赖他人帮助自己就能上厕所。但是,由于厕所间的转移难度较大,所以确认老年人能够进行从床到轮椅间的转移后,再进行如厕的能力评估。所以,正确评估老年人如厕的能力是非常重要的。

一、评估目的

通过对老年人如厕能力评估,为老年人基本日常生活活动能力评估提供参考依据。

二、评估内容

"如厕"指的是老年人在有便意或尿意的时候,知道要去厕所或使用便盆及尿壶大小便,以及事后清洁整理的行为能力。判断完成如厕行为的动作要点包括知道要去厕所或使用便盆、尿壶,解开衣裤,清洁肛门或会阴处,整理衣裤,冲水或清洗便盆、尿壶等动作。若为人工肛门,包括人工肛门袋的准备、更换、事后清理等动作。若为穿戴成人尿布、尿垫、留置导尿管,包括纸尿裤、尿垫、导尿管的准备、更换、事后清理等动作。

三、物品准备

起床辅助用具、卫生间扶手、轮椅、坐便椅、卫生纸、评估量表、记录仪、笔和记录本,必要时带录音笔及录像设备。

四、评估方法

实际观察法、询问法、检测法等。

五、评估标准

按照《老年人能力评估》标准,评估被评估者如厕能力是否独立属于哪种状态,依据其客观表现给予相应评分,分为 5 个等级。①独立完成,不需要协助(具体包括:a.无须他人任何帮助的情况下,能够独立完成"如厕"定义中的所有行为;b.或无须他人帮助,自己使用辅助工具、自助具完成如厕行为);②在他人语言指导或照看下完成;③需要他人协助,但以自身完成为主(需他人搀扶去厕所、需他人帮忙冲水或整理衣裤等);④主要依靠协助,自身能予配合;⑤完全依赖他人协助,且无法给予配合("如厕"定义中的所有行为都无法自主完成,需要他人帮助)。

六、注意事项

1. 评估此项时,必须评估老年人排泄后,是否有自主冲水、清洁便器等事后清理的意识和能力。

2. 判断标准与厕所种类无关,坐式、蹲式、立式都可。

3. 用康复具(如助听器)、老年人用品(如成人尿不湿)等外界辅助工具的情况,并须如实、具体地记载在"特殊事项"中。

4. 老年人缺乏必要的照护服务,通常情况下一人在家;老年人抵抗照护人员提供服务;老年人接受的服务项目不利于其自主自立能力的恢复,须如实、具体地记载在"特殊事项"中。

第八节 床椅转移能力评估

床椅转移是老年人日常生活中不可避免的活动,发生障碍则严重影响其日常生活能力的恢复,尤其是有自理能力缺陷的老年人。正确评估老年人床椅转移的能力,有利于减少老年人在转移过程中不舒适的感受,避免发生意外跌倒,同时也提高生活自理能力,促进康复。

一、评估目的

通过对老年人床椅转移能力评估,为老年人基本日常生活活动能力评估提供参考依据。

二、评估内容

"床椅转移"指的是"从床到轮椅""从床到坐便器"等来回全过程中的所有动作。主要包括移动臀部、转身、移动、坐下等动作。坐轮椅的情况时,除上述动作外,还包括接近床椅、合上车闸、提起足托、拆扶手。另外,为老年人擦拭身体、更换床垫、预防褥疮等,发生移动老年人臀部的行为动作时,也包含在该评估项目的范畴内。

三、物品准备

轮椅、座便椅、自助具、评估量表、记录仪、笔和记录本,必要时带录音笔及录像设备。

四、评估方法

实际观察法、询问法、检测法等。

五、评估标准

按照《老年人能力评估》标准,评估被评估者床椅转移能力是否独立属于哪种状态,依据其客观表现给予相应评分,分为5个等级。①独立完成,不需要协助(具体包括:a. 无他人任何帮助的情况下,能够独立完成"床椅转移"定义中的所有行为;b. 或无须他人帮助,可以使用辅助工具、自助具完成转移动作,拐杖除外)。②在他人语言指导或照看下完成。③需要他人协助,但以自身完成为主(即需他人搀扶或使用拐杖,具体包括:a. 根据身体功能,老年人有能力完成床椅转移动作。但是,基于安全考虑,需要部分帮助。包括转移时需要他人在旁监护,行为动作需要他人在旁提示等。b. 在转移动作过程中,原则上,护理员不直接接触或较少直接接触老年人身体。但是,基于安全考虑,可帮助老年人将轮椅移到臀部下方适当位置;老年人身体失去平衡时,可搀扶老年人。或老年人需要依赖拐杖才能完成转移动作全过程)。④主要依靠协助,自身能予配合(即较大程度上依赖他人搀扶和帮助,包括在床椅转移的过程中,老年人的身体功能状态无法保证其自身安全,转移动作全过程需要他人搀扶、协助支撑身体等才能完成,帮助程度超过 50%)。⑤完全依赖他人协助,且无法给予配合(包括根据身体功能,老年人没有能力独自完成床椅转移动作。转移动作全过程需要他人抱、搬动身体等才能完成)。

六、注意事项

1. 转移间距须在 110cm 以上。

2. 假肢、助行器等辅助工具的准备行为不包含在本评估项目的判断标准中,故不影响评估结果。

3. 根据评估员的经验,必要时,详细询问家属或陪同人员评估实施日前一周内老年人的实际情况(具体事件的发生频率、发生时间段等)后作出判断,并须如实、具体地记载在"特殊事项"中。

第九节　平地行走能力评估

平地行走是日常生活活动中最需要身体活动配合的,行走的目的往往是完成其他活动(如排泄等)进行的。行走带来的生活范围扩大不仅非常有利于日常生活的自立,还能提高生活质量;正确评估老年人的平地行走能力是非常必要的。

一、评估目的

通过对老年人平地行走能力评估,为老年人基本日常生活活动能力评估提供参考依据。

二、评估内容

"平地行走"指的是从双脚站立的状态开始,连续步行 50m 左右的行为能力。"连续步行"定义为步行过程中停顿不超过 20 分钟以上,中途不跌倒,不停歇。若评估场地面积有限,行走距离无法达到 50m 左右的要求时,以能否平地行走 5m 为衡量标准。

三、物品准备

行走场地、拐杖、支具、评估量表、记录仪、笔和记录本,必要时带录音笔及录像设备。

四、评估方法

实际观察法、询问法、检测法等。

五、评估标准

按照《老年人能力评估》标准,评估被评估者平地行走能力是否独立属于哪种状态,依据其客观表现给予相应评分,分为 5 个等级。①独立平地步行 50m 左右,不需要协助,无摔倒风险[具体包括:a. 在无他人任何帮助、监护,不借助任何支撑器械的情况下,能够独立完成"平地行走"定义中的所有行为。这里的"借助任何支撑器械"是指拐杖等,但不包括视力障碍者使用导盲棍的情况,因为使用导盲棍的目的是辨别方向,而不是支撑身体。b. 使用支具(如假肢等)可独自完成穿脱动作后平地行走]。②能平地步行 50m 左右,存在摔倒风险,需要他人监护或指导,或使用拐杖、助行器等辅助工具(包括穿脱支具和平地行走时需要他人在旁监护)。③个体在步行时需要他人小量扶持协助(即需他人搀扶或使用拐杖,具体包括:a. 或倚靠墙壁、扶手等有外界支撑时可独立连续行走。b. 或一手使用辅助用具或倚靠外界支撑,一手需要他人搀扶、支撑时可独立连续行走。"辅助用具"不包括使用轮椅)。④个体在步行时需要他人大量扶持协助[因肢体残疾、平衡能力差、过度衰弱、视力等问题,在较大程度上依赖他人搀扶,或坐在轮椅上自行移动,具体包括:a. 倚仗拐杖、助行器、墙壁、扶手等已无法完成行走动作,必须由他人搀扶、支撑身体才可完成连续行走。b. 使用轮椅可自己驱动轮椅(包括电动轮椅),坐在轮椅上能自行移动 50m 左右。能够转弯、转换方向且能准确移动到位]。⑤无法步行(具体包括:a. 自己不能驱动轮椅,或无法自己掌控轮椅平衡,依赖他人的帮助、监护才能安全使用轮椅完成移动。或常年卧床、重度昏迷等无行走能力。b. 或因疾病等原因医生不建议或限制站立步行、轻量体力劳动。c. 或即使获得外界帮助,也只能行走或移动 2~3m,无法连续走 5m 或 5m 以上的距离)。

六、注意事项

1. 步幅、步频、步行速度、方向感觉等与评估标准无关。

2. 必须根据老年人日常生活中通常的实际情况作出判断。老年人在接受康复训练时的行为能力不在本评估项目判定标准范畴内。

3. 由于心肺功能受损等疾病因素,医生不建议或限制老年人进行轻量体力劳动。即使无法当场对老年人实施评估,也可判定为"无法步行,完全依赖他人"。

4. 失去双脚,需要依靠双手完成移动时,由于没有完成站立的行为能力,所以判定为"无法步行,完全依赖他人"。

5. 依靠自己的身体部位(需要双手支撑在膝盖上,弓着腰行走等),几乎不依靠或较少程度依赖他人可以独自完成行走时,判定为"能平地行走 50m 左右,存在摔倒风险,需要他人监护或指导,或使用拐杖、助行器等辅助工具"。

6. 以下情况属于"独立平地行走 50m 左右,不需要协助,无摔倒风险"。

(1)指无须支撑或者日常使用的器具、器械,自己能够行走的情况。

(2)视力障碍者不以支撑身体为目的而以确认方向为目的,使用拐杖或扶墙独自行走。

(3)使用矫形器、假肢行走主要指能够独立完成穿脱动作后的独立行走。

7. 以下情况属于"能平地行走 50m 左右,存在摔倒风险,需要他人监护或指导"。

(1)以支撑身体为目的使用拐杖或扶墙的行走。

(2)使用矫形器、假肢行走主要指必须在他人指导或提示下才能完成支具穿脱动作后的行走。

8. 以下情况属于"无法步行,完全依赖他人"。

(1)常年卧床、重度昏迷等无行走能力。

(2)由于心肺功能等受限,医生不建议或者限制站立行走。

(3)双腿截肢,无法站立,双手可爬行。

(4)即使借助外力,但无法做到中途不间歇,完成连续行走 5m 或 5m 以上距离的行走。

9. 评估实施时,老年人现场的表现与家属或他人叙述的情况不一样。根据评估员的经验,必要时,详细询问家属或陪同人员。结合评估实施日前一周内老年人的实际情况(具体事件的发生频率、发生时间段等)后,作出判断,并须如实、具体地将老年人现场的表现、日常生活中的状态、两者不同之处、选择结果的理由记载在"特殊事项"中。

10. 老年人未在评估现场作出指定动作 评估员必须把老年人当时的身心状态、无法做指定动作的理由详细如实地记载在"特殊事项"中。并且,详细询问家属或陪同人员评估实施日前一周内老年人的实际情况(具体事件的发生频率、发生时间段等),作出判断,并须如实、具体地将家属或陪同人员的叙述、选择结果的理由记载在"特殊事项"中。

第十节　上下楼梯能力评估

随着年龄的增长,老年人的腿脚越发不灵便。对于住房没有电梯的老人们来说,原本可轻易爬上爬下的楼梯,慢慢变成了一种负担。因此,正确评估老年人上下楼梯的能力,可以帮助老人实现基本的日常生活需求。

一、评估目的

通过对老年人上下楼梯能力评估,为老年人基本日常生活活动能力评估提供参考依据。

二、评估内容

"上下楼梯"指的是双脚交替完成楼梯台阶连续的上下移动。

三、物品准备

楼梯、拐杖、支具、评估量表、记录仪、笔和记录本,必要时带录音笔及录像设备。

四、评估方法

实际观察法、询问法、检测法等。

五、评估标准

按照《老年人能力评估》标准,评估被评估者上下楼梯能力是否独立属于哪种状态,依据其客观表现给予相应评分,分为 5 个等级。①可独立上下楼梯(连续上下 10~15 个台阶),不需要协助[具体包括:a. 无他人任何帮助、监护,不借助任何支撑器械(如拐杖等)的情况下,能够独立完成"上下楼梯"定义中的所有行为。"借助任何支撑器械"不包括视力障碍者使用导盲棍的情况,因为使用导盲棍的目的是辨别方向,而不是支撑身体。b. 或使用支具(如假肢等),可独自完成穿脱动作,并完成上下楼梯动作]。②在他人语言指导或照看下完成(包括穿脱支具和步行时需要他人在旁监护)。③需要他人协助,但以自身完成为主(具体包括:a. 或倚靠墙壁、扶手等有外界支撑时可独立完成动作。b. 或一手使用辅助用具或倚靠外界支撑,一手需要他人搀扶、支撑时可独立完成动作)。④主要依靠协助,自身能予配合。⑤完全依赖他人协助,且无法给予配合(具体包括:a. 依靠拐杖、助行器、墙壁、扶手等也无法完成上下楼梯动作。必须在他人监护的情况下,依赖他人搀扶、支撑身体才可完成连续上下楼梯。b. 或常年卧床、重度昏迷等无上下楼梯能力。c. 或因疾病等原因医生不建议或限制上下楼梯、轻量体力劳动)。

六、注意事项

同"平地行走"。参见"第九节　平地行走能力评估"内容中的"注意事项"。

第十一节　工具性日常生活活动能力评估

工具性日常生活活动(instrumental activities of daily living,IADL)是在 BADL 的基础上发展起来的,它是体现人的社会属性的一系列活动,它的实现是以 BADL 为基础的。如老年人有 IADL 障碍,应提供相应的生活服务,如助餐、助洁、助行和代购物品等服务,这样才能维持老年人的独立生活能力。这一层次的功能反映老年人能否独立生活,是否需要提供日常生活照料服务。IADL 在反映基本病理损害方面不如 BADL 显效,但它包含了老年人的学习能力,可评估老年人身体功能与外界的相互关系。

一、工具性日常生活活动能力评估工具

(一) Lawton-Brody 工具性日常生活活动能力评估量表(Lawton-Brody IADL scale):Lawon-Brody IADL Scale 有 24 分和 8 分两种评分方法。评分越低,失能程度越大。如购物、交通、食物储备、家务、洗衣等 5 项中有 3 项以上需要协助即为轻度失能,见表 10-11-1。

表 10-11-1　Lawton-Brody 工具性日常生活活动能力评估量表

评估项目	级别	分值/24 分	分值/8 分	得分/分
购物	独立完成所有购物需求	3	1	
	独立购买日常生活用品	2	1	
	每一次上街购物都需要人陪伴	1	0	
	完全不上街购物	0	0	
家务	能做比较重的家务或偶尔做家务(如搬动沙发、擦地板、擦窗户)	4	1	
	能做比较简单的家务,如洗碗、铺床、叠被	3	1	
	能做家务,但不能达到可被接受的整洁程度	2	1	
	所有家务都需要别人协助	1	0	
	完全不能做家务	0	0	
理财	可独立处理财务	2	1	
	可以处理日常购物,但与银行往来或大宗买卖时需要别人的协助	1	1	
	不能处理财	0	0	

评估项目	级别	分值/24 分	分值/8 分	得分/分
食物准备	能独立计划、烹煮和摆设一顿适当的饭菜	3	1	
	如果准备好一切佐料,会做一顿适当的饭菜	2	1	
	会将已做好的饭菜加热	1	1	
	需要别人把饭菜做好、摆好	0	0	
交通	能够自己搭乘大众交通工具或自己开车、骑车	4	1	
	可搭计程车或大众交通工具	3	1	
	能够自己搭乘计程车但不会搭乘大众交通工具	2	1	
	当有人陪伴可搭乘计程车或大众交通工具	1	0	
	完全不能出门	0	0	
使用电话	独立使用电话,含查电话簿、拨号等	3	1	
	仅可拨熟悉的电话号码	2	1	
	仅会接电话,不会拨电话	1	0	
	完全不会使用电话或不适用	0	0	
洗衣	自己清洗所有衣物	2	1	
	只清洗小件衣物	1	1	
	完全依赖他人洗衣服	0	0	
服药	能自己负责在正确时间用正确的药物	3	1	
	需要提醒或少许协助	2	1	
	如果事先准备好服用的药物分量,可自行服用	1	0	
	自己不能服药	0	0	
总分				

（二）河北省地方标准《老年人生活能力评估规范》（DB13/T 2923—2018）——工具性日常生活活动能力量表:该规范认为工具性日常生活活是指个体在社区中独立生活所需的高级技能,主要包括家务料理、工具使用、社会生活技巧、健康管理、交通出行、社会交往等,见表 10-11-2。

表 10-11-2　工具性日常生活活动能力评估表　　　　单位:分

评估项目	级别	评分标准	分值	得分
家务料理	独立完成	能料理家务(如做饭、洗衣、打扫房间等);能当家管理事物(包括收支、预算等),能够照顾自我及家人	4	
	大部分完成	能料理家务,但欠好或偶有遗忘,部分家务降低难度后可完成(如做简单的饭菜、烧水、洗小件衣物、简单打扫房间等);家庭事务安排欠条理	3	
	部分完成	可完成照顾自我的家务:如洗漱后能简单清洁环境、清洗自身内衣裤等小件衣物、整理床铺等;家庭事务打理力不从心,需照护者协助或委托其代管	2	
	少量完成	在照护者帮助下少量完成照顾自我的家务:可在活动范围内完成少量操作,但不能达到可被接受的整洁程度;不操心家庭事务	1	
	无法完成	以往的知识或技能全部丧失	0	

评估项目	级别	评分标准	分值	得分
工具使用	独立完成	能够正确操作居家生活常用器具:包括但不限于家用电器、锅碗瓢盆、家具、保洁工具、炉灶、水电开关、门锁、电话等	4	
	大部分完成	原有操作技能有所下降,家中原有的器具大部分能使用,但新添置的操作复杂的器具(如全自动洗衣机、智能手机等),需反复学习才能掌握	3	
	部分完成	原有操作技能明显不如以往,部分遗忘,能够使用操作简单器具(如开关电视、空调、灯、水管、老年手机等)	2	
	少量完成	对熟练工作只有一些片段保留,可在活动范围内完成少量操作(如按呼叫器、台灯开关等)	1	
	无法完成	对以往的知识或技能全部遗忘	0	
社会生活技巧	独立完成	能独自利用各级生活服务设施来满足家庭及自我日常生活所需:包括但不限于到街道办事处、银行、购物中心、老年活动中心等处办理现金存取、缴费、购物、娱乐等相关事宜;农村老年人可根据家庭及自我所需到本村、周边村办理包括但不限于现金存取、缴费、购物、娱乐等相关事宜	4	
	大部分完成	能独自利用居住地周边的各级生活服务设施来满足自我及家庭日常生活所需,某些方面需降低难度可独自完成(如去大型购物中心购物,需照护者陪伴协助,但在熟悉的或简单的购物场所:如较小的超市等处购物、缴费等可独自完成)	3	
	部分完成	能独自利用居住地附近的简单生活设施来照顾自我:如到理发店理发、蔬菜/水果摊等处少量购物	2	
	少量完成	虽有工作能力但因肢体受限(或居住条件所限)无法单独外出,在照护者护送协助可少量完成	1	
	无法完成	以往的知识或技能全部丧失	0	
健康管理	独立完成	关注自身健康,可根据身体情况选择各级医院自行就医,就医后可遵医嘱按时按要求服药	4	
	大部分完成	关注自身健康,可自行到其居住地附近的社区医院或诊所就医,就医后可遵医嘱按时按要求服药	3	
	部分完成	关注自身健康,需家人陪伴就医,可部分管理药品但偶有失误	2	
	少量完成	不关注或过分关注自身健康,需家人酌情安排就医,照护者按时、按量备好药品及水后,可自行服用	1	
	无法完成	完全依赖他人	0	
交通出行	独立完成	能够自己开车、骑车或搭乘公共交通工具单独出远门	4	
	大部分完成	能够自己开车、骑车或搭乘公共交通工具单独外出,若去较远地方,需照护者协助	3	
	部分完成	照护者陪伴可搭乘计程车或大众交通工具出行,可独自在居住地周边活动	2	
	少量完成	在照护者帮助下使用私家车或计程车出行;借助辅助用具,在照护者帮助下在居住地附近活动	1	
	无法完成	完全卧床,无法外出	0	

续表

评估项目	级别	评分标准	分值	得分
社会交往	独立完成	经常参加社区或集体活动,待人接物恰当,与他人交往无障碍	4	
	大部分完成	较少参加社区或集体活动,待人接物尚可,与他人交往无明显障碍	3	
	部分完成	偶尔参加社区或集体活动,不主动待人,可被动接触	2	
	少量完成	被动参加社区或集体活动,不愿与人交往	1	
	无法完成	从不参加社区或集体活动,难以与人接触	0	
总分				

二、财务管理能力评估

老年人的财务管理是具备良好日常生活的必要条件,正确评估老年人的金钱管理能力,可以增加自立、提高自己的生活质量。

(一)评估目的

通过对老年人财务管理能力评估,为老年人日常生活活动能力提供参考依据。

(二)评估内容

"财务管理"是指财务管理的一系列操作,例如掌握和管理自己财务的支付和接收,以及会计算要存入和取出的金额。

(三)物品准备

评估量表、记录仪、笔和记录本,必要时带录音笔及录像设备。

(四)评估方法

实际观察法、询问法、检测法等。

(五)评估标准

见表 10-11-3。

表 10-11-3　财务管理能力详细判定方法

评估项目	级别	评估标准
财务管理	无需帮助	不需要提供"财务管理"的任何帮助
		自己负责掌握和管理自己财务(存折等)的付款和收款,并且在没有协助的情况下可进行放入和取出金额的计算
	需部分帮助	需要他人提供某种帮助,或者只有少量的钱作为零用钱进行自我管理
		大额数目钱财需由他人代管,包括看护人确认金钱数量的情况
	需所有帮助	所有"财务管理"需他人提供帮助

(六)注意事项

1. 不包括存款和取款的行为,例如进出银行。

2. 即使手头没有现金等,也应根据养老金、存款和储蓄、各种福利(老年福利养老金,人寿保险)等的管理状况来选择现金数量。

3. 他人帮助取钱,但是自己能清楚计算钱财数量,属于不需要帮助。

4. 由于环境(如早、中、晚不同的时间段)、身心健康状况等发生变化,老年人的日常照护方式随之发生变化的情况。结合评估实施日前一周内老年人的实际情况进行判断。详细询问家属或陪同人员具体时间的发生频率、发生时间段等具体情况,并须如实、具体地记载在"特殊事项"中。

三、采购能力评估

老年人采购是购买日常生活需要的必需品,正确评估老年人的购物能力,可以增加自立、提高自己的生活质量。

(一)评估目的
通过对老年人采购能力评估,为老年人日常生活活动能力提供参考依据。

(二)评估内容
"采购"是指选择诸如食材和消耗品之类的日用品(必要时从陈列架上取走货物)并支付价格。

(三)物品准备
评估量表、记录仪、笔和记录本,必要时带录音笔及录像设备。

(四)评估方法
询问法、检测法等。

(五)评估标准
见表 10-11-4。

表 10-11-4　采购能力详细判定方法

评估项目	级别	评估标准
采购	无需帮助	不需要提供"采购"的任何帮助
		能独立选择诸如食材等日用品,并在没有帮助的情况下可以支付价格
		包括给商店打电话下订单购买商品、需要商家送货到家,但是自己能识别出想要的东西以及能正确支付钱款
	需监护或诱导	购物时需要必要的诱导动作或在一定的监护下进行,如"确认""指示""呼叫"等。例如,买东西需要他人提示,比如在哪里选择合适的物品、去哪里支付钱款等
	需部分帮助	为"采购"行为的一部分内容提供帮助,例如从陈列架上取下物品或支付钱款
	需所有帮助	以上所有"采购"行为都需要提供帮助

(六)注意事项
1. 移动到商店内部或商店内部的移动不属于本项目的评估范围。

2. 自己通过互联网或电话在商店等处进行订购并将其交付给您的家,属于"无需帮助"。

3. 需要他人帮助购物,要视情况而定,如自己能明确说出想买的东西、计算出钱财等属于"无需帮助",如果是不太清楚自己的日常必需品要买什么以及如何计算钱财,属于"需所有帮助"。

4. 老人自己能买东西,但是这些东西不需要,看护人员或子女经常帮助其退货,属于

"需部分帮助"。

5. 基本上都是自己购物,但是偶尔身体不好,需要子女帮助购买,如1个月少于2次,属于"无需帮助"。

6. 自己可以去商店买零食,但是日常生活的必需品需要他人代买,视情况而定再进行划分。如果能知道自己想买哪些物品会计算钱财等,属于"无需帮助",相反,则属于"需所有帮助"。

7. 由于环境(如早、中、晚不同的时间段)、身心健康状况等发生变化,老年人的日常照护方式随之发生变化的情况。结合评估实施日前一周内老年人的实际情况进行判断。详细询问家属或陪同人员具体时间的发生频率、发生时间段等具体情况,并须如实、具体地记载在"特殊事项"中。

四、通信能力评估

电话、手机已成为现代常用的通信工具。现在我们不仅可以利用手机通信,也可以利用手机内置软件如微信来与外界进行联系。对于老人这一特殊的人群来说,正确使用电话、手机等通信工具是日常生活中增强与外界联系的有效手段。因此,要正确评估老年人的通信能力。

(一) 评估目的
通过对老年人通信能力评估,为老年人日常生活活动能力提供参考依据。

(二) 评估内容
"通信"指使用电话、手机,或是手机内置通信软件如微信等,与外界进行沟通的能力,包括打电话和接电话两项内容。

(三) 物品准备
电话、手机、评估量表、记录仪、笔和记录本,必要时带录音笔及录像设备。

(四) 评估方法
实际观察法、询问法、检测法等。

(五) 评估标准
见表10-11-5。

表 10-11-5　通信能力详细判定方法

评估项目	级别	评估标准
通信	无需帮助	不需要辅助"通信"的情况 可以拨熟悉的电话号码 可以通过子女提前设置的快捷方式拨通所需的电话号码,或独立使用特殊定制的老人机进行通话
	需部分帮助	拨电话需要他人协助拨号才可以实现通话 仅会接电话,不会拨电话
	需所有帮助	完全不会使用电话或者不用电话通信

(六) 注意事项
无。

五、炊事备餐能力评估

(一)评估目的

通过对老年人炊事备餐能力评估,为老年人日常生活活动能力提供参考依据。

(二)评估内容

"炊事备餐"主要包括蒸米饭,速食加热如午餐、小菜、食品、冷冻熟食,以及即食面条的烹饪。根据更常见的情况或该情况在特定时期(通常是从调查日期算起的过去一周)中的每日情况进行选择。

(三)物品准备

食物、评估量表、记录仪、笔和记录本,必要时带录音笔及录像设备。

(四)评估方法

实际观察法、询问法、检测法等。

(五)评估标准

见表10-11-6。

表 10-11-6 炊事备餐能力详细判定方法

评估项目	级别	评估标准
炊事备餐	无需帮助	不需要提供"炊事备餐"的协助情况
	需监护或诱导	烹饪时需要必要的诱导动作或在一定的监视下进行,如需要"确认""指令""呼叫"等指令
	需部分帮助	在"炊事备餐"中需要提供部分帮助
	需所有帮助	为所有"炊事备餐"提供帮助的情况

(六)注意事项

1. 炊事备餐过程不包括购买食材、接下来吃饭后的收拾碗筷等。

2. 不包括茶、咖啡等的制备。

3. 管饲营养如果能自己加热、自己通过管饲进食,不需要他人帮助,则属于"无需帮助";如果需要他人帮助加热、他人通过管饲喂食,则属于"需所有帮助"。

4. 基本上都是自己做饭,但是偶尔身体不好,需要孩子帮助做饭,如1个月少于2次,属于"无需帮助"。

5. 买回来的速食不会加热,经常吃凉的,属于"需所有帮助"。

6. 要调查的行为未发生的时候。如果仅接收不需要通过管饲烹饪的液态食物,请选择"无需帮助",因为"炊事备餐"没有帮助。但是,如果将液态食品加热,则将辅助方法评估为属于"蒸煮食品加热"之下。

7. 由于环境(如早、中、晚不同的时间段)、身心健康状况等发生变化,老年人的日常照护方式随之发生变化的情况。结合评估实施日前一周内老年人的实际情况进行判断。详细询问家属或陪同人员具体时间的发生频率、发生时间段等具体情况,并须如实、具体地记载在"特殊事项"中。

六、处理家务能力评估

家务的范围非常广泛,从简单的扫地到复杂的烹饪,都属于家务的内容,每个家庭的家务内容是不一样的,做家务的方式也不一样。做家务需具备下面六方面的能力:移动、上肢能在一定范围内活动,手有精细动作能力、足够的体力、基本的智力、交流能力。另外,充足的光线、清新的空气、整洁的环境、愉快的气氛,都有利于提高家务的效率。

(一)评估目的

通过对老年人处理家务能力评估,为老年人日常生活活动能力提供参考依据。

(二)评估内容

"家务"是指家庭中的日常事务。一般来说,家务分为三个层次:第一是满足基本的生理需求的家务,如进食、睡眠、排泄相关的准备工作;第二是为了生活的舒适而进行环境的调整,如扫地、布置家具等;第三是家族内部、与邻居或社区居民各种关系的处理。

(三)物品准备

评估量表、记录仪、笔和记录本,必要时带录音笔及录像设备。

(四)评估方法

实际观察法、询问法、检测法等。

(五)评估标准

见表 10-11-7。

表 10-11-7 处理家务能力详细判定方法

评估项目	级别	评估标准
处理家务	无需帮助	不需要辅助"处理家务"的情况
		能很好地承担日常家务或勤杂工作(如做饭、洗衣、擦地板、擦桌椅等)
	需部分帮助	需要他人提供一些帮助才能完成,例如需要他人配菜、准备洗衣服水等
		能做比较简单的家务(如洗碗、铺床、叠被子),但不能达到可被接受的整洁程度
	需所有帮助	所有家务都需要他人帮助或由他人完成

七、服用药物能力评估

随着人口老龄化和疾病谱的改变,老人服药现象增多,想要病好得快,自然要正确服用药物。给老年人进行服药的时候,首先需要对老年人进行一个正确的评估。例如,看看老年人服药的执行力,是自己服药,还是需要提醒的;又或者是自己根本就没有服药的能力,需要借助他人的帮助来进行服药等方面进行评估。治病是药,致命也是药。不正确的服药易增加药物不良反应。因此,正确评估老年人服药能力必不可少。

(一)评估目的

通过对老年人服用药物能力评估,为老年人日常生活活动能力提供参考依据。

(二)评估内容

"服用药物"是指手头上有药和水,能够完成在嘴里吃药、并且吞咽药物(或喝水)等一系列动作。

(三)物品准备

药物、水杯、水、评估量表、记录仪、笔和记录本,必要时带录音笔及录像设备。

(四)评估方法

实际观察法、询问法、检测法等。

（五）评估标准

见表 10-11-8。

表 10-11-8　服用药物能力详细判定方法

评估项目	级别	评估标准
服用药物	无需帮助	不需要辅助"服用药物"的情况 如果是视力障碍人士，并且知道盲文中口服药物的时间和用量，且可以自己服用该药物
	需部分帮助	需要提供一些帮助，例如在服药时需要监护或监督老年人，或给出服药剂量的指示，或需要准备好手边的药和水，或需要他人帮助从药盒取药、包药、掰药后，在自行吞服药物 如果在药房预先包装好服用药物，则不包括在内
	需所有帮助	是为一系列"服用药物"行动提供帮助的情况，例如需要准备药、口服药物和水等 需要把药放在老年人嘴里，老年人自己咽下去

（六）注意事项

1. 如果提供了帮助，例如药物服用不正确而需要告知服药剂量，请选择"需部分帮助"。

2. 除口服药物外，它不包括其他途径的给药，例如胰岛素注射剂和药膏等。

3. 它包括从诸如胃管之类的管路中注入药物的情况。

4. 留置胃管，如果自己可以通过管饲给予药物，则判断为不需要帮助；如果需要他人协助喂食，则属于"需所有帮助"。

5. 由于环境（如早、中、晚不同的时间段）、身心健康状况等发生变化，老年人的日常照护方式随之发生变化的情况。结合评估实施日前一周内老年人的实际情况进行判断。详细询问家属或陪同人员具体时间的发生频率、发生时间段等具体情况，并须如实、具体地记载在"特殊事项"中。

6. 如果药物是已预先包装好的时候。如果药物是在药房预先包装好的，则不包括在内。如果家人需要帮助预先包好包装，则选择"需部分帮助"。

7. 未发生要调查的行为时。如果您不服用药物（未开处方），请假定已经开了药物，选择适当的协助方法，并在特别说明中可以判断的具体事实。

（王冰飞）

推 荐 阅 读

1. 河北省市场监督管理局. 老年人生活能力评估规范（DB13/T 2923—2018）. 2018.

2. 化前珍，胡秀英. 老年护理学. 4 版. 北京：人民卫生出版社，2017.

3. 石家庄市标准化协会. 老年人生活能力评估规范（T/SBX 01—2017）. 2017.

4. 宋岳涛. 老年综合评估. 2 版. 北京：中国协和医科大学出版社，2019.

5. 田兰宁. 老年人能力评估基础操作指南. 北京：中国社会出版社，2016.

6. 吴仕英，肖洪松，董韵捷. 生活能力评估技术. 北京：中国纺织出版社，2019.

7. 张瑞丽，付英秀. 老化与日常生活活动. 北京：北京科学技术出版社，2009.

8. 中华人民共和国民政部. 老年人能力评估（MZ/T 039—2013）. 2013.

9. 中华人民共和国人力资源和社会保障部. 老年人能力评估师国家职业技能标准（2020 版）. ［2020. 09. 20］. http://www.tyak-agedcare.com/news/qyxw/726.html.

第 十一 章

老年人日常身体活动能力评估

学习目标

认识与记忆：

1. 掌握老年人步态与平衡能力评估相关知识。
2. 掌握老年人肌力和耐力评估相关知识。
3. 掌握老年人身体转移能力评估相关知识。
4. 掌握老年人身体活动能力评估相关知识。

理解与运用：

1. 理解并评估老年人身体活动的步态与平衡能力。
2. 理解并评估老年人身体活动的肌力和耐力。
3. 理解并评估老年人身体活动的转移能力。
4. 理解并评估老年人身体活动能力。

随着年龄的增长，老年人全身器官出现进行性衰退，老年人的日常身体活动能力不同程度受到影响，干扰其家庭和社会角色的正常履行。老年人日常身体活动能力受损越严重，对照料的依赖性就越大。老年人身体活动能力受到疾病、肥胖、衰弱、心理、环境等各种因素的影响，因此在进行老年人身体活动能力评估的时候，要充分考虑这些因素的影响。通过对身体活动能力的综合评估，来获取准确的资料，利于有效改善心肺及血管功能，控制体重增加，保持肌肉力量，延缓肌肉和骨量丢失，降低跌倒风险，调节心理平衡，有助于慢性非传染性疾病的预防以及维护老年人的功能。本章老年人日常身体活动的能力评估主要从步态和平衡能力、肌力和耐力评估、身体转移能力、以及老年人身体活动能力的评估四个方面进行介绍。

第一节　老年人步态与平衡能力评估

一、老年人步态能力评估

步行是我们日常生活中最常见的活动之一，而步态在人体的自主活动和意识调控下可有不同表现，当出现步态障碍时，我们也可以从侧面发现潜在调控通路问题。步态异常在老年人群中较为常见。据调查，在 60~69 岁的老年人群中，约有 11% 的步态异常发生率；在 70~79 岁的老年人群中，约有 37% 的步态异常发生率，而在 80 岁以上的老年群体中，这一数字达到61.7%。而步态异常引发的跌倒损伤和自理能力丧失严重威胁老年人的晚年生活质量,给老龄化国家的家庭和社会带来沉重负担。因此,留心观察老年人步态、正确评估老年人的步态能力是及时发现其隐藏病情的基础。

(一) 评估目的

通过对老年人步态能力评估,为老年人日常生活活动能力提供参考依据。

(二) 评估内容

做临床步态检查时,首先,应可嘱患者以其习惯的姿态及速度来回步行数次,观察其步行时全身姿势是否协调,各时期下肢各关节的姿位及步幅是否正常,速度反步幅是否匀称,上肢摆动是否自然等。其次,可嘱患者做快速及慢速步行,必要时做随意放松的步行及集中注意力的步行,分别进行观察。并试行立停、拐弯、转身、上下楼梯或坡道、绕过障碍物、穿过门洞、坐下站起、缓慢地踏步或单足站立、闭眼站立等动作。有时令患者闭眼步行,也可使轻度的步态异常表现得更为明显。用拐杖步行者可掩盖很多异常步态,因此对用拐杖步行者应分别做用拐杖和不用拐杖的步态检查。

(三) 物品准备

助行器、评估量表、记录仪、笔和记录本,必要时带录音笔及录像设备。

(四) 评估方法

实际观察法、询问法、检测法等。此外,步态检查常需结合一系列的基本情况,如神经系统物理检查、各肌群肌力及肌张力检查、关节活动度检查、下肢长度测定以及脊柱与骨盆的形态检查。这些检查对确定异常步态的性质、原因及矫治方法有很重要的意义。必要时在步行中作肌电图、电子量角器、多维摄像等检查以便进行更细致的分析。

(五) 评估标准

见表11-1-1。

表 11-1-1　Tinetti 步态量表　　　　　　　　　　　　单位:分

评估项目	评分标准	分值	得分
起始步态(指令后立刻开始)	有些犹豫或多次尝试后开始	0	
	毫不犹豫	1	
步伐的长度	右足迈出的距离没超过对侧站立的左足	0	
	右足迈出的距离超过对侧站立的左足	1	
	左足迈出的距离没超过对侧站立的右足	0	
	左足迈出的距离超过对侧站立的右足	1	
步伐的高度	右足不能完全离开地板	0	
	右足能完全离开地板	1	
	左足不能完全离开地板	0	
	左足能完全离开地板	1	
步态均匀	左右步幅不相等(估计)	0	
	左右步幅几乎相等	1	

续表

评估项目	评分标准	分值	得分
步态的连续性	迈步停顿或不连续	0	
	迈步基本是连续的	1	
路径(用宽度为30cm的地板砖进行估计,在患者连续走3m以上后观察其走路径情况)	明显的偏离	0	
	中度偏离或使用步行辅助器	1	
	直线无须步行辅助器	2	
躯干	明显摇晃或使用步行辅助器	0	
	不摇晃,但行走时膝盖或背部弯曲,或张开双臂	1	
	不摇晃,不弯曲,不使用胳膊,不使用步行器	2	
脚跟距离	行走时双足跟几乎相碰	0	
	双足跟分离	1	
总分			

注:满分12分,分值越低,表明步态异常的程度越大。

(六) 相关知识

步态异常根据性质与部位不同而选择不同的辅助检查,具体如下:

1. 醉汉步态以小脑病变多见,临床上多选择颅脑 CT 或 MRI,如果考虑为脑干受累应选择颅脑 MRI,也可以辅以脑电图。

2. 感觉性共济失调步态以脊髓病变的可能性较大应选择脊髓 MRI、脑脊液检查、肌电图及体感诱发电位等。

3. 痉挛性偏步态以脑血管病后遗症多见可选择颅脑 CT 或 MRI 检查。

4. 痉挛性截瘫步态根据情况可选择脊髓或颅脑 CT 或 MRI 检查。

5. 慌张步态可选择颅脑 CT 或 MRI、脑电图检查。

6. 跨步态可做肌电图检查。

7. 摇摆步态可做肌电图、关节 X 线片。

8. 舞步态可做颅脑 CT 或 MRI、红细胞沉降率(血沉)、血常规、抗链球菌溶血素"0"、自身抗体检查。

9. 星迹步态可做前庭功能检查。

10. 脊髓性间歇跛行应做脊髓 CT 或 MRI、脊髓血管造影、下肢动脉血流图。

二、老年人平衡能力评估

平衡功能是指人体在日常活动中维持自身稳定性的能力。人到老年,平衡能力逐渐衰退,很容易跌倒。有调查结果显示:30%的65岁以上老人和50%的85岁以上老人每年至少发生1次跌倒,4%~15%的跌倒会造成重大伤害。因此,加强对老年人平衡能力的评估,可以减少跌倒的发生,提高日常生活质量。

(一) 评估目的

通过对老年人平衡能力评估,为老年人日常生活活动能力提供参考依据。

（二）评估内容

平衡功能为三级分法，又称 BOBATH 法，具有容易掌握、易于判断、操作不受场地设备限制等优点，也是临上应用最广泛的平衡功能评定法之一。三级分法将人体平衡分为坐位平衡和立位平衡两种状态，每一种体位下又都按照相同的标准分为三个级别进行评定。具体分级标准如下：

一级平衡：属静态平衡（static balance），被测试者在不需要帮助的情况下能维持所要求的体位（坐位或立位）。

二级平衡：即自动态平衡（dynamic balance），是指运动过程中调整和控制身体姿势稳定性的能力。自动态平衡从另外一个角度反映了人体随意运动控制的水平。坐或站着进各种作业活动。站起和坐下、行走等动作都需要具备动态平衡能力。

三级平衡：即他动态平衡，也叫反应性平衡（reactive balance），是指当身体受到外力干扰而使平衡受到威胁时，人体作出保护性调整反应以维持或建立新的平衡，如保护性伸展反应、迈步反应等。

（三）物品准备

两个椅子、秒表、软尺、台阶、评估量表、记录仪、笔和记录本，必要时带录音笔及录像设备。

（四）评估方法

实际观察法、询问法、检测法等。

（五）评估标准

见表 11-1-2 和表 11-1-3。

做 Berg 平衡量表测试时应注意以下问题：

（1）评定者按照以上说明示范每个项目和/或给予受试者以指导。如果某个项目测试双侧或测试 1 次不成功需要再次测试，记分时则记录此项目的最低得分。

（2）在大多数项目中，要求受试者在要求的位置上保持一定时间。如果不能达到所要的时间或距离，或受试者的活动需要监护，或受试者需要外界支持或评定者的帮助，则评分标准给予相应的分数。

（3）受试者要意识到完成每项任务时必须保持平衡。至于用哪条腿站立或前伸多远则决于受试者。如果评定者对评定标准不明确则会影响评定结果。

表 11-1-2 Berg 平衡量表（Berg balance scale，BBS）　　单位：分

评估项目	评分标准	分值	得分
从坐位到站立位	能不使用手支撑而站起，而且独立、稳定	4	
指令：请站起来。请不要使用你的	能不使用手支撑而站起	3	
手支撑	能不使用手支撑而站起；需用手支撑桌子保持稳定	2	
	需用手支撑桌子站起和保持稳定（需要桌子最小的帮助或稳定）	1	
	需别人帮助或用手支撑桌子站起和保持稳定（需要最大的帮助）	0	
持续无支持站立	能安全地站立 2min	4	

续表

评估项目	评分标准	分值	得分
指令:请使用你的手支撑而站立2分钟	能扶持在监督下站立2min	3	
	能持续无支持站立30s	2	
	需要支撑桌子站立30s	1	
	不能站立30s	0	
无支持坐位	能十分安全地坐2min	4	
指令:请双臂相抱保持坐位2分钟	能在监督之下坐2min	3	
	能坐30s	2	
	能坐10s	1	
	不能在没有支持坐10s	0	
从站立到坐	安全并且最低程度地用手坐下	4	
指令:请坐下	使用手控制身体落下	3	
	对抗椅背或腿部控制身体落下	2	
	独立地坐但是不能控制身体落下	1	
	需要帮助才能坐下	0	
转移	不太明显的使用手安全地转移	4	
指令:请从床转移到椅子上	较明显的使用手安全地转移	3	
	需口头指示或监督下转移	2	
	需要一个人帮助	1	
	需要两个人帮助或监督	0	
闭眼睛无支持站立	能安全地站立10s	4	
指令:请闭上你的眼睛站立10s	能在监督下安全地站立10s	3	
	能站立3s	2	
	不敢闭眼睛站立3s,但是可以安全地站立	1	
	需要帮忙避免跌倒	0	
无支持双足并齐站立	能独立地双足并在一起站立1min	4	
指令:把你的双脚并在一起站立	能监督下独立地双足并在一起站立1min	3	
	能双足并在一起站立30s	2	
	需要帮忙能双足并在一起站立15s	1	
	需要帮助达到姿势要求,但不能站立15s	0	
当站着的时候,伸直上肢向前触物	能到达伸向前距离>25cm	4	
指令:举起上臂90°,在伸展你的手指尽可能伸向前	能到伸向前距离>12.5cm安全地	3	
	能到伸向前距离>5cm安全地	2	
	需要监督伸向前	1	
	当尝试/需要外侧支持做伸向前动作的时候,会失去平衡	0	

续表

评估项目	评分标准	分值	得分
在站立姿势从地板上取物	能安全地而且容易地拾起拖鞋	4	
指令:拾起被放置在你脚前面的拖鞋	能拾起拖鞋但是需要监督	3	
	不能拾起,但是距拖鞋 2~5cm,而且独立地保存平衡	2	
	不能拾起并且当尝试的时候需要监督	1	
	不能尝试或需要帮助,避免丧失的平衡或跌倒	0	
当站着的时候,转身向后看	转身向后看做得很好	4	
指令:转身向后看	转身向后看,一边重心变化比另一边好	3	
	可以转身向后看,但是能维持平衡	2	
	需要监督才转身向后看	1	
	需要帮助,避免丧失的平衡或跌倒	0	
身体在原地旋转 360°	能安全地在 4s 转 360°	4	
指令:身体安全地在原地旋转 360°	能从一侧在 4s 内安全地转 360°	3	
	能安全地转 360°,但是速度较慢	2	
	需口头指示或监督	1	
	当在原地旋转时候,需要协助	0	
当持续不支持的时候,交替把足部放在凳子上。	能独立且安全地在 20s 内完全交替地把足部放在凳子上,足部放在凳子上各 4 次	4	
指令:交替把足部放在凳子上。直到每侧足部有接触凳子 4 次	能独立地站和安全地在 20s 完全交替地把足部放在凳子上,直到每足部有接触凳子各 4 次	3	
	能在监督但没有帮助下交替地把足部放在凳子上各 4 次	2	
	能在最小的帮助下交替地把脚部放在凳子上>2 次	1	
	不能尝试或需要帮助,避免丧失平衡或跌倒	0	
持续一足在前站立	能持续单足在前直排独立地站立 30s	4	
指令:持续一脚在前站立	能单足在前独立地站立 30s	3	
	能采取小步独立地站立 30s	2	
	需要帮忙迈步,但是能站立 15s	1	
	当迈步或站着的时候失去平衡	0	
单腿站立	能独立地单腿站立>10s	4	
指令:单腿站立	能单腿站立 5~10s	3	
	能单腿站立>3s	2	
	尝试举起腿部不能单腿站立>3s,但可以独立站立	1	
	不能尝试或需要帮助,避免丧失的平衡或跌倒	0	
总分			

注:最高分 56 分;

0~20 分:有较大倒风险,建议坐轮椅;

20~40 分:有跌倒风险,建议辅助步行;

40~56 分:无跌倒风险,可独立行走。

使用 Tinetti 平衡量表时的开始状态:受试者坐在一把硬的无扶手的椅子上,进行下面的测试。

表 11-1-3　Tinetti 平衡量表　　　　　　　　　　　　　　单位:分

评估项目	评分标准	分值	得分
坐平衡	在椅子上倾斜或滑动	0	
	稳定,安全	1	
起立	必须有帮助	0	
	能,用胳膊辅助	1	
	不用胳膊辅助即能立起	2	
试图起立	必须有帮助	0	
	能,需要>1 次的尝试	1	
	能起立,1 次成功	2	
即刻站立平衡(开始 5s)	不稳(摆架子、移动足、身体摇晃)	0	
	稳,但使用拐杖或其他支持	1	
	稳,不需拐杖或其他支持	2	
站立平衡	不稳	0	
	稳,但两足距离增宽(足跟间距)10.16cm,使用拐杖或其他支持	1	
	两足间距窄,不需要支持	2	
用肘推(受试者双足尽可能靠紧,测试者用手掌轻推受试者)	开始即跌倒测试者用手掌轻推受试者	0	
	摇摆、抓物体和人来保持平衡	1	
	稳定	2	
闭眼(双足站立尽可能靠紧)	不稳	0	
	稳	1	
旋转 360°	步伐不连续	0	
	步伐连续	1	
旋转 360°	不稳(摇摆、抓物)	0	
	稳定	1	
坐下	不安全(距离判断失误,跌进椅子)	0	
	用胳膊或移动不顺畅	1	
	安全,移动顺畅	2	
总分			

(六) 相关知识

除了以上量表评定方法以外,还有以下方法:

1. 闭目直立试验　又称昂白试验(Romberg test),是最常用的静平衡功能检查法。受试者直立,两脚并拢,双上肢下垂,闭目直立,维持 30s,也可两手于胸前互扣,并向两侧牵拉,观察受检者有无站立不稳或倾倒。前庭周围性病变时,躯干倾倒方向朝向前庭破坏的一例,与眼震慢相方向一致;中枢性病变时,躯干倾倒方向与眼震慢相不一致。双足站一条直线上,足跟接足趾,闭目站 30 秒,称 Mann 试验。此法较双足并立敏感,老年人不能单足站立可用此法。

2. 过指试验(past pointing test)　患者与检查者相对而坐,两人上肢向前平伸,示指相互接触。患者抬高伸直的上肢,然后再恢复水平位,以示指再接触检查者示指,上下臂均应在肩关节矢状面上运动,避免内收和外展,连续3次偏斜为异常。正常人无过指现象。前庭周围性病变过指的特点是双手同时偏向前庭功能较低侧,方向与倾倒一致,与自发性眼震的方向相反。小脑病变过指的特点是患侧单手向患侧偏斜。

3. 直立伸臂试验　闭目直立平伸双臂,如左侧前庭损伤,眼震慢相向左,头、躯干及上肢均向左扭转,左臂向下偏移,如掷铁饼姿势。

4. 行走试验　是一种动平衡功能检查法。受试者闭眼,向正前方行走5步,继之后退5步,前后行走5次。观察其步态,并计算起点与终点之间的偏差角。偏差角>90°者,提示两侧前庭功能有显著差异。或受试者闭目向前直线行走,迷路病变者偏向前庭功能弱的一侧,此法对平衡功能障碍和平衡功能恢复程度的判断有较大的意义。

第二节　老年人肌力和耐力评估

对于老年人来说,完成日常生活内容需要基本的身体运动功能,如走、爬楼梯,从椅子上站起来,举起重物,弯腰、快走或跑。这些身体运动的基本功能,需要身体的心肺功能(心肺耐力)、肌肉力量(上肢、下肢、躯干)、柔韧性、神经运动能力(灵敏性、动态平衡能力)、良好的身体成分这些方面来支持实现。因此,要正确评估老年人的肌力和耐力。

一、老年人肌力评估

(一)评估目的
通过对老年人肌力评估,为老年人日常生活活动能力提供参考依据。

(二)评估内容
评估主动运动时肌肉的收缩力。

(三)物品准备
评估量表、记录仪、笔和记录本,必要时带录音笔及录像设备。

(四)评估方法
实际观察法、询问法、检测法等。

(五)评估标准
见表11-2-1。

表 11-2-1　肌力等级分级法

级别	评判标准
0级	完全瘫痪
1级	肌肉可收缩,但无肢体活动
2级	肢体能在床面上移动,但不能抵抗自身重力离床面
3级	肢体能抬离床面,但不能对抗阻力
4级	能做对抗阻力动作,但较常人差

(六)相关知识

肌力除了以上等级分级法评定以外,还有以下方法:

1. 一般方法　观察肢体主动运动时力量的强弱,两侧对比有无差异。嘱患者依次做各关节、各方向的运动,并在运动方向上给予一定阻力以测试其肌力大小。

(1)手部肌力检查:患者握拳,检查者把持其拳向该手的腹侧旋转,患者用力阻抗;患者用力握检查者的手掌,检查者用力抽拔;患者用力伸开五指,检查者以拇指和中指测试各指间的展力;患者五个手指的指尖握持检查者的拇指,检查者用力抽拔,由以上测定患者手部的肌力。

(2)上肢肌力检查:患者屈曲上肢,检查者向相反方向拉动其前臂,检查上肢屈肌的力量;或相反让患者伸直上肢,检查者蜷曲其前臂,以测定上肢伸肌的肌力。

(3)下肢肌力检:患者仰卧,将下肢抬离床面,检查者用适当力量下压患者下肢,测定下肢伸肌的肌力;或患者仰卧,用力屈髋曲膝,检查者向上拉动患者小腿,测定下肢屈肌的肌力。

(4)精细检查个别肌肉的肌力,可做以下轻瘫试验:①对指试验。患者以拇指按序迅速地分别与其余四指对合,观察对合的速度和精确度。②巴利试验(Barres 试验)。嘱患者向前平举双上肢,掌心向下,保持此姿势,则瘫痪侧上肢逐渐表现为旋前、掌心向外并下垂,也称为上肢 Barres 试验;嘱患者俯卧,双侧小腿平行屈曲成直角,保持此姿势,则瘫痪侧肢体逐渐缓缓下坠,称下肢 Barres 试验。③麦卡兹尼试验(Magzini 试验)。患者仰卧抬腿,屈髋成直角,瘫痪侧下肢逐渐下垂或摇摆不稳。

2. 器械检查　在肌力超过 3 级时,为了进一步做较细致的定量评定,须用专门器械做肌力测试。根据肌肉的不同的收缩方式有不同的测试方式,包括等长肌力检查、等张肌力检查及等速肌力检查。

二、老年人耐力评估

运动可诱发心血管异常反应,常用运动试验对心功能进行评定。在运动试验中,通过一些重要的参数变化来反映心脏和整个身体的情况,包括症状、体征、心脏电生理指标、耗氧量和二氧化碳排出量等为基础的一系列代谢指标。科学的锻炼对人体健康最为有益,比较适合老年人选择的锻炼项目有:散步、慢跑、游泳、跳舞、太极与气功等。有效的运动要求有足够又安全的强度,健康老年人的活动强度应根据个人的能力及身体状态来选择。

(一)评估目的

通过对老年人耐力评估,为老年人日常生活活动能力提供参考依据。

(二)评估内容

老年人的耐力评估主要包括心肺功能、活动强度的耐受力等。

(三)物品准备

评估量表、记录仪、笔和记录本,必要时带录音笔及录像设备。

(四)评估方法

实际观察法、询问法、检测法等。

(五)评估标准

1. 心功能评定

(1)代谢当量:心功能容量(functional capacity,FC)又称心脏有氧能力,其单位是代谢当量(metabolic equivalent of energy,MET),一个代谢当量是指机体在坐位休息时,摄氧 3.5ml/(kg·min)。即心功能容量是指在有氧运动范围内,机体所能完成的最大运动时的 MET 值,是和最大耗氧量相当的 MET 值。即心功能容量是机体进行最大强度活动时的耗氧量,常以 MET 值来表示。因此 MET 值可以表示运动强度,判断最大运动能力和心功能水平,各种心功能状态时的代谢当量及可以进行的活动,见表 11-2-2。

表 11-2-2　各种心功能状态时的代谢当量及可以进行的活动

心功能	MET	可以进行的活动
Ⅰ级	≥7	携带 10.90kg 重物连续上 8 级台阶 携带 3 632kg 重物进行铲雪、滑写、打篮球、回力球、手球或踢足球 慢跑或走(速度为 8.045km/h)
Ⅱ级	≥5,<7	携带 10.90kg 以下的重物上 8 级台阶 性生活 养花种草类型的工作 步行(速度为 6.436km/h)
Ⅲ级	≥2,<5	徒手走下 8 级台阶 可以自己淋浴、换床单、拖地、擦窗 步行(速度为 4.023km/h) 打保龄球、连续穿衣
Ⅳ级	<2	不能进行上述活动

(2)心功能分级:主要采用美国纽约心脏病学会(NYHA)提出的一项分级方案,主要是根据患者自觉的活动能力划分为四级,见表 11-2-3。

表 11-2-3　心脏功能分级(美国心脏学会)

功能分级	临床情况	持续-间歇活动的能量消耗/(kcal·min^{-1})	最大代谢当量
Ⅰ级	患有心脏病,其体力活动不受限制。一般体力活动不引起疲劳、心悸、呼吸困难或心绞痛	4.0~6.0	6.5
Ⅱ级	患有心脏病,其体力活动稍受限制,休息时感到舒适。一般体力活动时,引起疲劳、心悸、呼吸困难或心绞痛	3.0~4.0	4.5
Ⅲ级	患有心脏病,其体力活动大受限制,休息时感到舒适,较一般体力活动为轻时,即可引起疲劳、心悸、呼吸困难或心绞痛	2.0~3.0	3.0
Ⅳ级	患有心脏病,不能从事任何体力活动,在休息时也有心功能不全或心绞痛症状,任何体力活动均可使症状加重	1.0~2.0	1.5

2. 肺功能评定　根据患者在体力活动中气促的程度对呼吸功能作出初步评定,见表 11-2-4 气促程度分级。

3. 老年人的活动强度　科学反映运动的常用指标有靶心率(target heart rate,THR)和主观用力计分(rate of perceived exertion,RPE)运动时的心率可反映机体的摄氧量,而摄氧量又是机体对运动量负荷耐受程度的一个指标,因而可通过观测心率变化来控制运动量。

表 11-2-4 气促程度分级

功能分级	评估内容
0	日常生活能力和正常人无区别
1	一般劳动较正常人容易出现气短
2	登楼、上坡时出现气短
3	慢走 100m 以内即感气短
4	讲话、穿衣等轻微动作便感到气短
5	安静时就有气短,不能平卧

（1）THR 是运动中能获得最佳效果并确保安全的心率,又称为目标心率或有效心率。最高心率(maxium heart rate,MHR)的确定方法有直接测定(增减负荷试验)和间接推算,但前者方法复杂,且对于中老年人和患病人群存在一定的危险性,所以在实际应用多用公式(用公式为 MHR＝220-年龄)进行推算。因此一般认为老年人在运动中应达到的 THR 范应是本人 MHR 的 60%~80%,即(220-年龄)×60% 为下限、(220-年龄)×80% 为上限。也有学者认为应把 70 岁以上老人的 THR 范围再增加或减少 10%,因为 70 岁以上的老人多数患有这样或者那样的疾病,通常用 180(适用于体弱者)或 170(适用于身体健壮者)减年龄。

（2）老年人可在 THR 的范围内运动,根据身体主观感觉对照 RPE 表、找到适合自己的等级。一般来说,针对自身生理状况,老年人运动时的 RPE 应控制在 12~13 级别内(此时心率相当于 MHR 的 70%)老年人在锻炼过程中掌握 THR 与 RPE 之间的关系后,可用 RPE 来调节运动强度。这样既保证了身体安全,又达到了运动效果,具有一定的科学指导意义。

第三节 老年人身体转移能力评估

体位转移是指人体从一种姿势转移到另一种姿势的过程,包括卧→坐→站,是提高其自身或在他人的辅助下完成体位转移能力的锻炼方法。因此,身体转移范围主要包括翻身、起床、站起来三个方面。老年人身体转移的动作是日常生活各项活动最常用的基本动作,正确评估身体转移能力,有助于提高老年人的自理能力和生活能力。

一、翻身能力评估

(一) 评估目的
通过对老年人身体转移能力评估,为老年人日常生活活动能力提供参考依据。

(二) 评估内容
"翻身"是指即使没有采用正确的方法侧身转身,但是也可以向左或向右躺下。包括自己翻身或手抓住栏杆使身体向左或向右转动繁盛,并保持稳定的能力。要求被调查者实际去做这个动作,或根据与被调查者和护理人员有关日常情况的访谈内容进行选择。

(三) 物品准备
床、椅子、栏杆、评估量表、记录仪、笔和记录本,必要时带录音笔及录像设备。

(四) 评估方法
实际观察法、询问法、检测法等。

(五) 评估标准

见表 11-3-1。

表 11-3-1　通信能力详细判定方法

评估项目	级别	评估标准
翻身	无需抓住东西就可以做到	可以自己翻身(仅一侧就足够),且不需要抓到任何东西 当无法仰卧时,从侧身(侧卧位)到俯卧位(腹部位置) 除非因痴呆等原因大声喊叫,否则不会以相同的姿势翻身,但是,即使说出来也要慢慢翻身
	需抓住东西才可以做到 自身不具备能力	抓住床围栏、细绳、栏杆或侧栏杆等东西时,可以自己翻身的情况 需要协助才能翻身的情况,例如,没有协助就无法自行翻身的情况

(六) 相关知识

1. 即使躺下得不好也可以将卧位从侧卧位改变为俯卧位,或向左或向右改变方向(仅一个就足够),请选择"无需抓住东西就可以做到"。

2. 起床然后改变身体方向的动作不被认为是翻转。

3. 如果要抓住身体的一部分(例如膝盖的后部或包裹物)并翻身(如果不抓住就不能这样做),请选择"需抓住东西才可以做到"。

4. 如果您的下半身瘫痪而只有上半身麻痹,您可以自己翻身而不会抓到任何东西。不应该选择"自身不具备能力",应该选择"无需抓住东西就可以做到"。

5. 被调查者实际去做的时候。如果被调查者的实际情况与被调查者或护理人员的每日日常情况有所不同,则在特定时期(通常是从调查日期算起的过去一周)内,该情况会更加频繁。根据情况作出选择。在这种情况下,请在"特别注意事项"中描述调查对象实际去做的情况的具体细节、日常情况的差异、选择理由等。

6. 被调查者实际上没有去做的时候。如果被调查者实际上没有去做,请在"特别注意事项"中说明具体原因和情况。根据更常见的情况或该情况在特定时期(通常是从调查日期算起的过去一周)中的每日情况进行选择。另外,在"特别注意事项"中将描述与调查对象和护理人员的访谈的具体内容,选择的依据等。

7. 使用福利设备(辅助设备,护理产品等)和设备的时候。如果您使用福利设备(辅助设备,护理产品等)或设备,请根据使用情况选择。

二、起床能力评估

(一) 评估目的

通过对老年人起床能力评估,为老年人日常生活活动能力提供参考依据。

(二) 评估内容

"起床"是可以将上身从睡眠状态中唤醒,而无须在身上穿衣服。从与调查对象和看护者的访谈中选择关于日常情况的信息。

(三) 物品准备

床、栏杆、评估量表、记录仪、笔和记录本,必要时带录音笔及录像设备。

（四）评估方法

实际观察法、询问法、检测法等。

（五）评估标准

见表 11-3-2。

表 11-3-2　起床能力详细判定方法

评估项目	级别	评估标准
起床	无需抓住东西就可以做到	不抓任何东西就能独自起床的情况。它还包括习惯性地用手和肘部躺在床上，但不是为了支撑身体
	需抓住东西才可以做到	抓住床围栏、细绳、栏杆或侧栏杆等东西可以自己起床的情况
	自身不具备能力	需要协助才能起床的情况。例如，如果没有帮助就无法独自起床。即使可以中途完成，也可能在最后一部分需要帮助

（六）相关知识

1. 该项目评估使上身从睡眠状态抬起的行为，并且不限制起床的路线，例如躺下后起床时。

2. 如果您可以握住膝盖的后背并起立反应等，如果您可以支撑身体的一部分（如果您不支撑它就不能起床），则选择"需抓住东西才可以做到"。

3. 如果您想支撑身体并用手或肘部稳固地站起来（如果不加重就无法站起来），请选择"需抓住东西才可以做到"。

4. 您可以握住膝盖的腘窝处，然后作出反应。容易误选"无需抓住东西就可以"，应该选择"需抓住东西才可以做到"。如果您可以用自己的身体抓住它，请选择"需抓住东西才可以做到"。

5. 被调查者实际去做的时候。如果被调查者的实际情况与被调查者或护理人员的每日日常情况有所不同，则在特定时期（通常是从调查日期算起的过去一周）内，该情况会更加频繁。根据情况作出选择。在这种情况下，请在"特别注意事项"中描述调查对象实际去做的情况、日常情况的差异、选择理由等的详细信息描述。如果您一直处于忙碌状态，请从该状态进行评估，并提供有关被调查者实际去做的情况，每日情况的差异、选择的理由等的详细信息描述。

6. 被调查者实际上没有去做的时候。如果被调查者实际上没有去，请在"特别注意事项"中说明具体原因和情况。根据更常见的情况或该情况在特定时期（通常是从调查日期算起的过去一周）中的每日情况进行选择。另外，在"特殊事项"中将描述与调查对象和护理人员的访谈的具体内容、选择的依据等。

7. 使用设备（辅助设备，护理产品等）的时候。如果您使用设备（辅助设备，护理产品等），请根据使用情况选择它。如果电动床具有升降抬高功能，请在不使用这些功能的情况下进行评估。

三、站起来能力评估

（一）评估目的

通过对老年人站起来能力评估，为老年人日常生活活动能力提供参考依据。

（二）评估内容

"站起来"是指从坐在椅子、床、轮椅等的状态开始进行站起来的动作，且站起来时不会扶着床围栏、扶手、墙壁等(从地板站起来除外)的能力。选择是否可以从膝盖几乎以直角弯曲的状态中站起来。

（三）物品准备

床、座椅、栏杆、评估量表、记录仪、笔和记录本，必要时带录音笔及录像设备。

（四）评估方法

实际观察法、询问法、检测法等。

（五）评估标准

见表 11-3-3。

表 11-3-3　站起来能力详细判定方法

评估项目	级别	评估标准
站起来	无需抓住东西就可以做到	从椅子、床、轮椅等站立时，可以站起来而不扶着床围栏、扶手、墙壁等的情况
	需抓住东西才可以做到	抓住床围栏、扶手或墙壁等东西可以站起来的情况 也包括只要有支撑基本上可以自己站起来，而不是被护理者的手拉上来的情况
	自身不具备能力	根本无法站立的情况。也包括看护者支撑身体的一部分或用看护者的手将其提起的情况，这在没有帮助的情况下是无法实现的

（六）相关知识

1. 它不包括从躺下到坐着的动作。

2. 如果您没有机会坐在榻榻米、椅子上，请根据使用西式马桶或便携式马桶或咨询时在候诊室等条件选择。

3. 如果您以身体的一部分站起来作为支撑，或者以稳固的重量站立在桌子或椅子的扶手上是为了支撑您的身体，而不是习惯性地站立(如果您不能不加重而站起来)，选择"需抓住东西才可以做到"。

4. 被调查者实际去做的时候　如果被调查者的实际情况与被调查者或护理人员的每日日常情况有所不同，则在特定时期(通常是从调查日期算起的过去一周)内，该情况会更加频繁。根据情况作出选择。在这种情况下，请在"特别注意事项"中描述调查对象实际去过的情况的具体细节，日常情况的差异，选择理由等。

5. 被调查者实际上没有去做的时候　如果被调查者实际上没有做，请在"特别注意事项"中说明具体原因和情况。根据更常见的情况或该情况在特定时期(通常是从调查日期算起的过去一周)中的每日情况进行选择。另外，在"特别注意事项"中将描述与调查对象和护理人员的访谈的具体内容、选择的依据等。

第四节　老年人身体活动能力评估

2011 年，由中华人民共和国卫生部疾病预防控制局发布的《中国成人身体活动指南》(试行)》中指出：身体活动(physical activity)指由于骨骼肌收缩产生的机体能量消耗增加的活动。世界卫生组织(WHO)把身体活动定义为"由骨骼肌肉产生的需要消耗能量的任何身体动作"。进行身体活动时人体的反应包括心跳加快、呼吸加快、循环血量增加、代谢和产热加速等,这些反应对身体活动有益,也是健康的生理基础。因此,世界卫生组织建议:65岁以上老年人每周至少应进行150分钟中等强度身体活动,或者每周至少进行75分钟高强度活动,或中等强度和高强度活动结合起来达到相同效应的身体活动。研究表明,科学有规律的身体活动可以维持机体功能,延缓功能退化、促进身心健康;反之,有可能造成身体器官损伤,加重有关病情。因此,需要对老年人的身体活动能力进行评估。

一、评估目的

通过对老年人身体活动能力评估,为老年人日常生活活动能力提供参考依据。

二、评估内容

老年人可以通过身体活动能力的评估来了解自己的身体活动能力水平和功能状态,并决定开始一种新的运动的适宜起点。这些评估主要包括国际身体活动问卷、徒手肌力评定(manual muscle testing,MMT)、运动健康评估、Brog 运动强度评估等。

三、物品准备

评估量表、记录仪、笔和记录本,必要时带录音笔及录像设备。

四、评估方法

实际观察法、询问法、检测法等。

五、评估标准

见表 11-4-1 国际身体活动问卷、表 11-4-2 肌力评估表、表 11-4-3 运动健康评估、表 11-4-4 Brog 运动强度评估表。

表 11-4-1 国际身体活动问卷

A01 您现在的工作状况(单选)	1. 不工作(跳至 A03) 2. 每日工作 3. 每日半天 4. 隔日工作 5. 每日工作并经常加班 6. 有工作但不定时
A02 您工作的主要方式是(单选) 访问人员注意,A01 选择选项 1 的被访者不进入此题	1. 以静坐伏案为主(用电脑、书写等) 2. 工作中静坐伴有上肢活动,或者以站立为主,如出租车司机、售货员、流水线组装工 3. 以走为主,搬运或举重物,挖掘,如工人、农民
A03 您现在每天出行常用的交通方式是(限选排序)	1. 步行;2. 骑自行车;3. 乘公交;4. 自驾车;5. 摩托车、电动自行车;6. 不出行;7. 其他 (1)　　　(2)　　　(3)

A04 您每天用于各类交通的时间分别是（填空）　　　分钟

A05 您现在日常是否做家务　　　1. 是；2. 否

A06 您主要做哪些家务（多选不排序）　　　1. 做饭；2. 洗碗；3. 打扫卫生（擦地、擦家具、擦门窗）；4. 购买日常用品；5. 洗衣（手洗或混合洗）；6. 照看家人（生活不能自理）；7. 其他

A07 您平时每天做家务的时间是（填空）　　　分钟

A08 您在平常从事的闲暇活动有哪些（限选排序）　　　1. 看电视、听广播；2. 玩电脑；3. 读书、看报；4. 打牌、下棋；5. 聊天；6. 体育锻炼；7. 园艺，养宠物；8. 逛街；9. 其他
（1）　　　（2）　　　（3）

A09 您在休息日，节假日从事的闲暇活动有哪些　　　1. 看电视、听广播；2. 玩电脑；3. 读书、看报；4. 打牌、下棋；5. 聊天；6. 体育锻炼；7. 园艺，养宠物；8. 逛街；9. 补充睡眠；10. 郊游；11. 其他
（1）　　　（2）　　　（3）

表 11-4-2　MMT 分级法评定标准——肌力评估表

分级	评估标准	正常肌力/%
0	无可见和可以感觉到的肌肉收缩	0
1	可扪及肌肉轻微收缩，但无关节活动	10
2	在消除重力下可做全关节活动范围的运动	25
3	能在抗重力下做全关节活动范围的运动，但不能抗阻力	50
4	能抗重力和一定阻力的运动	75
5	能抗重力和充分阻力的运动	100

表 11-4-3　运动健康评估

评估项目	评定目标	评定方法	评分标准	分值/分	得分/分	评定标准
起立-行走计时测试	身体动的灵活性	评定时让老年人坐在有扶手的靠背座椅上（椅子坐高约为46cm，扶手高约为56cm）老年人后背靠着椅背，手放在扶手上。当测试开始时，老年人从椅子上站立，向前步行3m后转身回到椅子上坐下。如老年人使用辅助器具，可以用辅助器具进行测试	（除了所用时间外，对测试过程中的步态和可能摔倒的危险性按以下标打分） 正常　1 非常轻微异常　2 轻度异常　3 中度异常　4 重度异常　5			健康老年人正常评分为 1~2 分

续表

评估项目	评定目标	评定方法	评分标准	分值/分	得分/分	评定标准
4m 步行测试	身体活动的步态和平衡	评定时,让老年人站立位,向前行走 4m 后停止,然后计算所需时间	不能完成 >8.70s 6.21~8.70s 4.82~6.20s <4.82s	0 1 2 3 4		健康老年人正常评分为 3~4 分
串联站立平衡测试	身体活动的平衡能力	平衡站立:让老年人双脚分开,与肩同宽站立,记录时间。 串联站立:让老年人一只脚足跟对着另一只脚足尖进行直线站立。记录站立时间。如果老年人无法完成串联站立,可进行半串联站立。 半串联站立:让老年人一只脚足跟对着另一只脚内侧缘的一半处进行站立,记录站立过程。如果双脚分开或者用手帮助,则终止计时	平衡站立 0.9s 或不能完成 平衡站立 10s,半串联站立<10s 半串联站立 10s,全串联站立<2s 半串联站立 10s,全串联站立<3.9s 全串联站立 10s	0 1 2 3 4		健康老年人正常评分为 3~4 分
SPPB 测试(坐位起立测试)	身体活动的肌力和耐力	让老年人坐在适宜的椅子上,双手交叉放在胸前,然后让老年人尽可能快地从椅子上起立然后坐下 5 次,不使用手臂辅助	不能完成 16.7s 13.7~16.6s 1.2~13.6s 1.1s	0 1 2 3 4		健康老年人正常评分为 3~4 分
移动能力评估(MRMI)	身体活动的转移能力	床上翻身;从卧到坐;坐位维持;从坐到站;站位维持;床椅转移;室内步行;上下楼梯	不能完成 在两个人的辅助下完成 在一个人的辅助下完成 需要监督或者口头指示完成 需要一些帮助或者借助器具完成 独立完成	0 1 2 3 4 5		健康老年人正常评分为 4~5 分

注:老年人常见的运动健康评估有起立-行走计时测试、4m 步行测试、串联站立平衡测试、SPPB 测试(坐位起立测试)、移动力评估(MRMI)等。

表 11-4-4 Brog 运动强度评估表

最大心率/(次·min⁻¹)	Brog 评分/分	RPE
200	20	不能再进行了
190	19	非常难受

最大心率/(次·min⁻¹)	Brog 评分/分	RPE
180	18	非常难受
170	17	很难受
160	16	很难受
150	15	难受
140	14	难受
130	13	稍微难受
120	12	稍微难受
110	11	轻松
100	10	轻松
90	9	轻松
80	8	轻松
70	7	非常轻松
60	6	非常轻松

注:强度评估,对健康老年人来说安全的有氧运动范固为最大心率 60~120 次/min,Brog 评分<12 分。

六、相关知识

(一)身体活动能力的分类

1. 身体活动能力的技能 根据身体活动能力的技能分四类。

(1)体位安排能力:坐站平衡,坐正、站正等肢体坐位摆放。

(2)物件操作能力:伸手取物、弯腰、扭腰、抓捏物件、把弄物件等肢体协调活动。

(3)自身及物件移动能力:步行、推拉物件、提举物件、提运物件、调节操作力度和速度、操作流畅度。

(4)维持操作能力:维持不间断操作、维持合适步伐节奏。

2. 身体活动能力的表现 根据身体活动能力的表现形式可分为身体锻炼和日常生活活动。身体锻炼如太极、舞蹈、体育锻炼等。日常生活活动如翻身、坐起、站立、行走、提物、上下楼梯等。

3. 身体活动能力的能量代谢 根据身体活动能力的能量代谢可分为有氧运动、无氧运动。有氧运动是指采用中等强度、大肌群、动力性、周期性的运动,以提高机体氧化代谢能力的锻炼方式,如长跑、游泳、骑车等。无氧运动是指运动强度高、时间短、爆发性的运动,是机体处于无氧代谢下的运动,如举重、摔跤、百米冲刺等。

(二)老年人身体活动能力评估的注意事项

1. 当老年人出现病情不稳定、情绪无法控制或者不配合时,应停止评估。

2. 当老年人在评估活动中出现头晕、心悸、呼吸急促、冒冷汗、脸色改变时应停止评估并立即报告医生。

3. 评估过程中应当避免引起关节疼痛的动作,防止拉扯造成老年人的损伤。

(王冰飞)

推荐阅读

1. 化前珍,胡秀英. 老年护理学. 4 版. 北京:人民卫生出版社,2017.

2. 宋岳涛. 老年综合评估. 2 版. 北京:中国协和医科大学出版社,2019.

3. 吴梦余,于卫华,徐忠梅,等. 身体活动与老年衰弱的关系. 护理研究,2018,32(08):1190-1192.

4. 吴仕英,肖洪松,董韵捷. 生活能力评估技术. 北京:中国纺织出版社,2019.

5. 燕铁斌,尹安春. 康复护理学. 4 版. 北京:人民卫生出版社,2017.

6. 张瑞丽,付英秀. 老化与日常生活活动. 北京:北京科学技术出版社,2009.

7. 中华人民共和国人力资源和社会保障部. 老年人能力评估师国家职业技能标准(2020 版). [2020. 10. 22]. http://www. tyak-agedcare. com/news/qyxw/726. html.

第十二章

老年人认知功能与精神状态评估

学习目标

认识与记忆：

1. 掌握老年人认知能力评估基本知识。

2. 掌握老年人认知行为异常评估知识。

3. 掌握老年人抑郁症状评估知识。

4. 掌握老年人情绪和行为异常评估知识。

5. 掌握老年人认知能力和精神状态评估指标评定和注意事项。

理解与运用：

1. 理解并运用简明认知评估量表评定老年人认知功能。

2. 理解并评估老年人攻击倾向和攻击性风险。

3. 理解并运用老年抑郁评估量表评定老年人抑郁症状。

4. 理解并评估老年人妄想、恐惧、焦虑、抑郁及负性情绪和精神状态能力。

5. 理解并依据评估指标准确计算评定结果得分，分析、确定评估对象认知能力和精神状态分级。

第一节 认知功能评估

老年人的认知功能很大程度上受年龄的影响，自然衰老的过程伴随着认知功能的下降。老年人认知功能下降的过程有很大的变异性，与年龄相关的认知下降往往进展很慢，不影响老年人的日常生活能力。但是在失智老人，这些功能的下降足以影响其正常的日常生活。

一、评估目的

认知功能评估不仅可以确定被评估者是否有认知功能受损，还可以判断受损的严重程度。根据评估结果，进一步制订干预、照护计划和措施，改善生活质量。

二、评估内容

认知功能评估内容主要有注意力、记忆力、定向力、语言、视空间能力、心理活动度、执行/解决问题能力、智力等。

三、物品准备

评估量表、记录仪、笔和记录本,必要时带录音设备。

四、评估方法

评估方式包括直接评估和间接评估。直接评估是给被评估者一定的任务,观察其表现,根据其表现进行评估。间接评估是通过询问被评估者或其亲近的人来获取其信息进行评估。常用的评估方式有以下 4 种:

1. 客观心理评估　是 4 种评估方式中唯一的、直接的评估方式,评估要求被评估者完成一定的任务或题目,如画钟,根据被评估者的表现进行注意力、记忆,语言等方面的评估。

2. 知情者报告法　是从比较了解被评估者的配偶、子女、保姆、专业照料者等知情者处获得信息进行评估。这种评估方式特别适用于无法正确理解评估量表、无法有效交流或者不能长时间配合的被评估者。

3. 结构性问卷　分结构式问卷、半结构式问卷和非结构式问卷三种。

4. 自我评价　老年人根据自身状况对自己的认知功能进行评估。这种方法受被评估者的影响较大,所以不常用。

五、评估标准

按照《老年人能力评估》标准,评估被评估者的认知功能,包括时间/空间定向能力、人物定向能力、记忆能力、理解能力和表达能力。依据其客观表现给予相应评分。各项能力评分又分为 5 个等级。

时间/空间定向:知道并确认时间/空间的能力。①时间观念(年、月、日、时)和空间观念清楚;可单独出远门,能很快掌握新环境的方位;②时间观念有些下降,年、月、日清楚,但有时相差几天;可单独来往于近街,知道现住地的名称和方位,但不知回家路线;③时间观念较差,年、月、日不清楚,可知上半年或下半年;只能单独在家附近行动,对现住地只知名称,不知道方位;④时间观念很差,年、月、日不清楚,可知上午或下午;只能在左邻右舍间串门,对现住地不知名称和方位;⑤无时间观念;不能单独外出。

人物定向:知道并确认人物的能力。①知道周围人们的关系,知道祖孙、叔伯、姑姨、侄子、侄女等称谓的意义;可分辨陌生人的大致年龄和身份,可用适当称呼;②只知家中亲密近亲的关系,不会分辨陌生人的大致年龄,不能称呼陌生人;③只能称呼家中人,或只能照样称呼,不知其关系,不辨辈分;④只认识常同住的亲人,可称呼子女或孙子女,可辨熟人和生人;⑤只认识主要照顾者,不辨熟人和生人;或谁都不认识。

记忆:短时和长时记忆、瞬时、近期和远期记忆能力。①总是能够保持与社会、年龄所适应的长、短时记忆,能够回忆完整;②出现轻度的记忆紊乱或回忆不能(不能回忆即时信息,3个词语经过 5 分钟后仅能回忆 0~1 个);③出现中度的记忆紊乱或回忆不能(不能回忆近期记忆,不记得上一顿饭吃了什么);④出现重度的记忆紊乱或回忆不能(不能回忆远期记忆,不记得自己老朋友);⑤记忆完全紊乱或者完全不能对既往事务进行正确的回忆。

理解能力:理解语言信息的能力(平时可借助使用助听设备等)。①清楚理解;②通常理解,个体会漏掉部分内容但大部分可理解;③时常理解,个体会漏掉部分内容,但重复或解释往往可以使其理解;④偶尔理解,个体只能直接沟通或简单回应;⑤很少或从不理解。

表达能力:表达信息能力——包括口头的和非口头的。依据其客观表现给予相应评分。①完全被理解,表达想法没有困难;②通常被理解,较难措辞或厘清思路,若给予足够时间,则表达想法没有困难或极少需要提示;③常被理解,很难措辞或厘清思路,而且通常需要提示;④偶尔被理解,表达具体需求的能力有限;⑤很少或从未被理解。

评估时可采用:

(一)简易智能评估量表(mini mental state examination, MMSE),也称简易精神状态检查。MMSE 是由不同的神经心理测验中抽调出的项目组合而成,包括定向力(10 分)、执行功能(3 分)、注意和计算(5 分)、回忆(3 分)和语言(9 分)5 个认知域共 30 分的内容。见表 12-1-1。

表 12-1-1　简易智能评估量表(MMSE)　　　　　　单位:分

评估项目	序号	评分内容	分值	得分
时间定向力	1	今年是哪一年?	答对 1 分,答错或拒答 0 分	
	2	现在是什么季节?	同上	
	3	现在是几月份?	同上	
	4	今天是几号?	同上	
	5	今天是星期几?	同上	
地点定向力	6	这是什么城市(名)?	同上	
	7	这是什么区(城市名)?	同上	
	8	这是什么医院(医院名或胡同名)?	同上	
	9	这是第几楼层?	同上	
	10	这是什么地方(地址、门牌号)?	同上	
		现在我告诉您三种东西的名称,我说完后请您重复一遍。请您记住这三种东西:树木、钟表和汽车,过一会儿我还要问您(请说清楚,每样东西 1s)		
记忆力	11	复述:树木	同上	
	12	复述:钟表	同上	
	13	复述:汽车	同上	
		现在请您算一算,从 100 中减去 7,然后从所得的数算下去,请您将每减一个 7 后的答案告诉我,直到我说"停"为止		
注意力和计算力	14	计算 100 - 7	答 93 给 1 分,否则为 0 分	
	15	计算 93 - 7	答 86 给 1 分,否则为 0 分	
	16	计算 86 - 7	答 79 给 1 分,否则为 0 分	
	17	计算 79 - 7	答 72 给 1 分,否则为 0 分	
	18	计算 72 - 7	答 75 给 1 分,否则为 0 分	
		如前一项计算错误,但在错误得数基础上减 7 正确者仍给相应得分。现在请您说出刚才我让您记住的是哪三种东西		
回忆力	19	回忆:树木	答对 1 分,答错或拒答 0 分	
	20	回忆:钟表	同上	
	21	回忆:汽车	同上	

续表

评估项目	序号	评分内容	分值	得分
语言能力	22	出示手表问被评估者这是什么？	同上	
	23	出示铅笔问被评估者这是什么？	同上	
	24	请您跟我说"四十四只石狮子"	能正确说出 1 分，否则 0 分	
	25	给被评估者一张卡片，上面写着"请闭上您的眼睛"，请您念一念这句话，并按上面的意思去做	能正确说出并能做到 1 分，不正确说出也不能做到 0 分	

我给您一张纸，请您按我说的去做。现在开始，用右手拿着这张纸，用两只手把它对折起来，然后将它放在您的左腿上

	序号	评分内容	分值	得分
	26	用右手拿着这张纸	正确给 1 分，错误给 0 分	
	27	用两只手将纸对折	能对折 1 分，不能为 0 分	
	28	将纸放在左腿上	放对给 1 分，否则为 0 分	
	29	请您写一个完整的句子	能正确写出 1 分，否则为 0 分	
	30	请您照着下面图案样子把它画下来	正确为 1 分，错误为 0 分	

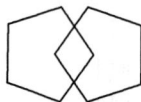

总分：　　分

总分范围 0~30 分，正常与不正常的分界值与受教育程度有关：文盲（未受教育）组 17 分；小学（受教育年限≤6 年）组 20 分；中学或以上（受教育年限>6 年）组 24 分。分界值以下为有认知功能缺陷，以上为正常

（二）蒙特利尔认知评估（Montreal cognitive assessment，MoCA）

MoCA 是一个用来对轻度认知功能异常进行快速筛查的评定工具，灵敏度及特异度均为 97%~98%。它评定了许多不同的认知领域，包括短期记忆、视空间、执行功能、注意与集中、语言、抽象思维、计算力和定向力等。本量表总分 30 分，英文原版的测试结果显示正常值为≥26 分。目前 MoCA 有 30 多个版本，在此仅简单介绍北京版。见表 12-1-2。

表 12-1-2 蒙特利尔认知评估表

姓名：　　　　性别：　　　出生日期：　　　　教育水平：　　　　　检查日期：

续表

视空间与执行功能			得分
命名			

							_/3

| | | [ ] | | | [ ] | | [ ] | | |

记忆	读出下列词语,然后由患者重复上述过程重复 2 次,5 分钟后回忆。		面孔	天鹅绒	教堂	菊花	红色	不计分
		第一次						
		第二次						

注意	读出下列数字,请患者重复(每秒 1 个)。		顺背[ ]	21854	_/2
			倒背[ ]	742	

读出下列数字,每当数字出现 1 时,患者敲 1 下桌面,错误数大于或等于 2 不给分。	[ ]52139411806215194511141905112	_/2

100 连续减 7	[ ]93	[ ]86	[ ]79	[ ]72	[ ]65	_/3
4~5 个正确给 3 分,2~3 个正确给 1 分,全部错误为 0 分。						

语言	重复:我只知道今天张亮是来帮过忙的人。[ ] 狗在房间的时候,猫总是躲在沙发下面"[ ]	_/2
	流畅性:在 1 分钟内尽可能多地说出动物的名字。[ ]_____(N≥11 名称)	_/1

抽象	词语相似性:香蕉—橘子=水果 [ ]火车—自行车 [ ]手表—尺子	_/2

延迟回忆	回忆时不能提醒	面孔 [ ]	天鹅绒 [ ]	教堂 [ ]	菊花 [ ]	红色 [ ]	仅根据非提示记忆得分	_/2
	分类提示:							_/2
	多选提示:							_/2

定向	日期[ ] 月份[ ] 年代[ ] 星期[ ] 地点[ ] 城市[ ]	_/6

总分		_/30

在整个评定中不给予受试者对或错的提示,评估方法和操作要点如下:

1. 交替连线测验

指导语:"我们有时会用'1、2、3……'或者汉语的'甲、乙、丙……'来表示顺序。请您按照从数字到汉字并逐渐升高的顺序画一条连线。从这里开始(指向数字'1'),从'1'连向

'甲',再连向'2',并一直连下去,到这里结束(指向汉字'戊')。"

评分:当受试者完全按照"1-甲-2-乙-3-丙-4-丁-5-戊"的顺序进行连线且没有任何交叉线时给1分;当受试者出现任何错误而没有立刻自我纠正时,给0分。

2. 视结构技能(立方体)　指导语(检查者指着立方体):"请您照着这幅图在下面的空白处再画一遍,并尽可能精确。"

评分:完全符合下列标准时,给1分。图形为三维结构,所有的线都存在,无多余的线;相对的边基本平行,长度基本一致(长方体或棱柱体也算正确)。上述标准中,只要违反其中任何一条,即为0分。

3. 视结构技能(画钟3分法,见上文)。

4. 命名　指导语:自左向右指着图片问受试者"请您告诉我这个动物的名字"。

评分:每答对一个给1分。正确回答:①狮子;②牛;③骆驼或单峰骆驼。

5. 记忆　指导语:检查者以每秒1个词的速度读出5个词,把受试者回忆正确的词在第一栏的空栏中标出。当受试者回答出所有的词,或再也回忆不起来时,把这5个词再读一遍。把受试者回答正确的词在第二试的空栏中标出。第二试结束后,告诉受试者一会儿还要让他回忆这些词。这两次回忆不记分。

6. 注意

(1)数字顺背广度:按照每秒1个数字的速度读出这5个数字,要求受试者顺背。

(2)数字倒背广度:按照每秒1个数字的速度读出这5个数字,要求受试者倒背。

评分:复述准确,每一个数列分别给1分。

(3)警觉性:检查者以每秒1个的速度读出数字串,要求受试者听到"1"的时候拍一下手,其他的数字时不要拍手。

评分:如果完全正确或只有一次错误则给1分,否则不给分(错误时是指当读"1"的时候没有拍手,或读其他数字时拍手)。

(4)连续减7:

评分:本条目总分3分。全部错误记0分,1个正确给1分,2~3个正确给2分,4~5个正确给3分。从100开始计算正确的减数,每一个减数都单独评定,也就是说,如果受试者减错了一次,而从这一个减数开始后续的减7都正确,则后续的正确减数要给分。

7. 句子复述　评分:复述正确,每句话分别给1分。复述必须准确。注意复述时出现的省略(如省略了"只""总是")以及替换/增加(如"我只知道今天张亮……"说成"我只知道张亮今天……";或"房间"说成"房子"等)。

8. 词语流畅性　要求受试者尽可能快、尽可能多地说出所知道的动物的名称,时间是1是分钟。

评分:≥11个记1分。龙、凤凰、麒麟等神化动物也算正确。

9. 抽象　让受试者解释每一对词语在什么方面类似,或者说他们有什么共性。

评分:只对后两组词的回答进行评分。回答正确,每组词分别给1分。只有下列回答视为正确。"火车和自行车:运输工具,交通工具,旅行用的;手表和尺:测量仪器,测量用的。"下列回答不能给分。"火车和自行车:都有轮子;手表和尺子:都有数字。"

10. 延迟回忆　要求受试者尽量回忆刚才5个词,对未经提示而回忆正确的词,在下面的空栏中画"√"作标记。评分:未经提示自由回忆正确的词,每词给1分。

可选项目:在延迟自由回忆之后,对于未能回忆起来的词,通过语义分类线索鼓励受试者尽可能地回忆。经分类提示或多选提示回忆正确者,在相应的空栏中画"√"作标记。先进行分类提示,如果仍不能回忆起来,再进行多选提示。例如:"下列词语中哪一个是刚才记过的:鼻子,面孔,手掌?"

各词的分类提示和(或)多选提示如下:面孔:身体的一部分,鼻子、面孔、手掌;天鹅绒:一种纺织品,棉布、的确良、天鹅绒;教堂:一座建筑,教堂、学校、医院;菊花:一种花,玫瑰、菊花、牡丹;红色:一种颜色,红色、蓝色、绿色。

评分:线索回忆不记分。线索回忆只用于临床目的,为分析受试者的记忆障碍类型提供进一步的信息。对于提取障碍导致的记忆缺陷,线索可提高回忆成绩;如果是编码障碍,则线索无助于提高回忆成绩。

11. 定向　评分:每正确回答一项给 1 分。受试者必须回答精确的日期和地点(医院、诊所、办公室的名称)。日期上多一天或少一天都算错误,不给分。

总分:满分 30 分。新近一项大样本多中心的社区调查研究表明 MoCA(北京版)认知正常的界值分:文盲者≥14 分,小学文化程度者≥20 分,中学及以上文化程度者≥25 分。

六、相关知识

认知是指人脑接收外界信息,经过加工处理,转换成内在的心理活动,从而获取知识或应用知识的过程,它包括记忆、语言、视空间、执行、计算和理解判断等方面。认知功能评估是采用各种评估量表对被评估者的知觉、注意、记忆、语言、执行能力等方面进行评价,客观反映认知功能能力、特征以及变化。

认知功能损害是老年人的常见问题,影响因素主要有:①病理因素,包括疾病、药物作用、心理和情绪等。老年常见疾病,如心血管疾病(心房颤动、心力衰竭等)、糖尿病、抑郁等,与认知功能障碍密切相关;②生理因素,包括年龄、性别等;③环境因素,包括文化程度、生活工作经历、社会经历状况等。

第二节　行为异常评估

一、评估目的

确认老年人的异常行为及心理症状,为选择行为的干预策略、制订干预计划提供必要的依据。

二、评估内容

评估老年人的异常动作、行为,如攻击行为等。

三、物品准备

评估量表、记录仪、录像设备、笔和记录本,必要时带录音设备。

四、评估方法

评估方法是对行为问题的客观、全面的观察与测量,常见的行为评估的方法有观察法、行为访谈(精神检查)法、心理测验法等,各种方法相互补充,使行为评估更加完善。

（一）观察法

观察法是通过对被评估者行为表现直接或间接(通过摄影录像设备)的观察或观测而进行心理评估的一种方法。直接观察法一般包括以下几个方面的内容:

1. 仪表和行为　注意观察被评估者的衣着是否整洁,与身份是否相称,姿势如何、有无奇异行为或动作、是否避免目光接触。

2. 言语和沟通过程　应注意言语是否流畅,有无言语过多或过少,有无句法或用词不当,能否运用非言语的沟通方式(如微笑、皱眉、手势、姿势等)来表达感情,与人沟通的兴趣如何。

3. 思想内容　主要观察感觉(视觉、听觉、触觉等)有无损害,能否集中注意力于当前的任务,对时间、空间的定向力如何,记忆力如何,能不能做简单的计算力、阅读和书写等。

4. 情绪　观察是否有情绪不稳、激动、焦急、忧愁、欣快、发怒和淡漠等情况。

5. 洞悉和判断　对自己的行为和情感是否有所认识、对造成问题的原因有无了解、对自己的病情是否存在自知力、对改善自己情境的迫切程度。

（二）行为访谈法

行为访谈法是通过访谈的方法来收集有关的行为资料,如了解目前的行为及其前后的条件,了解过去的行为表现及控制等。访谈时应注意以下几个方面的重点症状:①有无感知觉障碍,如幻觉;②有无智力和思维过程障碍,如妄想;③有无注意力和定向力障碍;④有无情绪高涨或低落;⑤有无异常行为表现;⑥有无自知力。

（三）心理测验法

在心理评估中,心理测验占有十分重要的地位。心理测验可以对心理现象的某些特定方面进行系统评定,并且测验一般采用标准化、数量化的原则,所得到的结果可以参照常模进行比较,避免了一些主观因素的影响。

五、评估标准

按照《老年人能力评估》标准,评估被评估者的异常行为,如攻击行为。攻击行为:身体攻击行为(如打/踢/推/咬/抓/摔东西)和语言攻击行为(如骂人、语言威胁、尖叫)。攻击行为评分分为5个等级。①没出现;②每月出现一两次;③每周出现一两次;④过去3天里出现过一两次;⑤过去3天里天天出现。

评估时可采用攻击风险评估表(ARAS),此表是由北京安定医院自制的评估工具,分为Ⅰ~Ⅳ级攻击风险评定标准及 a~d 4级转归评定标准(表 12-2-1)。a~d 指病情变化,与上一次评估情况相比,a 为加重,b 为未变化,c 为减轻,d 为未评。见表 12-2-1。

表 12-2-1　攻击风险因素评估表

级别	评分项目	处理
Ⅰ	有下列情况之一者,若为男性则有两项: ①男性;②精神分裂症,伴有幻听或被害妄想;③躁狂; ④酒药依赖的脱瘾;⑤意识障碍伴行为紊乱;⑥痴呆伴行为紊乱;⑦既往人格不良者(有冲动、边缘型人格障碍)	防冲动、密切观察;遵医嘱,对症治疗

级别	评分项目	处理
Ⅱ	被动的言语攻击行为,表现为激惹性增高,如无对象的抱怨、发牢骚、说怪话。交谈时态度不好、抵触、有敌意或不信任;或精神分裂症有命令性幻听	防冲动、密切观察、遵医嘱使用抗精神病药降低激惹性,对症治疗
Ⅲ	主动的言语和攻击行为,如有辱骂的对象,或被动的躯体攻击行为如毁物,或在交往时出现社交粗暴(交谈时突然离去、躲避、推挡他人善意的躯体接触);既往有主动的躯体攻击行为	防冲动,安置在重症监护室;遵医嘱实施保护性约束,必要时陪护,使用抗精神病性药物降低激惹性
Ⅳ	有主动的躯体攻击行为,如踢、打、咬或使用物品打击他人;攻击行为在一天内至少出现两次以上或攻击行为造成了他人肉体上的伤害	防冲动,安置在重症监护室;及时报告医生,遵医嘱实施保护性约束,对症处理,必要时陪护,使用抗精神病药降低激惹性

注:如制作攻击风险评估表,应包含以下内容:日期、具体时间、等级(Ⅰ~Ⅳ)、病情变化(a~d)和评估者。

六、相关知识

老年人行为异常常见原因

1. 脑部缺损　老年痴呆症患者因脑部缺损导致不同的智能衰退。由于智能缺损较身体缺损不明显,因此常被照护人员忽略,而引起行为问题。

2. 身体不适　老年痴呆症患者感到身体不适又不懂使用言语表达时,他们便会用不同的行为作表达,例如拒绝进食,烦躁不安,因而会被误解。

3. 精神因素　老年痴呆症患者精神上可能出现的问题包括幻觉、妄想、忧虑、抑郁等,因而作出伤害自己、他人或自言自语的行为。

4. 环境因素　过分刻板的环境或混乱嘈杂的环境会令老年痴呆症患者因缺少或过多刺激而产生行为问题。环境导向不清晰也容易令患者迷失方向、走错房间、随处大小便等。

5. 社交心理因素　老年人要面对种种的心理压力,例如初发的老年痴呆症患者要面对自己会逐渐失去能力而造成沉重的心理打击。为了维持自己的尊严,很多患者会拒绝一些他们认为能力不及的活动,表现得很孤独或被误解为不合群和不合作。

第三节　痴呆评估

痴呆是由脑功能障碍引起的获得性、持续性的智能障碍综合征。临床表现包括不同程度的记忆、语言、视空间功能、人格异常及认知(概括、计算、判断、综合和解决问题)能力的降低,患者常伴有行为和情感的异常,这些功能障碍达到影响职业、社会功能或日常生活能力的程度。痴呆综合征的评估主要包括以下四个方面:认知功能的评估、日常生活能力的评估、精神行为症状的评估和社会评估。

一、评估目的

评估老年人是否存在认知功能受损,智能障碍及其严重程度。

二、评估内容

主要评估记忆力、语言、视空间功能、人格异常及认知功能,异常行为和情感等。

三、物品准备

评估量表、记录仪、录像设备、笔和记录本,必要时带录音设备。

四、评估方法

问卷调查法、观察法、询问法。

五、评估标准

(一) 认知功能的评估

详见本章第一节"认知功能的能力评估"。

(二) 日常生活能力的评估

ADL 评估对痴呆老人非常重要,它是确立痴呆诊断、评价痴呆严重程度、提供痴呆治疗和护理方案所必需的。常用老年日常生活能力评估量表和社会功能活动问卷(FAQ)等,参见第十章相关内容。

(三) 精神行为症状的评估

评估时可采用老年人精神状况量表(geriatric mental state schedule,GMS),GMS 为半定式量表,每个条目分为五级评分,无反向评分。评估被评估者 1 个月以内的情况。对重要的问题将被评估者回答"不知道"和答案错误分成不同的条目计分。见表 12-3-1。

表 12-3-1 老年人神经精神症状量表

项目	是	否	频度(F)	严重程度(S)	引起照料者苦恼程度	得分(F×S)
妄想			1 2 3 4	1 2 3	0 1 2 3 4 5	
幻觉			1 2 3 4	1 2 3	0 1 2 3 4 5	
激越/攻击			1 2 3 4	1 2 3	0 1 2 3 4 5	
抑郁/心境恶劣			1 2 3 4	1 2 3	0 1 2 3 4 5	
焦虑			1 2 3 4	1 2 3	0 1 2 3 4 5	
欣快			1 2 3 4	1 2 3	0 1 2 3 4 5	
情感淡漠			1 2 3 4	1 2 3	0 1 2 3 4 5	
脱抑制			1 2 3 4	1 2 3	0 1 2 3 4 5	
易激惹/情绪不稳			1 2 3 4	1 2 3	0 1 2 3 4 5	

项目	是　否	频度（F）	严重程度（S）	引起照料者苦恼程度	得分（F×S）
异常的运动行为		1 2 3 4	1 2 3	0 1 2 3 4 5	
睡眠/夜间行为		1 2 3 4	1 2 3	0 1 2 3 4 5	
食欲和进食障碍		1 2 3 4	1 2 3	0 1 2 3 4 5	

注:来源为配偶、患者、照料者和其他人;得分为每项指标的频度乘以严重程度。

(四) 老年社会评估

痴呆的老年社会评估可采用社会活动功能量表(functional activities questionnaire,FAQ)来进行。FAQ 是一种简单的、由知情者完成的评定日常活动能力的量表,也可以进行自我评定。量表对被评估者以下几方面的功能进行评估:完成每日日常活动的体力情况、心理状况、社会角色功能的完成情况及影响日常表现的因素。评分标准:0 = 表现正常或没有做过这种事情,但如果必须要做的话,看情况是可以完成的;1 = 有些困难但还是可以完成或没有做过这种事情,但如果必须要做的话,看情况是有些困难,但可以完成的;2 = 需要帮助;3 = 完全不能完成。见表 12-3-2。

表 12-3-2　社会功能活动调查表(FAQ)

评估项目	评价选项				得分/分
	完全自理	有困难但能做	需人帮助	完全不能	
每月平衡收支的能力,算账的能力	0	1	2	3	
患者之工作能力,能否写出简单记录	0	1	2	3	
能否到商店买衣服、杂货和家庭用品	0	1	2	3	
有否爱好、会不会下棋和打扑克	0	1	2	3	
会不会做简单的家务,如点炉子、泡茶	0	1	2	3	
会不会准备做饭	0	1	2	3	
能否了解发生的近事	0	1	2	3	
能否参加讨论和了解电视、书、杂志	0	1	2	3	
能否记住约会时间、家庭节日、吃药等	0	1	2	3	
能否拜访邻居,自己乘公共汽车等	0	1	2	3	

评价:该量表总分 30 分。分值>9 分就提示存在社会活动功能障碍。

第四节　抑郁症状评估

抑郁是老年人的常见症状,经常伴有躯体疾病。研究显示,在护理院中,17%～35%老年人有明显的抑郁。如果抑郁在晚年初次发病,通常与脑血管疾病并存,称为血管性抑郁。与年轻人比较,老年人较少以抑郁作为主诉,被评估者可能不承认有悲伤、情绪低落或抑郁。

常见的抑郁症状有对生活没兴趣、日常生活中没有快乐、恐惧、睡眠不佳、持续的死亡念头、慢性疼痛、集中精力差和记忆减退等,对未来的悲观和自责也常见。

一、评估目的

通过评估老年人的抑郁情绪,进一步了解老年人的心理健康状况。

二、评估内容

老年人的抑郁等情绪状态,主观感受等。

三、物品准备

评估量表、记录仪、笔和记录本,必要时带录音设备。

四、评估方法

问卷调查法、观察法、询问法。

五、评估标准

按照《老年人能力评估》标准,评估被评估者的抑郁症状:情绪低落,不爱说话,不爱梳洗,不爱活动;甚至出现妄想、幻觉、疑虑、自杀念头或自杀行为。评分分为 5 个等级。①没出现;②每月出现一两次;③每周出现一两次;④过去 3 天里出现过一两次;⑤过去 3 天里天天出现。

评估时可采用老年抑郁量表(geriatric depression scale,GDS)。由于老年人的躯体不适较多,所以许多老年人的躯体主诉属于该年龄阶段的正常范围,却被误诊为抑郁症。设计GDS 是为了更敏感地检查老年人抑郁被评估者所特有的躯体症状。另外,其"是"与"否"的定式回答较其他分级量表也更容易掌握,30 个条目代表了老年抑郁的核心症状。结果评定根据以下症状内容:情绪低落、活动减少、易激惹、退缩痛苦的想法,对过去、现在与将来的消极评价。每个条目都是一句问话,要求被评估者回答"是"或"否"。30 个条目中有 10 条用反序计分(回答"否"提示存在抑郁),20 条用正序计分(回答"是"提示存在抑郁),每项提示抑郁的回答得 1 分。见表 12-4-1。

表 12-4-1 老年抑郁量表(GDS)　　　　　　　　　　　　　单位:分

评分内容(请选择最近一周来最适合您的感受)	是	否	得分
您对生活基本上满意吗?	0	1	
您是否已经放弃了很多活动和兴趣?	1	0	
您是否觉得生活空虚?	1	0	
您是否常感到厌倦?	1	0	
您觉得未来有希望吗?	0	1	
您是否因为脑子里有一些想法摆脱不掉而烦恼?	1	0	
您是否大部分时间精力充沛?	0	1	
您是否害怕有不幸的事落到你身上?	1	0	

评分内容(请选择最近一周来最适合您的感受)	是	否	得分
您是否大部分时间感到幸福?	0	1	
您是否常感到孤立无援?	1	0	
您是否经常坐立不安、心烦意乱?	1	0	
您是否希望经常待在家里而不去做些新鲜事?	1	0	
您是否常常担心未来?	1	0	
您是否觉得记忆力比以前差?	1	0	
您是否觉得现在生活很惬意?	0	1	
您是否常感到心情沉重、郁闷?	1	0	
您是否觉得像现在这样生活毫无意义?	1	0	
您是否常为过去的事忧愁?	1	0	
您觉得生活很令人兴奋吗?	0	1	
您开始一件新的工作困难吗?	1	0	
您觉得生活充满活力吗?	0	1	
您是否觉得您的处境毫无希望?	1	0	
您是否觉得大多数人比您强得多?	1	0	
您是否常为一些小事伤心?	1	0	
您是否常觉得想哭?	1	0	
您集中精力困难吗?	1	0	
您早晨起床很开心吗?	0	1	
您希望避开聚会吗?	1	0	
您做决定很容易吗?	0	1	
您的头脑像往常一样清晰吗?	0	1	

评价:0~9分(总分30分)可视为正常范围;10~19分提示轻度抑郁;20~30分为重度抑郁。

六、相关知识

(一)抑郁的症状标准

以心境低落为主要特征且持续至少2周,在此期间至少有下述症状中的四项:

1. 对日常活动丧失兴趣,无愉快感。

2. 精力明显减退,无原因的持续疲乏感。

3. 精神运动性迟滞或激越。

4. 自我评价过低,或自责,或有内疚感,可达妄想程度。

5. 联想困难或自觉思考能力下降。

6. 反复出现想死的念头或有自杀、自伤行为。

7. 睡眠障碍,如失眠、早醒,或睡眠过多。

8. 食欲降低或体重明显减轻(≥正常体重的5%)。

9. 性欲减退。

（二）老年精神心理评估

老年抑郁者,在认知功能方面主要表现为思维迟缓、反应迟钝、精神恍惚、记忆力减退、理解力下降、判断力低下、意志力低落、注意力不集中,呈现"假性痴呆"表现,有的还可产生幻觉、人格解体、现实解体、疑病观念、强迫和恐惧等症状;在情感方面,主要表现为感情淡漠、悲观绝望、忧心忡忡、愁眉不展、消极厌世、丧失自信;常紧张不安、疑神疑鬼、杞人忧天或有被害妄想;有的甚至有自伤或自杀的企图;部分表现为行为方式的改变,如害怕独自在家、拒绝进食、进商店行窃、"意外"超剂量服药、由于自我忽视而处肮脏处所、滥用酒精(乙醇)等。因此,对于老年抑郁者来讲,老年精神心理方面的评估是综合评估的重点。

第五节 焦虑评估

老年焦虑症是发生在老年期,表现为以现实处境不相称的、没有明确对象和具体内容的担心和焦虑,并伴有明显的自主神经症状、肌肉紧张和运动不安为特征的神经症型障碍。

一、评估目的

通过评估老年人的焦虑程度,进一步了解老年人的心理健康状况。

二、评估内容

焦虑和担心的症状,主观感受及情绪体验等。

三、物品准备

评估量表、记录仪、笔和记录本,必要时带录音设备。

四、评估方法

问卷调查法、观察法、询问法。

五、评估标准

评估时可采用汉密尔顿焦虑量表(Hamilton anxiety scale,HAMA),它能很好地帮助被评估者自我诊断、衡量治疗效果,一致性相当好,长度适中,简便易行,适用于有焦虑症状的成年人。包括 14 个项目,每一项采用 0~4 分的 5 级评分法:0＝无症状;1＝轻度;2＝中等;3＝重度;4＝极重。见表 12-5-1。

表 12-5-1 汉密尔顿焦虑量表(HAMA)　　　　　　　　　　　单位:分

评估项目	评分内容(在过去的一周中)		分值				得分
焦虑心境	担心、担忧,感到有最坏的事情将要发生,容易激惹	0	1	2	3	4	
紧张	紧张感、易疲劳、不能放松、易哭、颤抖、感到不安	0	1	2	3	4	
害怕	害怕黑、陌生人、一人独处、动物、乘车或旅行及人多的场合	0	1	2	3	4	

续表

评估项目	评分内容(在过去的一周中)			分值			得分
失眠	难以入睡、易醒、睡得不深、多梦、梦夜惊、醒后感疲倦	0	1	2	3	4	
认知功能	注意力不能集中,记忆力差,或称记忆、注意障碍	0	1	2	3	4	
抑郁心境	丧失兴趣、对以往爱好缺乏快感,忧郁、早醒、昼重夜轻	0	1	2	3	4	
运动系统	肌肉酸痛、活动不灵活,肌肉抽动、肢体抽动、牙齿打战、声音发抖	0	1	2	3	4	
感觉系统症状	视物模糊、发冷发热、软弱无力感、浑身刺痛症状	0	1	2	3	4	
心血管系统症状	心动过速、心悸、胸痛,血管跳动感、晕倒感、心搏脱漏症状	0	1	2	3	4	
呼吸系统症状	胸闷、窒息感、叹息、呼吸困难	0	1	2	3	4	
胃肠道症状	吞咽困难、嗳气、消化不良(进食后腹痛、胃部烧灼痛、腹胀、恶心、胃部饱胀)、肠鸣亢进、腹泻、体重减轻、便秘	0	1	2	3	4	
泌尿生殖系统症状	尿意频数、尿急、停经、性冷淡,过早射精、勃起不能、阳痿	0	1	2	3	4	
自主神经症状	口干、潮红、苍白、易出汗、易起"鸡皮疙瘩"、紧张性头痛、毛发竖起	0	1	2	3	4	
会谈时行为表现	一般表现:紧张,不能松弛,忐忑不安、咬手指、紧紧握拳等; 生理表现:吞咽、呃逆、安静时心率快、呼吸快(20 次/min 以上)等	0	1	2	3	4	
总分							

评价:总分>14 分可以认为是有肯定的焦虑;>7 分可能有焦虑;<6 分没有焦虑。

六、相关知识

(一) 焦虑的概念

焦虑是担心发生威胁自身安全和其他不良后果的心境,多伴有自主神经功能紊乱和疑病观念。老年人由于具有机体功能减退、社会角色变化、多病共存的特点,容易产生焦虑。

(二) 老年人常见焦虑类型

1. 广泛性焦虑障碍　这种障碍的特征是几乎每天都处于对各种活动的焦虑惶恐之中,病程持续半年以上。生活在社区的老年人中约有 5% 的老年人患有此症,所以这是老年人中较常见的一种心理障碍,女性较男性多见。

2. 强迫障碍　这种障碍的特征是反复出现不想要的、侵入性的意念、想象或冲动,其内容是愚蠢的、荒唐的、卑鄙的或可怕的,因而引起情绪的紧张,患者常常要去做一些事以便减轻这种紧张。在老年人中强迫障碍也很常见,但症状较年轻人轻。强迫障碍在女性较男性常见。

第六节 谵妄评估

谵妄是一种常见的重要的老年综合征,是急性发作的精神和认知功能紊乱,是老年人常见的严重潜在致残或死亡的根源。具有认知功能障碍的老年人(如痴呆)伴疾病或发生意外时就容易引起谵妄风险,尤其对急性意识混乱、意识模糊或间断意识障碍波动的高龄老年人,要高度警惕。

一、评估目的

通过评估老年人的谵妄症状,进一步了解老年人的精神心理健康状况。

二、评估内容

认知功能、情绪、思维、意识水平、睡眠-觉醒周期等谵妄症状。

三、物品准备

评估量表、记录仪、笔和记录本,必要时带录音设备。

四、评估方法

问卷调查法、观察法、询问法。

五、评估标准

评估时可采用谵妄评定方法中文修订版(CAM-CR)量表。见表12-6-1。

表 12-6-1 谵妄评定方法中文修订版(CAM-CR)量表　　　　　单位:分

评估项目	评分内容	级别	分值	得分
急性起病	(判断从前驱期到疾病发展期的时间)患者的精神状况有急性变化的证据吗	无	1	
		较轻:3天~1周	2	
		中度:1~3天	3	
		严重:1天之内	4	
注意力障碍	请患者按顺序说出21到1之间的所有单数,患者的注意力难以集中吗? 如容易注意涣散或难以交流吗	无	1	
		轻度:1~2个错误	2	
		中度:3~4个错误	3	
		严重:5个或5个以上的错误	4	
思维混乱	患者的思维是凌乱或不连贯的吗? 例如,谈话主题散漫或不中肯,思维不清晰或不合逻辑,或从一个话题突然转到另一个话题	无	1	
		轻度:偶尔短暂的言语模糊或不可理解,但尚能顺利交谈	2	
		中度:经常短暂的言语不可理解,对交谈有明显的影响	3	
		严重:大多数的时间言语不可理解,难以进行有效的交谈	4	

续表

评估项目	评分内容	级别	分值	得分
意识水平的改变	总体上看,您是如何评估该患者的意识水平	正常	1	
		轻度:警觉(对环境刺激高度警惕、过度敏感)	2	
		中度:嗜睡(瞌睡,但易于唤醒)或昏睡(难以唤醒)	3	
		严重:昏迷(不能唤醒)	4	
定向障碍	在会面的任何时间患者存在定向障碍吗?例如,他认为自己是在其他地方而不是在医院,使用错的床位,或错误地判断一天的时间,或错误地判断以 MMSE 为基础的有关时间或空间定向	无	1	
		轻度:偶尔短暂地存在时间或地点的定向错误(接近正常),但可自行纠正	2	
		中度:经常存在时间或地点的定向的错误,但自我定向好	3	
		严重:时间、地点及自我定向均差	4	
记忆力减退	(以回忆 MMSE 中的 3 个词为主)在面谈时患者表现出记忆方面的问题吗?例如,不能回忆医院里发生的事情,或难以回忆指令(包括回忆 MMSE 中的 3 个词)	无	1	
		轻度:有一个词不能回忆或回忆错误	2	
		中度:有两个词不能回忆或回忆错误	3	
		严重:有 3 个词不能回忆或回忆错误	4	
知觉障碍	患者有知觉障碍的证据吗?例如,幻觉、错觉或对事物的曲解(如当某一东西未移动,而患者认为它在移动)	无	1	
		轻度:只存在幻听	2	
		中度:存在幻视,有或没有幻听	3	
		严重:存在幻触、幻嗅或幻味,有或没有幻听	4	
精神运动性兴奋	面谈时,患者有行为活动不正常的增加吗?例如坐立不安,轻敲手指或突然变换位置	无	1	
		轻度:偶有坐立不安,焦虑、轻敲手指及抖动	2	
		中度:反复无目的地走动、激越明显	3	
		严重:行为杂乱无章,需要约束	4	
精神运动性迟缓	面谈时,患者有运动行为水平的异常减少吗?例如,常懒散,缓慢进入某异空间、停留某一位置时间过长或移动很慢	无	1	
		轻度:偶尔比先前的活动、行为及动作缓慢	2	
		中度:经常保持一种姿势	3	
		严重:木僵状态	4	
波动性	患者的精神状况(注意力、思维、定向、记忆力)在面谈时或面谈中有波动吗	无	1	
		轻度:一天之中偶尔波动	2	
		中度:症状在夜间加重	3	
		严重:症状在一天中剧烈波动	4	
睡眠—觉醒周期的改变	(患者日间过度睡眠而夜间失眠)患者有睡眠—觉醒周期紊乱的证据吗?例如日间过度睡眠而夜间失眠	无	1	
		轻度:日间偶有瞌睡,且夜间时睡时醒	2	
		中度:日间经常瞌睡,且夜间时睡时醒或不能入睡	3	
		严重:日间经常昏睡而影响交谈,且夜间不能入睡	4	

评价:≤19 分以下提示该患者没有谵妄;20~22 提示该患者可疑有谵妄;≥22 分以上提示该患者有谵妄。

六、相关知识

谵妄是急性发作的精神和认知功能紊乱,常表现为认知、注意力、定向力、记忆功能受损,思维推理迟钝,语言功能障碍,错觉,幻觉,睡眠觉醒周期紊乱等。老年性谵妄多见于65岁以上的人群。

谵妄的易感因素和诱发因素。易感因素:认知功能障碍、高龄、痴呆、躯体疾病、营养不良等都有可能造成谵妄的发生。其中认知功能障碍是最危险的因素。诱发因素:药物、电解质失衡、药物戒断、感染、感觉输入减弱(视力或听力障碍,未佩戴眼镜或助听器)、颅内病灶(如感染、出血、脑卒中、肿瘤)、尿潴留、粪便嵌塞、心肺疾病、睡眠剥夺、情感应激、身体约束、手术等均会诱发谵妄的发生。

(赵 燕)

推 荐 阅 读

1. 北京市市场监督管理局.老年人能力综合评估规范(DB11/T 1754—2020).2020.

2. 化前珍,胡秀英.老年护理学.4 版.北京:人民卫生出版社,2017.

3. 宋岳涛.老年综合评估.2 版.北京:中国协和医科大学出版社,2019.

4. 田兰宁.老年人能力评估基础操作指南.北京:中国社会出版社,2016.

5. 吴仕英,肖洪松,董韵捷.生活能力评估技术.北京:中国纺织出版社,2019.

6. 张瑞丽,付英秀.老化与日常生活活动.北京:北京科学技术出版社,2009.

7. 中华人民共和国人力资源和社会保障部.老年人能力评估师国家职业技能标准(2020 版).[2020.11.20].http://www.tyak-agedcare.com/news/qyxw/726.html.

第十三章

老年人感知觉与沟通能力评估

学习目标

认识与记忆：

1. 掌握老年人意识水平相关知识。
2. 掌握老年人视觉功能相关知识。
3. 掌握老年人听力功能相关知识。
4. 掌握老年人沟通交流能力相关知识。

理解与运用：

1. 理解并评估老年人意识水平和生活服务服务需求。
2. 理解并评估老年人视觉功能和生活服务服务需求。
3. 理解并评估老年人听力功能和生活服务服务需求。
4. 理解并评估老年人沟通交流和生活服务服务需求。
5. 理解并掌握老年人感知觉与沟通能力评估指标评定相关知识。

调查研究表明,现在超过一半老人存在视力、听力、沟通、社会参与等感知觉与沟通能力受损的问题,并以轻度受损者比例最大。造成老年人生活质量下降但因为在承受范围内容易受到老人及亲属的忽视,因此早早对老年人感知觉与沟通能力评估尤为重要。

第一节　意识水平评估

意识是人由其物理感知系统能够感知的特征总和,以及相关的感知处理活动。人躯体的物理感知,基本分为本体感知和外部感知。意识水平又称意识状态,是意识自身因发展层次的不同而显示出的不同质的差异。即从较模糊的意识状态到较明确的意识状态之间所经过的各种阶段。表现最明显的是觉醒和睡眠两极端。前者是意识程度由弱变强的阶段,后者是意识程度由强变弱的阶段。意识的这种发展层次的差异,是以网状结构上行激活系统在大脑皮质上维持的一定兴奋水平为条件,脑电图可作为不同意识水平的客观指标和精确反映。弗洛伊德术说意识水平是指个体在一特定的时刻意识到的整个心理过程。

一、评估目的

通过对老年人意识水平的能力评估,及早发现影响老年人生活质量的因素。

二、评估内容

老年人意识水平的能力评估主要包括老年人意识水平下降程度和意识内容改变状态。

三、物品准备

机械测痛仪、评估量表、记录仪、笔和记录本必要时带录音笔。

四、评估方法

观察法、交谈法、检测法等。

五、评估标准

按照《老年人能力评估》标准,评估被评估者意识状态属于神志清醒、嗜睡、意识模糊、昏睡、昏迷的哪一种状态。依据其客观表现给予相应评分,分为 5 个等级:①神志清醒,对周围环境警觉,能作出正确反应。②嗜睡,表现为睡眠状态过度延长。当呼唤或推动患者的肢体时可唤醒,并能进行正确的交谈或执行指令,停止刺激后又继续入睡。③意识模糊,注意力涣散,对外界刺激不能清晰的认识,空间和时间有定向力障碍,理解力迟钝,记忆力模糊和不连贯。④昏睡,一般的外界刺激不能使其觉醒,给予较强烈的刺激时可有短时的意识清醒,醒后可简短回答提问,当刺激减弱后又很快进入睡眠状态昏迷。⑤昏迷,意识丧失,随意运动丧失,呼之不应,对一般刺激全无反应。

六、注意事项

评估时要仔细观察当天被评估者的身心状态,并详细询问家属或陪同人员,同时结合被评估者前一周实际状态;如意识状态评定为昏迷时,可以结合国际公认的格拉斯哥昏迷评分量表(GCS),见表 13-1-1。

表 13-1-1　格拉斯哥昏迷评分量表(GCS)　　　　　　　　　单位:分

评估项目	评估内容	分值	得分
睁眼反应	对于刺激无反应	1	
	有刺激或痛楚会睁眼	2	
	呼唤会睁眼	3	
	自然睁眼	4	
语言反应	无任何反应	1	
	可发出声音	2	
	可说出单字	3	
	可应答,但有答非所问的情形	4	
	说话有条理	5	
肢体运动	无任何反应	1	
	对疼痛刺激有反应,肢体会伸直	2	
	对疼痛刺激有反应,肢体会弯曲	3	
	对疼痛刺激有反应,肢体会回缩	4	
	施以刺激时,可定位出疼痛位置	5	
	可依指令动作	6	
总分			

评价:格拉斯哥昏迷评分量表最高分为 15 分,表示意识清楚;12~14 分为轻度意识障碍;9~11 分为中度意识障碍;8 分以下为昏迷;13~15 分为轻型,9~12 分为中型,3~8 分为重型。

七、相关知识

意识能力主要表现为意识障碍,其分为意识水平下降和意识内容变化两个方面。前者表现为嗜睡、昏睡、昏迷,后者表现为意识模糊和谵妄等。

(一)意识水平下降

1. 嗜睡　意识障碍的早期表现,被评估者经常入睡,能被唤醒,醒来后意识基本正常,停止刺激后继续入睡。

2. 昏睡　被评估者处于较深的睡眠,一般外界刺激不能被唤醒,不能对答、强烈的刺激,可有短时间的意识,清醒后可以简单地回答提问,当刺激减弱后,很快进入睡眠状态。

3. 昏迷　意识活动完全丧失,对外界各种刺激或自身内部的需要不能感知。任何刺激均不能被唤醒。

(二)意识内容的改变

1. 意识模糊　被评估者对时间、空间和人物定向明显障碍。思维不连贯,答非所问。

2. 谵妄状态　对客观环境的认识能力及反应能力均有下降,注意力涣散、定向障碍。言语增多,不连贯。

3. 类昏迷状态　类昏迷状态指人严重脑损伤经过一段时间后仍缺乏意识活动,丧失语言,而仅保留无意识的姿态调整和运动功能的状态。

第二节　视功能评估

视觉系统是人体90%的感觉来源,随着年龄的增长,视力开始减退,40岁时约为1.0,50岁时为0.9,60岁时为0.8,70岁时为0.6,80岁为0.5。大部分老年人瞳孔缩小,瞳孔对光的反射迟钝或消失,眼球运动能力下降,调节力减退,辐辏运动受限,向上凝视困难。眼底表现为无光泽、晶状体玻璃体出现浑浊,黄斑颜色逐渐变淡,边界不清。

一、评估目的

老年人良好的视功能是保障老年人生活质量的最重要的因素之一,通过对老年人视功能评估,提高老年人生活质量。

二、评估内容

影响老年人生活质量的最主要的视觉功能是视力、视野和明暗适应。因此评估内容主要包括老年人视力评估和视功能的评估。

三、物品准备

报纸、放大镜、老花镜、评估量表、记录仪、笔和记录本,必要时带录音笔。

四、评估方法

观察法、交谈法等。

五、评估标准

1. 视力评估　临床上眼科检查方式很多,但在实际评估中,一般采用的是快速筛查评估方式。具体评估表,见表13-2-1　视力评估表。

表13-2-1　视力评估表　　　　　　　　　　　　　单位:分

评估内容	分值	得分
能看清书报上的标准字体	0	
能看清大字体,但看不清书报上的标准字体	1	
视力有限,看不清报纸大标题,但能辨认物体	2	
辨认物体有困难,但眼睛能跟随物体移动,只能看到光、颜色和形状	3	
没有视力,眼睛不能随物体移动	4	
总分		

评价:若平时戴老花镜或近视镜,应在佩戴眼镜的情况下进行评估;推荐评价标准,0分视力正常,1分低视力,2~3分视力部分缺失,4分完全失明。

2. 视功能的快速评估方法

主要是视力和视野的评估,见表13-2-2　视功能评估表。

表13-2-2　视功能评估表　　　　　　　　　　　　单位:分

评估内容	分值		得分
	是	否	
阅读行走和看电视时觉得吃力	0	1	
看东西时觉得有东西遮挡或视物有缺损	0	1	
看东西时视物变形扭曲	0	1	
总分			

评价:总分为3分,≤1分视功能差,2分视功能较差,3分视功能良好。如果第一项回答是,说明视力有问题,应考虑是否有白内障等病变;如第二项回答是,说明视力视觉视野有问题,应考虑是否有白内障青光眼等病变;如第三项回答是,应考虑是否有黄斑变性和视网膜病变。

第三节　听觉功能评估

老年人听觉减退,约60岁之后开始出现老年性耳聋。特点:定位测量1 000Hz时,低于30dB,以高频率音调减退为主,早期出现对声音的分辨能力下降。

一、评估目的

通过对老年人听觉功能的评估,提高老年人生活质量。

二、评估内容

评估老年人听力是否存在问题和快速筛查。

三、物品准备

评估量表、记录仪、笔和记录本,必要时带录音笔。

四、评估方法

观察法、交谈法等。

五、评估标准

听力的评估方法有很多,老年人能力评估师需掌握听力的快速筛查表(表13-3-1)和了解汉化版的 HHIE-S 量表(表13-3-2),而汉化版的 HHIE-S 量表使用的主要目的是了解被评估者是否存在听力障碍。

表 13-3-1 老年人听力评估表 单位:分

评估内容	分值	得分
可正常交谈,能听到电视电话门铃的声音	0	
在轻声说话或说话距离超过 2m 时,听不清	1	
正常交流,有些困难,需在安静的环境或大声说话,才能听到	2	
讲话者大声说话或说话很慢,才能部分听见	3	
完全听不见	4	
总分		

评价:若平时佩戴助听器,仍在佩戴助听器的情况下进行评估;推荐评价标准,0 分为听力正常,1 分为听力下降,2~3 分为听力障碍,4 分为完全失聪。

表 13-3-2 汉化版的 HHIE-S 量表 单位:分

评估内容	分值			得分
	是	有时	偶尔	
当你遇见陌生人,听力问题会使你变得难堪吗?	0	2	4	
和家人谈话时,听力问题使你觉得很难受吗?	0	2	4	
如果有人悄悄和你说话,你听起来困难吗?	0	2	4	
听力问题给你带来一定残疾吗?	0	2	4	
当你访问亲朋好友邻居时,听力问题会给你带来不便吗?	0	2	4	
因听力问题,你经常不愿意参加公众聚会活动吗?	0	2	4	
听力问题使你和家人有争吵吗?	0	2	4	
当你看电视和听收音机时,听力问题使你有聆听困难吗?	0	2	4	
听力问题影响限制和阻挠你的社会活动和生活吗?	0	2	4	
在餐馆儿和亲朋吃饭时,听力问题让你感到困惑吗?	0	2	4	
总分				

评价:0~8 分为无障碍;10~24 分为轻中度听力障碍;25 分以上为重度障碍。应在不佩戴助听器情况下评估。

六、相关知识

(一) 助听器概念

助听器是一个小型扩音器,把原本听不到的声音加以扩大,再利用听障者的残余听力,使声音能送到大脑听觉中枢,而感觉到声音。

(二) 助听器的选配

选配助听器应在医院全面检查和医生指导下选助听器,一般听不到耳语声的人听力损失 30~40dB,听不到小声的人听力损失 40~50dB,此时宜选购低功率及中功率助听器;听不到普通讲话声的人听力损失 50~60dB,听不到高声讲话的人听力损失 60~70dB,可选配中功率及大功率型助听器;听不到大声喊叫声的人,听力损失 70~80dB,选用中、大功率助听器;全力喊叫声听不到的人听力损失 80~90dB 或更高,可选配大功率及特大功率助听器。

(三) 助听器的类型

目前市场上的助听器分盒式、耳背式、耳内式和耳道式几种类型。

1. 盒式助听器　又叫袖珍式或口袋式,比火柴盒稍大,机身与耳机有导线相接,使用时耳机插在外耳道,盒子放胸前衣袋里。其优点是干扰较小,功率较大,使用方便,容易调节,使用时间也长,价格较低,可满足耳聋程度较重的人的需要。然而这种助听器盒放在衣袋里会产生摩擦声,影响语言辨别,佩戴时很显眼,所以有时会觉得不方便。

2. 耳背式助听器　外形为 3~4cm 长弯钩形,放在耳廓背后,通过一个羊角形耳钩和塑料管把声音送入耳道。它的优点是无导线,体积小巧,较隐蔽,干扰小,可装上感应线圈增加听电话的功能。不足之处是需专门配制一个耳模,初用时不太习惯以及调节不太方便等。

3. 耳内式和耳道式助听器　属于小型助听器,具有微小、隐蔽、无导线、无须另做耳膜、听声效果好、可提高听力等优点;但调节不方便,价格昂贵,需按每人的耳道和耳甲腔来定制。由于功率较小,只适用于中度耳聋,对重度及极重度耳聋患者不适宜。

第四节　沟通交流能力评估

沟通能力包含着表达能力、倾听能力和设计能力(形象设计、动作设计、环境设计)。

一、评估目的

通过对老年人沟通能力的评估,判断老年人的思维是否清晰,能否有效地收集信息,并作出逻辑的分析和判断;判断老年人能否贴切地表达出(无论是口头还是书面)自己的思维过程和结果,增强对老年人需求和表达的理解,以便于更好为老年人健康服务。

二、评估内容

评估老年人语言理解和表达能力。

三、物品准备

评估量表、记录仪、笔和记录本,必要时带录音笔。

四、评估方法

观察法、交谈法等。

五、评估标准

沟通能力通过语言理解和表达来评估,语言理解分听理解与阅读理解,见表 13-4-1;表达分口语表达和书面表达,见表 13-4-2。

表 13-4-1　语言理解能力评估表　　　　　　　　　单位:分

听理解	评分	得分	阅读理解	评分	得分
1. 回答是非题			1. 回答书面是非题		
你叫李晓明吗?应该回答不	10		房门是关着的吗?	10	
2. 马比狗大吗?应该回答是	10		2. 吃香蕉要先剥皮吗?	10	
3. 听词语指物			3. 阅读辨别物体铅笔杯子各5分	10	
钥匙、梳子各5分	10		4. 执行书面的命令		
4. 执行口头命令			举起你的手,摸一下书	10	
先用手指指门,再用手指窗户	10		举起你的手,摸一下杯子	10	
把纸翻过来,再把笔放在纸上	10				
总分					

评价:75~99分为轻度障碍;50~74分为中度障碍;25~49分为重度障碍;1~24分为极重度障碍;各项均为0分为功能丧失。

表 13-4-2　口语表达和书面表达评估表　　　　　　　单位:分

口语表达	评分	得分	书面表达	评分	得分
1. 复述			1. 复写		
吃完去散步	10		手机铃响	10	
2. 实物命名			2. 提供实物,让被评估者写出名字		
铅笔、杯子	10		牙刷、梳子	10	
被子、枕头	10		毛巾、铅笔	10	
3. 读词汇和句子			3. 听写词或句子		
快乐	10		健康	10	
马儿在吃草	10		我很幸福	10	
总分					

评价:75~99分为轻度障碍;50~74分为中度障碍;25~49分为重度障碍;1~24分为极重度障碍;各项均为0分为功能丧失。

第五节　老年人感知觉与沟通能力评估指标评定

一、评估指标

评估指标选择是关键。指标选择的科学与否直接影响评估结果的客观真实性,评估指标选择要把握两个要素:一是评估指标应具有代表性,评估指标要反映老年群体整体的身体状况和疾患因素。二是选取的指标数量要适中,选取的指标数量过少容易出现以偏概全的结论,指标选取的数量过多能使评价结果趋于客观,但过多的评价指标会使过程过于复杂,评价成本偏高。

二、赋分

赋分即指标权重也就是各指标在指标体系中的比重和分值,要做到合理恰当。

三、注意事项

由于老年群体的特殊性,在老年感知觉与共同能力评估时要注意以下几点:

1. 老年人的精力和体力受限,因此评估时间不要过长,尽可能选择操作简单的评估量表。

2. 老年人评估具体问题应结合性格、精力和所患疾病适当调整。

3. 评估者要注意与被评估者建立友好信任的关系,如老人健康状况不允许或者未与老人建立友好信任关系,暂时不进行评估。

4. 要注意保护被评估者隐私,维护老年人的权益。

（马卫国）

推 荐 阅 读

1. 顾明远.教育大辞典.上海:上海教育出版社,1998.

2. 马小玲,刘训,张思幸.国内助听器的现状调研与发展分析.中央民族大学学报(自然科学版),2014,23(1):39-42.

3. 杨颖,周江华,李星,等.老年综合评估软件在社区老人多维评估中的实用性.中国老年学杂志,2017,37(22):5693-5695.

4. 周维金,孙启良.瘫痪康复评定手册.北京:人民卫生出版社,2006.

第十四章

老年人社会参与能力评估

学习目标

认识与记忆：

1. 掌握老年人工作能力评估基本知识。

2. 掌握老年人时间、地点定向能力评估基本知识。

3. 掌握老年人人物定向能力评估基本知识。

4. 掌握老年人社会交往能力评估基本知识。

5. 掌握老年人社会参与能力评估指标评定和注意事项。

理解与运用：

1. 理解并通过分析老年人对熟练工作或技能的保留程度评定老年人工作能力。

2. 理解并通过测试老年人时间观念和地址名称、方位的掌握程度评定老年人时间和空间定向能力。

3. 理解并通过分析老年人家庭成员和周围人的辨识程度评定老年人人物定向能力。

4. 理解并通过分析老年人人际感受和适应社会环境的程度评定老年人社会交往能力。

5. 理解并依据评估指标准确计算评定结果得分，分析、确定评估对象的社会参与能力分级。

　　社会参与是指老年人投入自己的思考、理念、行动，贡献自己的力量，主动自发性地参加社会活动、社团活动，参与社会事务、参加各种课程并与他人互动，以增进自我成长，提升人际关系及社会关系，提高生活品质的行为。社会参与可给予老年人一定程度的存在感，满足老年人成功与挑战的欲望或需求。老年人社会参与能力可通过生活能力、工作能力、时间/空间定向、人物定向、社会交往能力等得到体现。生活能力评估见技能第十章老年人日常生活能力评估，本章重点探讨其他几项社会参与能力的评估。

第一节　工作能力评估

工作的能力是针对既往老年人熟练的工作而言，既往不熟悉的工作不属于评估内容。

一、评估目的

通过评估老年人的工作能力，反映其担任一个岗位或者职位的一组标准化要求。

二、评估内容

主要评估其知识、技能及行为是否能够配合其工作，包括脑力工作和体力工作。

三、物品准备

评估量表、记录仪、笔和记录本,必要时带录音设备。

四、评估方法

问卷调查法、观察法、询问法。

五、评估标准

评分细则见表14-1-1。

表14-1-1 社会参与能力评估(工作能力)表   单位:分

评估项目	评估内容	分值	得分
工作能力	原来熟练的脑力工作或体力技巧性工作可照常进行	0	
	原来熟练的脑力工作或体力技巧性工作能力有所下降	1	
	原来熟练的脑力工作或体力技巧性工作明显不如以往,部分遗忘	2	
	对熟练工作只有一些片段保留,技能全部遗忘	3	
	对以往的知识或技能全部磨灭	4	

注:该指标对于已退休和未退休的人意义有所差别。

第二节 时间定向能力评估

时间定向能力主要指老年人对年份、季节、月份、日期、星期几、白天或夜晚、上午或下午、几点钟的认识能力。

一、评估目的

通过评估老年人的时间定向能力,综合分析其定向能力。

二、评估内容

老年人对年份、季节、月份、日期、星期几、白天或夜晚、上午或下午、几点钟等时间的认识能力。

三、物品准备

评估量表、记录仪、日历、钟表、笔和记录本,必要时带录音设备。

四、评估方法

问卷调查法、观察法、询问法。

五、评估标准

见表14-2-1。

表 14-2-1　时间定向能力评估表　　　　　　　　　　　单位:分

评估项目	评估内容	分值	得分
时间定向能力	清楚	0	
	欠准确,时间差异 2d 以内	1	
	具体日期差异 2d 以上,当时时间段明确,半年时间差异内	2	
	具体日期差异 2d 以上,只能明确当时时间段;时间差异半年以上	3	
	日期及时间段均不明确	4	

第三节　空间定向能力评估

空间定向能力是指老年人对自己所处方位的认识能力。辨别方位的定义是能辨别自己居住场地:家、机构或者医院以及其他地方即可。

一、评估目的

通过评估老年人的空间定向能力,综合分析其定向能力。

二、评估内容

老年人对自己所处方位的认识和辨别能力。

三、物品准备

评估量表、记录仪、笔和记录本,必要时带录音设备。

四、评估方法

问卷调查法、实地考察法、询问法。

五、评估标准

见表 14-3-1。

表 14-3-1　空间定向能力评估表　　　　　　　　　　　单位:分

评估项目	评估内容	分值	得分
空间定向能力	清楚	0	
	居住地名称和方位清楚,但不知回家路线	1	
	居住城市清楚,不能辨别方位	2	
	不清楚居住城市及方位	3	
	无概念	4	
单独外出能力	独自外出	0	
	走失频率少于每月 1 次(含 1 次)	1	
	走失频率少于每周 1 次且多于走失频率每月 1 次(含 1 次)	2	
	走失频率多于每周 1 次(含 1 次)	3	
	不能单独外出	4	

注:评估项目中的老年人单独外出能力是指老年人是否发生走失现象以及频率或者居住机构中能否找到自己房间的频率。

第四节 人物定向能力评估

人物定向能力是指老年人对所处周围环境中人物的身份和自己关系的识别能力。人物身份主要指姓名和年龄。

一、评估目的

通过评估老年人的人物定向能力,综合分析其定向能力。

二、评估内容

老年人对所处周围环境中人物的身份和自己关系的识别能力。

三、物品准备

评估量表、记录仪、笔和记录本,必要时带录音设备。

四、评估方法

问卷调查法、观察法、询问法。

五、评估标准

见表14-4-1。

表14-4-1 社会参与能力评估(人物定向能力)表 　　　　单位:分

评估项目	评估内容	分值	得分
人物定向能力	知道周围人们的关系,知道祖孙、叔伯、姑姨、侄子、侄女等称谓的意义;可分辨陌生人的大致年龄和身份,可适当称呼	0	
	只知家中亲密近亲的关系,不会分辨陌生人的大致年龄,不能称呼陌生人	1	
	只能称呼家中人,或只能照样称呼,不知其关系,不辨辈分	2	
	只认识常同住的亲人,可称呼子女或孙子女,可辨熟人和生人	3	
	只认识保护人,不辨熟人和生人	4	

注:"周围人们"特指老年人的亲戚以及保持亲密接触或相识的外部人员(照护人员或保姆、亲戚、同事、朋友)和陌生人;"熟人"指老年人亲戚和保持亲密关系或者每周联系>3次的密切接触的外部人员;"生人"指普通外部人员和陌生人;"保护人"或"监护人"指与老年人同住或者每周往来>3次及以上的法定监护人。

第五节 社会交往能力评估

社会交往能力是老年人社会交往效果及质量最直接的体现,主要包括社会适应能力、人事记忆力、人际感受能力、人际理解力、人际想象力以及风度和表达力6个方面的能力。

一、评估目的

通过评估老年人的社会交往能力,反映其适应社会环境的能力。

二、评估内容

评估老年人参与社会、与人交往及在社会环境中的适应能力。

三、物品准备

评估量表、记录仪、笔和记录本,必要时带录音设备。

四、评估方法

问卷调查法、观察法、询问法。

五、评估标准

社会交往能力评估主要通过语言沟通交流,例如,可以询问照护者或者家属:"你平时和老年人沟通起来吃力吗?"或者询问老年人:"您主动和其他人一起聊天吗？您觉得和他们交流起来困难吗?"社会交往能力评估见表14-5-1。

表14-5-1 社会参与能力评估(社会交往能力)表   单位:分

评估项目	评估内容	分值	得分
社会交往能力	参与社会,在社会环境有一定的适应能力,待人接物恰当	0	
	能适应单纯环境,主动接触人,初见面时难让人发现智力问题,不能理解隐晦语	1	
	脱离社会,可被动接触,不会主动待人,谈话中很多不适词句,容易上当受骗	2	
	勉强可与人交往,谈吐内容不清楚,表情不恰当	3	
	难以与人接触	4	

六、相关知识

社会交往能力的6个方面

1. 社会适应能力　遇到新环境时,老年人懂得改变主动作出与新环境相适应或者改变环境使之适合自身需要的能力。

2. 人事记忆力　指老年人能够记忆与交往对象和交往活动相关的一切信息的能力。例如,交往对象的交往情景、形象特征、交往内容等。

3. 人际感受能力　指老年人对他人的需要、思想、情感、动机等感知能力,以及对自己言行影响他人程度的感受能力。

4. 人际理解力　指老年人能够理解他人的思想、感情与行为的能力,通过他人的语言、语态、行动等理解他人的观点,把握他人的需求,并采取适当的语言帮助自己与他人表达情感。

5. 人际想象力 从对方的地位、处境、立场思考问题,评价对方行为的能力,也就是设身处地为他人着想的能力。

6. 风度和表达力 人际交往中举止、谈吐得当,真挚、友善,富于感染力的情感表达能力。

第六节 老年人社会参与能力评估指标评定

一、老年人社会参与能力评估指标

面对老龄化的世界性趋势,世界老龄大会提出了"积极老龄化",明确指出老年人必须成为社会发展进程的充分参与者。这一概念与我国老龄工作方针中"老有所为"不谋而合,中共十九大报告也强调积极应对人口老龄化。在共建共治共享的社会治理格局中,老年人因其生活经验与智慧亦应成为社会建设的重要力量。社会参与是积极老龄化的核心与精髓之所在,也是实现积极老龄化的重要途径。老年人社会参与能力主要包括生活的能力、工作的能力、时间/空间的定向能力、人物定向的能力、社会交往的能力,各项能力的评估方法见表14-6-1。

表14-6-1 老年人社会参与能力评估量表 单位:分

评估项目	评估内容	分值	得分
生活能力	除个人生活自理外(如饮食、洗漱、穿戴、二便),能料理家务(如做饭、洗衣) 或当家管理事务	0	
	除个人生活自理外,但做家务,但欠好,家庭事务安排欠条理	1	
	个人生活能自理;只有在他人帮助下才能做些家务,但质量不好	2	
	个人基本生活事务能自理(如饮食、二便),在督促下可洗漱	3	
	个人基本生活事务(如饮食、二便)需要部分帮助或完全依赖他人帮助	4	
工作能力	原来熟练的脑力工作或体力技巧性工作可照常进行	0	
	原来熟练的脑力工作或体力技巧性工作能力有所下降	1	
	原来熟练的脑力工作或体力技巧性工作明显不如以往,部分遗忘	2	
	对熟练工作只有一些片段保留,技能全部遗忘	3	
	对以往的知识或技能全部磨灭	4	
时间/空间定向	时间观念(年、月、日、时)清楚;可单独出远门,能很快掌握新环境的方位	0	
	时间观念有些下降,年、月、日清楚,但有时相差几天;可单独来往于近街,知道现住地的名称和方位,但不知回家路线	1	
	时间观念较差,年、月、日不清楚,可知上半年或下半年;只能单独在家附近行动,对现住地只知名称,不知道方位	2	
	时间观念很差,年、月、日不清楚,可知上午或下午;只能在左邻右舍间串门,对现住地不知名称和方位	3	
	无时间观念;不能单独外出	4	

续表

评估项目	评估内容	分值	得分
人物定向	知道周围人们的关系,知道祖孙、叔伯、姑姨、侄子侄女等称谓的意义;可分辨陌生人的大致年龄和身份,可用适当称呼	0	
	只知家中亲密近亲的关系,不会分辨陌生人的大致年龄,不能称呼陌生人	1	
	只能称呼家中人,或只能照样称呼,不知其关系,不辨辈分	2	
	只认识常同住的亲人,可称呼子女或孙子女,可辨熟人和生人	3	
	只认识保护人,不辨熟人和生人	4	
社会交往能力	参与社会,在社会环境有一定的适应能力,待人接物恰当	0	
	能适应单纯环境,主动接触人,初见面时难让人发现智力问题,不能理解隐晦语	1	
	脱离社会,可被动接触,不会主动待人,谈话中很多不适词句,容易上当受骗	2	
	勉强可与人交往,谈吐内容不清楚,表情不恰当	3	
	难以与人接触	4	
总分			

评价:总分0~2分为能力完好;总分3~7分为轻度受损;总分8~13分为中度受损;总分14~20分为重度受损。

二、老年人社会参与能力评估注意事项

(一)生活能力评估注意事项

1. 评估老年人使用器具、从事日常生活活动的能力,如烹饪、洗衣、清洁、使用电话、理财等。

2. 密切结合日常生活活动能力的进食、洗漱、穿衣、大小便评估。

3. 购物、做饭、金钱管理作为难点,通过是否需要帮助来判断,复杂的过程详细记录在特殊事项中。

(二)工作能力评估注意事项

1. 提问应简明扼要易于理解。

2. 还可通过老年人的动作、手势参考。

3. 此项评估与"认知功能""沟通交流"以及"时间/空间定向""人物定向""社会交往能力"等息息相关,综合判断再作出评估。

(三)时间/空间定向力评估注意事项

1. 提问要简明。

2. 回答不限于口头回答,手势、文字、盲文等均可。

3. 回答不限公历、农历、属相及干支纪年法。

4. 单独外出能力是考评老年人是否有走失的风险,注意与躯体疾病和障碍相区别。

5. 考察老年人的定向力和记忆力的下降速度,是否能出门。

(四)人物定向评估注意事项

1. 定向力障碍是意识障碍的一个重要标志,但是有定向力障碍不一定有意识障碍,例

如酒中毒性脑病患者可以出现定向力障碍,而没有意识障碍,必要时与家属或护理人员沟通询问。

2. "周围人们"包括:家庭新人、亲密联系的人(照护者、常来往的邻居或朋友)、外部人(相识)、陌生人。

3. "熟人"包括:家庭新人和外部保持亲密联系的人。

4. "生人"包括:普通的外部人员和陌生人。

5. "保护人"包括:照护者、同住人、每周三次以上往来的人、法定监护人。

6. 保持有亲戚、照护者或熟知老年人状况的人在现场,询问应循序渐进。

(五)社会交往能力评估注意事项

1. 排除老年人与家族或周边个别人的过往恩怨。

2. 老年人本身自己的性格、喜好、生活习惯等原因,不愿意(不擅长)与外人交往的,结合实际情况综合考评。

3. 如有抑郁症状的,结合"精神状态""沟通交流"综合考量、判断。

4. 根据老年人的自述,结合照护者的描述综合判断。

(赵　燕)

推 荐 阅 读

1. 北京市市场监督管理局.老年人能力综合评估规范(DB11/T 1754—2020).2020.

2. 宋岳涛.老年综合评估.2 版.北京:中国协和医科大学出版社,2019.

3. 田兰宁.老年人能力评估基础操作指南.北京:中国社会出版社,2016.

4. 王晓明.老年医学.西安:第四军医大学出版社,2011.

5. 姚树桥,杨彦春.医学心理学.6 版.北京:人民卫生出版社,2013.

6. 张瑞丽,付英秀.老化与日常生活活动.北京:北京科学技术出版社,2009.

7. 中华人民共和国人力资源和社会保障部.老年人能力评估师国家职业技能标准(2020 版).
[2020.12.03]. http://www.tyak-agedcare.com/news/qyxw/726.html.

第十五章

老年人能力评估等级评定与报告撰写

学习目标

认识与记忆：

1. 掌握老年人能力等级判定和注意事项相关知识。

2. 掌握评估结果争议的复核评判程序和处理方法相关知识。

3. 掌握老年人能力评估报告撰写相关知识。

理解与运用：

1. 理解并填写评估过程的特殊事项。

2. 理解并正确选择评估过程的注意事项。

3. 理解并正确选择评估过程的变更条款。

4. 理解并会评估资料整理归档。

准确合理采集各项评估项目数据,并综合分析,是精准地评估老年人能力等级必要条件;对老年人能力等级复核评定,可以确保等级评定更加准确;准确撰写及保存评估报告,对老年人能力评估跟踪,制订老年人科学照护计划,是选择适合的养老服务模式的重要依据,本章重点从老年人能力等级评定、老年人能力等级复核评定及老年人能力评估报告撰写三方面进行阐述。

第一节　老年人能力等级评定

对于老年人能力等级进行评定,可帮助老年人提供适宜的照护,为了满足老年人评估服务的需求,参考国家、地方标准及国外评估工具的基础上,为老年人能力综合评估提供规范和可操作的评估方法。

一、老年人能力评估指标依据

参照《老年人能力评估师国家职业技能标准(职业编码:4-14-02-05)》(2020年版)、中华人民共和国民政行业标准《老年人能力评估》(MZ/T 039—2013)(以下简称《标准》),及国家卫生健康委员会《关于开展老年护理需求评估和规范服务工作的通知》(国卫医发〔2019〕48号),河北省地方标准 DB13/T 2923—2018《老年人生活能力评估规范》和北京市地方标准 DB11/T 1754—2020《老年人能力综合评估规范》等,确立老年人能力评估准则,将老年人的能力划分为不同的等级。包括老年人基本信息和四个方面的评估,通过分别对四个方面的评分,将老年人能力划分为能力完好、轻度、中度、中重度和重度失能。2013 年民政部出台《标准》,目前被大多数国内养老机构所使用,通过《标准》中"老年人能力评估表"对老年人进行逐项评估,然后使用《标准》中"老年人能力评估结果判定卡",最终确定老年人能力等级。

二、老年人能力等级判定

对老年人能力等级判定,国内、外从单一评估量表判定到多维量表判定的发展历程,通过《标准》一系列项目综合评估,可以准确、快捷判定老年人能力等级(表 15-1-1)。一级评估指标除"感知觉与沟通能力"以外的结果,判定方法是将每一项二级评估指标的得分相加,总得分根据其分级标准的值域确定一级指标的结果。两种判定方法的主要区别在于,直接用各项分数总和的高低判断能力等级的高低,是因为评估项与结果之间存在一定的比例关系。而另一种判定方法则是根据老年人能力评估的实验数据分布设计的判定方法。现在为了更好地推广和实施老年人评估工作,有简化老年人能力等级判定的趋势。

老年人能力等级判定观察的指标有一级指标共 4 个,包括自理能力、运动能力、精神状态、感知觉与社会参与。一级指标下又有二级指标,评估师按照"老年人能力评估表"进行逐项评估,一级指标如自理能力、运动能力等,将其得分相加得到 4 个分量表总分,评估师统计 4 个一级指标的得分,将上述 4 个分量表得分相加,再得到老年人能力评估的总分。依据老年人能力等级划分标准确定老年人能力等级,填写在"老年人能力评估报告"中,经 2 名评估师进行确认,并签名。同时,请信息提供者签名。

表 15-1-1　老年人能力等级划分

能力等级	等级名称	等级标准
0	能力完好	总分 0
1	轻度失能	总分 1~20
2	中度失能	总分 21~40
3	中重度失能	总分 41~70
4	重度失能	总分 71~100

注:1. 处于昏迷状态者,直接评定为重度失能。若意识转为清醒,需重新进行评估。

2. 有以下情况之一者,在原有能力级别上提高一个级别:①确诊为认知障碍/痴呆;②精神科专科医生诊断的精神类疾病;③近 30 天内发生过 2 次及以上照护风险事件(如跌倒、噎食、自杀/伤、走失等)。

三、特殊事项因素对老年人能力等级评定的影响和鉴定方法

特殊事项是指在评估现场,评估师不能准确判断被评估者的合适选择项目;或当时评估师考虑一些事项虽然未在评估项目内,但可能会对被评估者身心健康有影响;被评估者的病情严重;均需要记录,待上级评估师参考判定。如在评估老年人进食时,老年人受外界因素影响较明显,可能在评估时与平时不同,详细询问照顾者,结合评估前一周内老年人的实际情况(具体事件的发生频率、发生时间段等)后,作出判断,并须如实、具体地将老年人现场的表现、日常生活中的状态,两者不同之处、选择结果的理由记载在"特殊事项"中。

第二节　老年人能力评估等级复核评定

对老年人进行能力评估时,可按照相应的评估软件或评估体例要求进行等级评估。

一、特殊事项、变更条款与等级评估相关性知识和注意事项

(一)特殊事项

由老年人能力评估特殊事项记录单,被评估者的基本信息、信息提供者及联系人信息、日常生活活动能力评估、认知功能和精神状态评估、感知觉与沟通能力评估、社会参与能力评估等相关的特殊事项记录单组成。

1. 评估基本信息　被评估者所属地区的社保卡号采用公民身份证号,无须在此处填写,须在"特殊事项"中说明。

2. 被评估者的基本信息

(1)医疗费用支付方式

1)询问被评估者及照顾者,选择相应的医疗费用支付方式。除"商业医疗保险、全自费"的情况以外,必要时,与被评估者所属社区、单位再次沟通确认。

2)如有其他未列明情况,选择"其他"选项,并填入具体方式。此处为多选项目,最多可选4项,如市城镇职工医疗保险、市城镇居民医疗保险、省医疗保险、农村合作医疗、商业医疗保险等。

(2)经济来源:选择"其他补贴"时,并填入具体内容。例如,××公司捐助此处为多选项目,最多可选4项;间断性的慰问金、红包等不能计入经济来源,故不属于"子女补贴"和"亲友资助"定义范畴之内。

(3)疾病诊断:如痴呆、精神疾病、慢性疾病,仔细询问以明确疾病程度。征得照顾者同意,可要求提供、查看病历、诊断书等证明资料,并在"特殊事项"中如实注明相关信息。

慢性疾病在填写栏里填入具体疾病名称。例如,糖尿病、高血压。

(4)近30天内意外事件

1)跌倒、走失、噎食、自杀:仔细询问被评估者及家属或陪同人员,近30天内有无发生意外事件及次数,如有必要,征得照顾者同意后,要求提供、查看病历、诊断书等证明资料,并在"特殊事项"中如实注明相关信息。

2)其他:被评估者近30天内有无除上述情况以外的意外事件。

①如有其他未列明情况,最少必须在填写栏里填入以下3个信息,具体事件名称、发生次数、具体发生日期,若同一天内多次发生,请尽量填入具体时间,若无法详细记录发生日期,可用发生频率代替;②以简体汉字、数字格式填写。不使用其他文字或用文字符号代替文字。例如,2020年8月20日、9月14日,癫痫发作2次。

(5)信息提供者及联系人信息表

1)若有2名以上信息提供者时,以直系家属优先。其他所有信息提供者的姓名须在"特殊事项"中如实填写;此处填写"信息提供者的姓名"中所示人员与老年人的关系,其他信息提供者与老年人的关系须在"特殊事项"中与姓名一一对应填写,填写格式为"姓名:与老年人关系"。例如,张三:邻居。

2)联系人姓名:优先考虑被评估者法定监护人、直系亲属。若为孤寡老人,填写所属社区等单位负责人姓名;原则上,不得填写保姆、护工等雇佣的家庭外部成员姓名;若取得被评估者本人或其家属同意后,可填写,但须注明。

3. 老年人能力评估特殊事项

(1)精神状态评估

1)认知功能:画钟试验的评估要求老年人在 10 分钟内完成,以老年人 10 分钟内所画结果作为评估对象,如果超过 10 分钟,即使老年人所画的结果可以判断为合格,也视为"无效"。即刻记忆测验时,老年人有语言表达障碍,如果有能力用非语言的方式回答,如用手指指出正确的东西,结果可以视为"有效"。

2)攻击行为:评估时,不能单纯听从老年人及陪护人员的介绍,还应该咨询与老年人有日常往来的如邻居、社区负责人等相关人员,避免因为一些老年人可能会经常有攻击行为,家属及陪伴的人员已经适应而忽视,为避免这种影响,应该注意观察老年家人或他人提供服务时的反应,多了解并仔细观察,才能作出正确评估结果。

3)抑郁症状:因涉及情绪方面的问题,以尊重老年人的意愿为前提,先咨询老年人是否愿意配合回答。抑郁的原因多种多样,注意老年人的生活环境、文化背景、经济条件、生活质量、家属信息,与老年人密切相关的一些人员的信息,综合地作出准确的判断。

(2)感知觉与沟通能力评估

1)意识水平:为更精准评估,了解并判断老年人意识状态,准确使用格拉斯哥昏迷评分。

2)视力、听力:注意询问老年人或家属,老年人眼、耳部是否有疾病史,并记录。

(3)社会参与能力评估

1)生活能力:老年人留置营养管,平常只可以食用流质食品或输营养液,所以一般不发生"做饭"行为。但是老年人由于腿脚不便,每天流质食品的加热等需要家人帮助,所以判定为"不具备做饭能力"。平常,都由保姆做饭;偶尔老年人觉得身体状况不错,自己想尝试做饭的时候,会自己做饭。发生频率大概一个月一两次,由于发生频率较低,所以"做饭"能力判定为"需要部分帮助"。

2)工作能力、时间/空间定向、人物定向、社会交往能力:详细询问家属或陪同人员评估实施日前一周内老年人的身心状态。若与评估当日老年人所表现的状况有出入时,按照发生频率较高的现象为准作出判断。须如实、详细地将老年人评估当日的情况、家属或陪同人员所反映的情况、不同之处及作出判定结果的理由记录。

(二)变更条款

1. "有认知障碍/痴呆、精神科专科医生诊断的精神类疾病,在原有能力级别上提高一个等级" 查看及确认"老年人能力评估基本信息表"中的"被评估者的基本信息表中疾病诊断项目的痴呆、精神科专科医生诊断的精神类疾病",以及"老年人能力评估表"中"精神状态评估表的认知功能项目"的结果。主要根据此 3 项结果判断是否满足该条款需要变更等级。

2. "近 30 天内发生过 2 次及以上跌倒、噎食、自杀、走失者,在原有能力级别上提高一个等级" 查看及确认"老年人能力评估基本信息表"中的"近 30 天内意外事件"中的结果。主要根据其中的前 4 项结果判断是否满足该条款需要变更等级。

3. "处于昏迷状态者,直接评定为重度失能" 查看及确认"老年人能力评估表"中的

"感知觉与沟通能力评估的意识水平项目"中的结果。主要根据此项结果判断是否满足该条款需要变更等级。

4."初步等级确定为重度失能" 则不考虑上述 1~3 中各情况对最终等级的影响,等级不再提高"。查看及确认"老年人能力评估报告的老年人能力初步等级项目"的结果,根据此项判断是否满足该条款需要变更等级。

(三)等级评估相关性知识和注意事项

1. 评估基本信息复核

(1)评估编号:评估记录的代码,具有唯一性,按照评估软件或评估体例要求命名。

(2)评估基准日期:为评估的当日时间。

(3)评估原因复核:①被评估者状况发生变化,或家属、照护人员注意到被评估者身心状态有任何异样、被评估者遇到突发事件等特殊情况,有可能导致能力发生变化时,获得机构、组织单位相关负责人认可后进行能力评估;②对评估结果有疑问进行的复评,被评估者本人或其家属对评估结果有异议时,可向机构、组织单位相关负责人申请进行复评,获得负责人认可后进行能力评估。

2. 被评估者基本信息复核

(1)姓名:与被评估者身份证上姓名保持一致;一般使用简体汉字填写,若为少数民族,可以按少数民族文字版居民身份证的文字同时填写,不得使用其他文字或用文字符号代替文字。

(2)性别:被评估者的生理性别。

(3)出生日期:被评估者的出生日期,须与被评估者身份证号中的出生日期一致。

(4)身份证号码:与被评估者的身份证上 18 位号码相同。

(5)社保卡号:填写被评估者的社会保障卡法定号码。

(6)民族:须以被评估者身份证或户口本中的信息为准。

(7)文化程度:被评估者接受教育的最高程度,以被评估者户口本中的信息为准,为单选项目。

(8)宗教信仰:若被评估者有宗教信仰,则选择国家承认的宗教信仰,或从相应评估软件下拉菜单中选择相符的宗教类型,否则"无"。

(9)婚姻状况:以被评估者户口本中的信息为准,如实选择婚姻状况选项。此处为单选项目。

(10)居住情况:被评估者当前的居住状况,此处为单选项目,如独居、与配偶/伴侣居住、与子女居住等。

(11)医疗费用支付方式:被评估者当前的医疗支付方式。

(12)经济来源:被评估者当前的经济来源。

(13)疾病诊断:建议有 2 级以上医院的诊断证明书。

1)痴呆:被评估者有无痴呆及程度,为单选项目。

2)精神疾病:被评估者有无精神疾病及病种,为单选项目。

3)慢性疾病:被评估者有无慢性疾病及病种。

(14)近 30 天内意外事件:

1)跌倒:被评估者近 30 天内有无跌倒、次数,确定严重程度,此为单选项目。

2）走失：被评估者近30天内有无走失及次数，此处为单选项目。

3）噎食：被评估者近30天内有无噎食及次数，为单选项目。

4）自杀：被评估者近30天内有无走失自杀及次数，为单选项目。

5）其他：被评估者近30天内有无除以上意外的其他事件发生。

3. 信息提供者及联系人信息复核

（1）信息提供者的姓名：被评估老年人的信息提供者的合法姓名。

（2）信息提供者与老年人的关系：表明信息提供者与被评估老年人的关系，可以分5类，为单选项目。

（3）联系人姓名：被评估老年人的联系人合法姓名，填写要求同"姓名"。

（4）联系人电话：被评估老年人的联系人的电话号码。

4. 老年人能力等级评估量表复核　量表是否符合评定要求，填写是否规范，评分有无遗漏和错误，并根据各项得分评出相适宜的等级。

二、评估结果审核

（一）评估审核方法

评估结果审核方法分为现场督导集中审核和入户审核两种。按照初评总数10%的比例随机抽出老年人作为相应的老年人能力评估督导审核对象，由督导员复评审核现场做评估，经过复评审核，将现场审核结果与原评估结果进行完整性、一致性比较，得出完整率和一致率，指出督导工作的亮点，提出存在的问题，进而提出督导建议，进一步做好今后的老年人能力评估工作。

（二）审核评估时间

1. 申请人、监护人及申请机构对评估结论有异议可在收到老年人能力综合评估结论告知书之日起，10个工作日内向原评估机构提出复查申请。评估机构应在接到复查申请之日起15日内，重新安排评估人员进行复查，同时有视频录像，并作出复查意见。

2. 申请人、监护人及申请机构对复查意见仍有异议

（1）可在收到复查意见之日起10个工作日内，向本区民政部门提出异议处理，通过原申请渠道提出终核评估申请，填写终核申请受理表，除申请人、监护人联系人基本信息外，需要填写申请终核评估的理由。由事务受理服务中心受理后上传市管理平台。

（2）市管理平台接到终核申请后，联系原评估机构提出审核意见（含初评、复评机构）后，将"需求评估终核申请受理表"提交市级评估机构审核同意后，要把初评和复评有关资料，包括评估调查表、疾病记录（门诊记录、一年内出院记录、3个月内检验检查报告）、评估结果报告、集体评审记录单等复印件加封送市管理平台。

（3）市管理平台在收到初评、复评相关资料之日起15个工作日内，完成终核评估及相关表单，并将终核结果报告、集体评审记录单反馈至原递交终核申请的区级管理平台，区管理平台将终核结果转至社区事务受理服务中心。由社区事务受理服务中心代为告知申请人（或其监护人、代理人）。

（4）终核结果为最终评估结果，申请人（或监护人、代理人）原则上在评估结果有效期内不得就同一评估结论再提出评估申请。

（5）终核资料由相关医疗健康卫生事务服务中心进行收集、归档、备案。

三、评估结果争议的评判程序和处理方法

为避免评估出现差错,一方面要求评估师有爱心、自律、公平、公正、透明履行职责;充分利用电子化手段,实现重点人群评估全过程痕迹管理;再有运用"承诺书+协议+群众监督+技术监管"等手段,注重评估事前风险防范,强化评估事中、事后的监督、复核和问题追责,逐步实现"从申请、到评估、到结果产生都有监管",形成政策要求、执行过程、监管到位体系闭环,切实保障老年人合法权益。

四、质量评价与改进

(一)质量评价

1. 应定期听取评估对象、相关第三方及相关部门的意见和建议,通过电话回访、网上收集等方式收集信息。

2. 应定期开展机构内的评估质量检查与考核,检查与考核包括但不限于:

1)评估流程的规范性。

2)评估方法的科学性。

3)评估结论的公正性。

3.评估机构应组织人员,定期对评估质量进行抽查,抽查内容包括但不限于:

1)指标评判的客观性。

2)分值计算的准确性。

3)总结评语与生活能力的一致性。

4)评估督导员应对评估工作进行入户抽查,抽查率不小于30%。

5)应每年开展不少于1次的对评估满意度测评,向评估对象、相关第三方及相关部门发放满意度调查问卷,并形成分析报告。

(二)持续改进

(1)对评估对象、相关第三方及相关部门反馈的意见、建议信息,进行分类管理,求证后形成处理方案,并以书面形式反馈给相关方。

(2)对机构内检查、抽查、考核所反馈的内容,分析原因,采取纠正措施或预防措施,持续改进评估质量。

第三节 老年人能力评估报告撰写

一、评估报告书写原则和规范要求

(一)评估报告书写原则

1. 客观性 评估的各种原始资料真实填写,客观的反映老年人当时的身体状况。在记录时,对于某些不太明晰的情况,一定要通过调查获取真实的结果,避免主观描述。已经记录在案的资料,绝不能出于某种需要而任意改动。

2. 科学性 评估师在评估过程中,按照医学科学的通用规范进行记录。文字描述、计量单位使用都要符合有关规定,做到准确无误,符合标准以减少差错,每次评估建议有两名

评估师参与。

3. 完整性　评估师在评估过程中,按照《老年人能力评估师国家职业技能标准(职业编码:4-14-02-05)》(2020年版)要求,使用相应评估软性或评估表格,完整填写,各种资料必须齐全。

4. 可重复性　评估师在评估过程中,通过获取的真实可靠客观资料,通过综合评估,并能在一定时限内,重复核实,为老年人真正获得相应的养老补助,或相应照护。

5. 时效性　因为老年人在不同的时间可能有很大的差异,所以在评估时注意评估的有效时限。

6. 逻辑性　评估对象资料必须保持前后逻辑性合理,不应存在调查资料前后矛盾的情况。

7. 规范性　表格填写与记录一律用蓝或黑色水笔,不得用铅笔、圆珠笔或红色笔书写。字迹要清楚,书写要工整。

(二) 评估文档构成

老年人能力评估文档资料由以下4大类评估调查表构成:

1. 老年人能力评估基本信息表。

2. 老年人能力评估表。

3. 特殊事项记录单。

4. 老年人能力评估报告。

二、评估资料整理归档规范要求和方法

随着计算机技术和信息技术的进一步发展,传统的档案立卷方法已不能适应档案工作的需要,也不能及时统计分析评估资料,利用老年人能力评估师的相应评估软件,构设符合社会信息化发展要求的数字档案,有利于提高评估工作水平,维护信息的真实、完整、可用和安全,提升效率和服务能力;有利于促进国家核心信息资源建设,实现信息资源总量增加、质量提高和结构优化。

评估资料整理归档应整理按照2015年档案工作行业标准《归档文件整理规则》(DA/T 22—2015)、《数字档案室建设指南》(2014年)、《纸质档案数字化技术规范》(DA/T31)以及同级国家综合档案馆的相关要求执行。为保证数字副本的真实性、完整性和可用性,参照《缩微摄影技术缩微品的法律认可性》(GB/Z 20650—2006)、《信息与文献—档案数字化实施指南》(ISO/TR 13028:2010(E))等标准规范的相关规定。

(一) 整理原则

1. 归档评估资料　整理应遵循文件的形成规律,保持文件之间的有机联系。

2. 归档文件整理应区分不同价值,便于保管和利用。

3. 归档文件整理应符合文档一体化管理要求,便于计算机管理或计算机辅助管理。

4. 归档文件整理应保证纸质文件和电子文件整理协调统一。

(二) 归档的方法

1. 组件　将每份老年人能力评估报告作为一件,含电子版的老年人能力评估报告、纸质版、必要影视资料、可能的复议文件。

(1)件的构成:归档文件一般以每份文件为一件。正文、附件为一件;文件正本与定稿

（包括法律法规等重要文件的历次修改稿）为一件;将每个人连续评估报告按时间排序。

（2）件内文件排序:归档文件排序时,正文在前,附件在后;正本在前,定稿在后;不同文字的文本,无特殊规定的,汉文文本在前,少数民族文字文本在后;中文本在前,外文本在后。

2. 分类

（1）负责评估的机构应对归档文件进行科学分类,同一全宗应保持分类方案的一致性和稳定性。

（2）归档文件一般采用年度—机构（问题）—保管期限、年度—保管期限—机构（问题）等方法进行三级分类。

（3）规模较小评估机构可以采取年度—保管期限等方法进行两级分类。

3. 排列

（1）归档文件应在分类方案的最低一级类目内,按时间结合事由排列。

（2）同一事由中的文件,按文件形成先后顺序排列。

（3）复审会议（复件）、终审文件（复件）、统计报表等成套性文件可集中排列。

4. 编号

（1）归档文件应依分类方案和排列顺序编写档号。档号编制应遵循唯一性、合理性、稳定性、扩充性、简单性原则。

（2）档号的结构宜为:全宗号—档案门类代码·年度—保管期限—机构（问题）代码—件号。具体按《归档文件整理规则》要求。

（3）档号按照以下要求编制:具体按照《归档文件整理规则》要求。

（4）归档文件应在首页上端的空白位置加盖归档章并填写相关内容。电子文件可以由系统生成归档章样式或以条形码等其他形式在归档文件上进行标识。

（5）归档章应将档号的组成部分,即全宗号、年度、保管期限、件号,以及页数作为必备项,机构（问题）可以作为选择项。具体参照《归档文件整理规则》要求。

5. 编目

（1）归档文件应依据档号顺序编制归档文件目录。编目应准确、详细,便于检索。

（2）归档文件应逐件编目。归档文件目录设置序号、档号、文号、责任者、题名、日期、密级、页数、备注等项目。具体参考《归档文件整理规则》要求。

（3）归档文件目录推荐由系统生成或使用电子表格进行编制。目录表格采用 A4 幅面,页面宜横向设置。

（4）归档文件目录除保存电子版本外,还应打印装订成册。封面设置全宗号、全宗名称、年度、保管期限、机构（问题）,其中全宗名称即评估单位名称,填写时应使用全称或规范化简称。归档文件目录可以按年装订成册,也可每年区分保管期限装订成册。

6. 纸质归档文件要修整、装订、编页、装盒和排架。

7. 归档电子文件

（1）整理要求

1）归档电子文件组件（件的组织）、分类、排列、编号、编目,应符合 2015 年档案工作行业标准《归档文件整理规则》（DAT/22—2015）规定。

2）归档电子文件的格式转换、元数据收集、归档数据包组织、存储等整理要求,参照《数字档案室建设指南》(2014 年)、GB/T 18894、DA/T 48、DA/T 38 等标准执行。

3)归档电子文件整理,应使用符合《数字档案室建设指南》(2014 年)GB/T 18894 等标准的应用系统。

(2)基本特征

1)档案资源"数字"化:以统一的数字形式存储各种信息,包括文本、图像、声音、视频等,压缩了存储空间,改进了组织形式。信息记录形式的"数字"化。

2)档案实体"虚拟化":通过对纸质档案、缩微胶片、照片、录音、录像等传统载体档案进行数字化加工,实现档案实体"虚拟化",使之能够与其他数字档案资源一并进行管理和规范。

3)档案管理系统化:将档案业务流程、标准规范固化在数字档案室应用系统中,实现数字档案资源系统、规范管理。

4)信息传递网络化:评估资料依附于网络而存在,通过不同类型的网络实现档案收集、管理和移交,用户不必亲自"登门造访",就可以利用所需的信息,从而加快信息交流与反馈的速度。

5)档案利用知识化:评估资料将文书、照片、录音、录像等各类信息载体与信息来源在知识单元的基础上有机组织并链接起来,以动态分布的方式为用户提供服务,实现由档案的提供向知识的提供转变。

(3)硬件要求

1)网络基础设施:机房应具备防雷、防静电、防磁、防火、防水、防盗、稳压、恒温、恒湿等基本管理条件,有条件的单位应建设符合《电子信息系统机房设计规范》(GB 50174—2008)要求的 B 级机房;

2)服务器:服务器性能和数量的配置,应能满足应用系统以及数据库、中间件、全文检索、备份、防病毒等基础软件的部署和安全高效运行的需求,并适当冗余、可扩展。

3)存储与备份:为满足各门类电子档案和传统载体档案数字副本的存储、利用和备份要求,应为数字档案室配备先进、高效和稳定的磁盘阵列作为数字档案资源在线存储设备。根据机关制定的数字档案资源保存策略,确定近线或离线备份系统的配置,近线备份应选择磁带库或虚拟带库及相应的备份软件,离线备份可选择光盘、移动硬盘等脱机存储介质以及相应的备份、检测设备。

(4)基础软件要求:结合《老年人能力评估师国家职业技能标准》(职业编码 4-14-02-05)(2020 版)应用系统开发或运行需要,配备必要的正版基础软件,包括数据库管理系统、网络操作系统、中间件、全文检索、光学字符识别(OCR)等软件。选用主流数据库管理系统,如关系型数据库,支持评估机构今后较长一个时期数字档案资源管理的需要。

(5)安全保障系统:应结合实际,从多层面为评估机构应用系统建立安全保障体系。

1)应建立三员管理制度,明确系统管理员、安全管理员和安全审计员职责,并贯彻落实。

2)应结合三员管理制度,实施完善的用户权限配置和管理功能,为评估资料的安全存储、管理提供保障。

3)配备正版杀毒软件。如有必要,可以选择地配备防火墙、用户认证、数字签名、移动存储介质管理软件、业务审计软件等安全管理工具。

(6)终端及辅助设备:应结合工作需要,应配备专用终端计算机、扫描仪、数码照相机、打印机等终端设备,以及恒温恒湿防磁柜、刻录机、移动存储介质等辅助设备。

(7)电子档案质量要求

1)文书类电子评估资料:文书类电子文件(档案)的收集、整理、鉴定等,应符合《归档文件整理规则》(国家档案局令第 8 号)等要求。还需满足以下要求:①完整性:关于同一老年人的评估资料完整;②版面格式要求:电子公文正本符合《老年人能力评估师》的要求;③文件格式要求:电子公文的正本、定稿、公文处理单应以 OFD、PDF、PDF/A 等版式文档格式归档保存,版式文档格式应符合《版式电子文件长期保存格式需求》(DA/T 47—2009),并支持向同级国家综合档案馆采用的长期保存格式转换;集中记录修改过程的彩色留痕稿以及确有必要保存的重要修改稿可以 WPS、RTF、DOC 等同级国家综合档案馆认可的格式归档保存;④封装要求:若条件成熟,根据同级国家综合档案馆要求,可以对文书类电子档案与其元数据进行封装。封装可参照《基于 XML 的电子文件封装规范》(DA/T 48—2009)执行。

2)声像类电子档案质量要求

①基本要求:声像类电子文件的归档范围应参考《照片档案管理规范》(GB/T 11821—2002)第 4 章或同级档案行政管理部门的具体要求执行。应能系统、客观地记录,以及历次评估的主要内容、参加人员、主要场景等。按照客观事实编辑形成的录音、录像类电子文件可收集、归档;②品质要求:声像类电子档案应主题鲜明、影像和语音清晰、人物形象端正。照片类电子档案应以 TIFF、JPEG 格式保存,其可交换图像文件(EXIF)信息保存完整,像素数不低于 300 万;重要或珍贵的录音类电子档案以 WAV 格式保存,其他的以 MP3 格式保存,音频采样率不低于 44.1kHz;录像类电子档案以 MPG、MP4 格式保存,比特率不低于 8Mbps;③录音类电子档案基本数据:应参照相关数据标准设置、捕获录音类电子档案数据,至少应包括:聚合层次、档号、年度、题名、录音者、录音时间、人物、地点、业务活动描述、保管期限、密级、计算机文件名、格式信息、计算机文件大小、时间长度、音频编码标准、音频比特率、音频采样率、音频采样精度、声道数、捕获设备、固化信息,以及描述评估过程的机构人员、管理活动数据;④录像类电子档案基本数据:应参照相关数据标准设置、捕获录像类电子档案数据,至少应包括:聚合层次、档号、年度、题名、摄像者、编辑者、摄像时间、人物、地点、业务活动描述、保管期限、密级、计算机文件名、格式信息、计算机文件大小、时间长度、视频编码标准、色彩空间、帧大小、帧速率、视频比特率、音频编码标准、音频比特率、音频采样率、音频采样精度、声道数、捕获设备、固化信息,以及描述评估过程的机构人员、管理活动数据。

(毕宏观)

推 荐 阅 读

1. 北京市市场监督管理局.北京市地方标准　老年人能力综合评估规范:DB11/T 1754—2020.

2. 河北省市场监督管理局.河北省地方标准　老年人生活能力评估规范:DB13/T 2923—2018.

3. 树丛.老年人失能与照护等级评估.北京:华龄出版社,2019.

4. 田兰宁.老年人能力评估基础操作指南.北京:中国社会出版社,2016.

5. 王维玲.上海市老年照护统一需求评估指南(2019 版).上海医健卫生事务服务中心(内部资料),2019.

6. 中国人力资源和社会保障部.老年人能力评估师国家职业技能标准(2020 版).[2020.09.20].http://www.tyak-agedcare.com/news/qyxw/726.html.

7. 中华人民共和国国家档案局.中华人民共和国档案行业标准　归档文件整理规则:DA/T 22—2015.

8. 中华人民共和国民政部.中华人民共和国民政行业标准　老年人能力评估:MZ/T 039—2013.

第十六章

老年人环境评估

学习目标

认识与记忆：

1. 掌握老年人家庭环境相关知识。

2. 掌握老年人社区环境相关知识。

3. 了解老年人养老机构环境相关知识。

理解与运用：

1. 理解并评估老年人家庭环境和生活服务服务需求。

2. 理解并评估老年人社区环境和生活服务服务需求。

3. 理解并简单评估老年人养老机构环境和生活服务服务需求。

老年人环境评估，又称老年社会环境评估，包括文化背景、法律法规、社会制度、劳动条件、人际关系、社会支持、经济状况、生活方式、教育、家庭、社区等诸多方面，本章我们重点探讨家庭环境评估、社区环境评估和养老机构环境评估三个方面。

第一节　家庭环境评估

家庭是老年人主要的生活环境场所。和谐的家庭关系，良好的家庭环境有助于老年人的身心健康。

一、评估目的

通过对老年人家庭居住环境及家庭关系评估，为老年人健康生活提供可参考依据。

二、评估内容

家庭环境评估的内容主要包括家庭成员基本资料、家庭类型和结构、家庭成员之间的关系、家庭成员的角色作用、家庭的经济状况、家庭压力、家庭居家的处所、家庭成员对老年人生活与健康状况的认识等。

三、物品准备

激光测距仪、温湿度计、评估量表、记录仪、笔和记录本，必要时带录音笔。

四、评估方法

询问法、实际观察法、检测法等。

五、评估标准

家庭环境标准见表 16-1-1 居家环境专业评估表和表 16-1-2 APGAR 家庭功能评估量表。

表 16-1-1 居家环境专业评估表 单位:分

评估项目		评估内容	评分				得分
			优	良	一般	差	
居室	光线	充足	3	2	1	0	
	温度	温度适宜	3	2	1	0	
	地面	平整、干燥、无障碍物	3	2	1	0	
	地毯	平整、不滑动	3	2	1	0	
	家居	放置稳定、固定有序、有无障碍通道	3	2	1	0	
	床	高度是否与老年人小腿长度基本相同	3	2	1	0	
	电线	安置远离火源、热源	3	2	1	0	
	取暖	设置妥当	3	2	1	0	
	电话	紧急电话号码放在易见易取的地方	3	2	1	0	
厨房	地板	防滑措施	3	2	1	0	
	燃气	开关的按钮标志醒目	3	2	1	0	
浴室	浴室门	门锁内外均可开	3	2	1	0	
	地板	防滑措施	3	2	1	0	
	便器	高低合适,有无扶手	3	2	1	0	
	浴盆	高度合适,盆底是否有防滑胶垫	3	2	1	0	
楼梯	光线	充足	3	2	1	0	
	台阶	平整无破损、高度合适、台阶之间色彩差异明显	3	2	1	0	
	扶手	有扶手、扶手牢固	3	2	1	0	
总分							

评价:总分≥40 分为优;总分 30~39 分为良;总分 10~29 分为一般;总分 0~9 为差。

表 16-1-2 APGAR 家庭功能评估量表 单位:分

评估项目	评分			得分
	经常	有时	很少	
当我遇到困难可以从家人得到帮助	2	1	0	
我很满意家人与我讨论各种事情及分担问题方式	2	1	0	
当我喜欢从事新的活动家人理解并给予帮助	2	1	0	
我很满意家人对我表达情感方式以及我不良情绪反应	2	1	0	
我很满意家人与我共度美好时光的方式	2	1	0	
总分				

评价:总分 7~10 分为家庭功能无障碍;总分 4~6 分为家庭功能轻度障碍;总分 0~3 分为家庭功能严重障碍。

六、相关知识

(一) 家庭类型和结构分析知识

家庭类型是指根据家庭关系或家庭结构的不同进行的分类。划分家庭的类型,可以根据不同的需要,采用不同的标准,划分为不同类型家庭。

1. 按家庭的权力结构划分,有父权制家庭、母权制家庭、夫妻平权制家庭。

2. 按家庭所在社区的性质划分,有农村家庭、城市家庭、工矿区家庭。

3. 按家庭主要人员的职业属性划分,有工人家庭、农民家庭、干部家庭、军人家庭、知识分子家庭。

4. 按家庭生育功能划分,有生育家庭、非生育家庭。

5. 按子女多寡划分,有多子女家庭、独生子女家庭。

6. 按家庭关系的状况划分,有和睦家庭、不和睦家庭、解组家庭。

7. 按家庭的结构和规模划分,有联合家庭或大家庭、核心家庭或小家庭、主干家庭或直系家庭、残缺家庭、单亲家庭。

(二) 目前常见家庭类型

1. 核心家庭 核心家庭已成为我国主要的家庭类型。核心家庭的特点是人数少、结构简单,家庭内只有一个权力和活动中心,家庭成员间容易沟通、相处。

2. 主干家庭 又称直系家庭。是指由两代或两代以上夫妻组成,每代最多不超过一对夫妻,且中间无断代的家庭。在我国,主干家庭曾为主要家庭类型,但随着社会的发展,此家庭类型已不再占主导地位。主干家庭特点是家庭内不仅有一个主要的权力和活动中心,还有一个权力和活动的次中心存在。

3. 联合家庭 指包括父母、已婚子女、未婚子女、孙子女、曾孙子女等几代居住在一起的家庭。联合家庭的特点是人数多、结构复杂,家庭内存在一个主要的权力和活动中心,几个权力和活动的次中心。

4. 单亲家庭 是指由离异、丧偶或未婚的单身父亲或母亲及其子女或领养子女组成的家庭。单亲家庭的特点是人数少、结构简单,家庭内只有一个权力和活动中心,但可能会受其他关系的影响。此外,经济来源相对不足。

5. 重组家庭 指夫妇双方至少有一人已经历过一次婚姻,并可有一个或多个前次婚姻的子女及夫妇重组的共同子女。重组家庭的特点是人数相对较多、结构复杂。

6. 丁克家庭 是指由夫妇两人组成的无子女家庭。丁克家庭的数量在我国逐渐增多。丁克家庭的特点是人数少、结构简单。

(三) 家庭关系分析知识

1. 家庭关系(family relation) 家庭成员之间的人际关系,包括姻亲、血亲与收养关系。其多样性与家庭规模有关。核心家庭只有夫妻关系、父母子女关系和兄弟姐妹关系;直系家庭要加上婆媳(翁婿)关系、祖孙关系;联合家庭还要加上妯娌、姑(叔)嫂关系等。一个家庭关系的多少,可以按以下的公式进行计算

家庭关系数=n(n-1)/2,n 为全家人口数。

2. 家庭关系主要特点 价值观念高度一致、全面合作、情绪高度认同,不仅满足生理需要,而且满足心理需要。家庭中也不免会有冲突,并且关系越复杂,调适越困难。夫妻关系

及其合作水平决定家庭的基本特征。家庭中任何一种关系失调,都会损及全体家庭成员和整个家庭的稳定。

具体家庭关系中权利与义务参见我国《婚姻法》关于家庭关系的规定。

(四) 家庭角色和作用分析知识

家庭角色(family role)是指家庭成员在家庭中的特定身份。代表着他在家庭中所应履行的职能,反映出他在家庭中的相对位置及与其他成员间的相互关系。

老年人角色转变有个比较特殊的时期,就是刚刚离退休时期。退休之后生活节奏的放缓,还有社会角色的转变等都使得老人的心理上产生了孤独感和失落感,有人就会出现心理障碍,比如寂寞、烦躁、孤独等,这种现象大多发生在离退休的后3~5年内。老年人要学会角色转变:一要更新观念,树立正确的人生观和老年价值观,活到老学到老,可以参加老年大学学习,可以学习养生保健的方法。二可以找一些力所能及的事情来做,比如参与一些有意义的社会公益事业或多参加一些社会活动。三要培养多方面的生活情趣,如写字、画画、养鸟、种花等陶冶情操,顺利度过离退休适应期并做好角色转变。

(五) 家庭功能分析知识

家庭功能亦称家庭职能。家庭在人类生活和社会发展方面所起的作用。其内容受社会性质的制约,不同的社会形态,构成不同的家庭职能,有些职能是共同的,是任何社会都具有的,有些职能是派生的。中国的家庭功能基本上分为:生产职能、生育职能、生活职能、感情交往职能、扶养和赡养职能、教育职能和娱乐职能等。

第二节　社区环境评估

社区是若干社会群体或社会组织聚集在某一个领域里所形成的一个生活上相互关联的大集体,是社会有机体最基本的内容,是宏观社会的缩影。

一、评估目的

社区环境评估主要是了解老人生活的社区地理环境,注意有无环境污染,各种配套设施是否齐全,老人外出活动有无不安全的因素存在,有无比较适合的卫生保健机构等。

二、评估内容

包括社区配套设施是否完整,是否有提供医疗保健服务,是否有家庭照护以及家政服务的社区机构等。

三、物品准备

激光测距仪、温湿度计、评估量表、记录仪、笔和记录本。

四、评估方法

询问法、实际观察法、检测法。

五、评估标准

社区环境标准见表16-2-1　社区环境评估表。

表 16-2-1　社区环境评估表　　　　　　　　　单位:分

评估项目		评估内容	评分				得分
			优	良	一般	差	
自然环境	区位	合理、满足大多数人需要	3	2	1	0	
	规划	合理,不影响正常生活	3	2	1	0	
	交通	出行便利、道路平整	3	2	1	0	
	空气	周边远离污染源	3	2	1	0	
	噪声	远离噪声污染	3	2	1	0	
	绿化	绿化面积及美化	3	2	1	0	
人文环境	人口	密度合理,不过与稠密或稀少	3	2	1	0	
	文化	良好文化氛围	3	2	1	0	
	治安	有保安设施人员、无重大治安事件	3	2	1	0	
	健康	有健康教育、无区域性病症	3	2	1	0	
社会环境	保健	健全卫生服务中心或专门居家养老系统	3	2	1	0	
	教育	老年人活动中心和幼儿园	3	2	1	0	
	娱乐	适合老年人娱乐花园、场地	3	2	1	0	
	习惯	整体社区人际关系融洽	3	2	1	0	
总分							

评价:总分≥35 分为优;总分 25~34 分为良;总分 9~24 分为一般;总分 0~8 分为差。

六、相关知识

(一) 社区配套设施的适老化设计相关知识

为方便老年人出行或就医的便利性,适老社区应注重居住外部环境的适老化设计和居住区内空间的适老化设计。

1. 居住外部环境的适老化设计

(1)通道出入口:设立扶手,扶手的高度应该在 0.9m;台阶的高度要小于 0.15m,台阶的有效宽度不小于 0.9m,建筑物出入口有效宽度不应小于 1.1m,通道的有效宽度不小于 1.2m,设施的场地的坡度不应大于 3%;场地内步行的道路的宽度不应小于 1.8m,在步行道路中设台阶时,应设轮椅坡道和扶手;老年人设施场地内的绿地率新建区不应低于 40%,扩建和改建区不应低于 35%,集中绿地面积应按每位老年人不低于 2m² 设置。

(2)活动区:居住区至少应该有 1~2 个完整的广场,场地的位置不要离楼太远,避免噪声的干扰,场地旁边有座椅和放置物品的台面,场地的铺装平整防滑;健身区安排运动量小的健身器材,并有儿童活动空间,方便老年人照顾孩子。

(3)散步的道路:设置循环道路,途经主要的活动区域,与单元门有好的衔接,路面应该无障碍,对于长坡度的路面,要增加扶手;岔道不宜过多设置明确的标识。

(4)小型交流场所:设置桌椅,方便下棋,桌椅的边角为圆形,桌下的空间方便轮椅老年人腿部的插入,通行通道至少一边不设固定座椅。

2. 居住区内空间的适老化设计

(1)本单元内的空间:候梯厅的面积要保证担架进出电梯,注意轿厢的尺寸和承重量,电梯按钮的高度,公共走道的净宽要>1.2m,出入口的雨棚,坡道、走廊、楼梯起止点的扶手端要水平延伸0.3m以上。

(2)入户空间:入户门开启后大于0.8m,户内外过渡空间有不小于1.5m的轮椅回转半径,入户过渡空间放置坐凳,旁边可以设置安全的抓杆。

(3)厨房面积:厨房面积不小于4.5m²,轮椅者使用的厨房不小于6m²,橱柜采用"L"型或"U"型,有利于形成连续台面橱柜操作,吊柜距离地1.2m,取物最高点不高于1.7m,厨房中的燃气管要明装。

(4)便利的通行空间:坐便应设扶手,阳台空间采用推拉门,阳台的进深不小1.5m,室内走道空间净宽要大于1.2m,卧室通往卫生间的走道设置夜间照明。

(5)健康的适老技术设置:紧急呼叫及燃气报警智能系统,以及常态的健康监测系统,地板最好采用木地板。

（二）社区医疗保健服务的适老化设计相关知识

服务老年的医疗服务体系分为三个层次,基层的医疗单位,专业老年医疗单位和综合大型医院,社区医疗保健就是基层的医疗单位,主要是建立配套的社区卫生服务中心等医疗服务机构,服务主要涵盖三个方面,第一是对日常慢病的诊疗服务,第二满足老年人的预防保健需求,第三发展老年人康复保健的新需求。

在建筑设计上要有无障碍设计措施,各科室的设计要便于老人就医,取药;在服务上,除了医疗服务,应提供健康咨询和健康管理服务。并为行动不便老年人提供上门服务;在科室设置上,应注重医养结合,应设置中医和营养科室;尤其要开展慢病管理服务,对老年人提供血压,血糖等免费的检查和日常保健服务,定期开展健康讲座。

（三）社区安全风险因素分析相关知识

社区安全是社会安全、生产安全的基石。

安全社区:已建立相关组织机构,社区内有关部门、企业、志愿者和个人共同参与伤害预防和安全促进工作,持续改进地实现安全健康目标的社区。

社区安全的风险因素主要包括:第一、社区的环境因素:附近有无空气、噪声污染的不安全因素;第二、治安安全因素,建立警务室、保安室;第三、体育活动设施的安全因素,很多社区都有运动和健身的器材,器材的维护及时,使用方法要明示;第四、老人在行走过程中的一些安全因素,包括道路的,设施照明等。高层的住宅,要考虑高空落物的问题,还有小区的树木等。

（四）社区家庭照护和家政服务的适老化设计相关知识

现在社区养老成为养老方式的一种新模式,以家庭养老为主,社区机构养老为辅,在为居家老人照料服务方面,以上门服务为主,托老所服务为辅的整合社会各方力量的养老模式。这种模式的特点在于:让老人住在自己家里,在继续得到家人照顾的同时,由社区的有关服务机构和人士为老人提供上门服务或托老服务。与之相伴随的适老性社区家庭照护和家政服务成为服务方向。

社区家庭照护主要是社区护理工作,社区护理是将公共卫生学及护理学的知识与技能结合,借助有组织的社会力量以社区为基础,人群为服务对象,对个人、家庭及社区提供服务。

新社区在建设时要考虑与之配套的社区护理或社区照护中心,与养老机构或民政部门合作,配备专业人员与设施,为社区及周边有服务需求的老年人提供照护服务。

家庭照料服务还包括生活照料服务:助餐服务,起居服务,助浴服务,卫生清理服务,代办服务等。

社区家政服务主要是考虑老人日常生活便利性而提供的相关服务,包括安装维修家具、家电、清洗服务、疏通服务等。

第三节 养老机构环境评估

截至 2021 年底,全国 60 岁及以上人口已达 2.67 亿人,占总人口的 18.9%。截至 2021 年第一季度,全国养老服务机构和设施总数达 36 万个,床位 812.6 万张。中国人口老龄化不断加剧,养老服务需求快速增长,养老机构成为老年人社会化养老的重要方式。养老机构的服务质量直接关系到入住老年人的切身利益,直接关系到养老机构的生存与发展,直接关系到社会对政府监管工作的满意度。

一、评估目的

通过对老年人养老机构环境评估,规范和提高养老机构的服务质量,维护入住老人的切身利益,为老年人健康生活提供可参考依据。

二、评估内容

老年人养老机构环境评估的内容主要包括交通的便捷度,周边服务的设施,公共信息图形标志,院内无障碍,室内的温度,室内的光线,室内的噪声,绿化等方面。

三、物品准备

激光测距仪、温湿度计、评估量表、记录仪、笔和记录本必要时带录音笔。

四、评估方法

询问法、实际观察法、检测法等。

五、评估标准

养老机构环境标准详见表 16-3-1 养老机构环境评估表。

单位:分

表 16-3-1 养老机构环境评估表

评估项目	评分					得分
	满分	优秀	良好	一般	较差	
交通便捷度	10	10~8	7~5	4~2	1~0	
周边服务设施	10	10~8	7~5	4~2	1~0	
公共信息图形标志	10	10~8	7~5	4~2	1~0	
院内无障碍	50	50~36	35~26	25~6	5~0	
室内温度	15	15~12	11~6	6~2	2~0	
室内光线	15	15~12	11~6	6~2	2~0	
室内噪声	5	5~4	3~2	1	0	
绿化	5	5~4	3~2	1	0	
总分						

评价:总分≥96 分为优秀;总分 95~60 分为良;总分 59~24 分为一般;总分 23~0 为差。

六、老年人养老机构环境评估的相关知识

1. 交通便捷度　养老机构通常考虑中大型车辆及救护车的往来,选址最好在交通便利、出入无障碍、就近或距离医疗机构和居民区不远的地方。

2. 周边服务的设施　一般养老机构是封闭管理,因此在养老机构里通常设有为老年人日常生活提供便利的服务设施,一般有就餐区、图书室、电视区、休憩区。细分还有大餐厅和楼层餐厅以及亲人接待餐厅,棋牌娱乐室、图书阅览室和老年人书画手工练习室、休闲服务设施如为老年人体育锻炼的健身器材和健身房,丰富老年人文化生活的多媒体设施包括影音设备和小型影院等,同时要做好动静分区。

3. 公共信息图形标志　养老机构要使用和张贴标准的公共信息图形,包括医务室、电梯间、楼梯、公共卫生间、防火门、疏散标识、手续办理接待、结账处等。

4. 院内无障碍　养老机构中的老年人居室与医疗建筑中的病房有相似之处。在满足无障碍要求的前提下,老年人居室和病房的设计均需妥善处理自身单元体和相邻空间的关系,同时考虑私密性和照护的需要。

5. 室内的温度　老年人一般的体质弱、怕冷,老年人室内温度要求一般在 20°~25°之间。室内要安装有空调,北方区域还要有暖气,对空调不适应的特殊老人要配以风扇。

6. 室内的光线　适宜的采光给久处室内的老年人带来希望和健康,最好自然采光,室内的光线柔和,要有遮光的措施。

7. 室内的噪声　养老院选址一般避开主要交通要道和工厂,室内噪声来源主要有交通运输噪声、工业机器噪声、城市建筑噪声、社会生活或公共场所噪声、电器噪声等,整体参照噪声标准 0 类执行,白天不超过 50dB,晚上不超过 40dB。

8. 绿化　具有一定的绿化面积。

(马卫国)

推 荐 阅 读

1. 宋岳涛.老年综合评估.2 版.北京:中国协和医科大学出版社,2019.

2. 吴仕英,肖洪松.老年综合健康评估.成都:四川大学出版社,2015.

3. 中华人民共和国生态环境部,国家质量监督检验检疫总局.社会生活噪声排放标准(GB 22337—2008).北京:中国环境科学出版社,2008.

4. 国家市场监督管理总局.养老机构等级划分与评定(国家标准解读).[2021-2-20]. http://www.samr.gov.cn/bzjss/bzjd/201904/t20190411_292721.html.

5. 养老机构等级划分与评定(20183299-T-314).[2021-2-15]. http://std.samr.gov.cn/.

第 十 七 章

老年人需求评估

学习目标

认识与记忆：

1. 掌握失能、失智老人基本生活服务相关知识。

2. 掌握老年人能力康复服务相关知识。

3. 掌握老年人生活辅具应用相关知识。

4. 掌握失能、失智老年人安全防护基本知识。

5. 掌握老年人社交活动服务相关知识。

6. 掌握老年人生产性社会参与相关知识。

7. 掌握老年人医疗护理基本知识。

8. 掌握老年人康复治疗基础知识。

9. 掌握老年人心理护理基础知识。

10. 掌握老年人中医护理基础知识。

11. 掌握老年人社会支持网络相关知识。

12. 掌握老年人社会支持服务相关知识。

理解与运用：

1. 理解并评估失能、失智老人基本生活服务需求。

2. 理解并评估老年人维护功能和促进能力康复的照护需求。

3. 理解并评估老年人对生活和康复辅具的需求。

4. 理解并评估失能、失智老年人对安全防护的需求。

5. 理解并评估老年人对经济、文化、娱乐、学习、健身等社交活动服务的需求。

6. 理解并评估老年人对生产性社会参与服务的需求。

7. 理解并评估老年人医疗护理服务需求。

8. 理解并评估老年人康复治疗服务需求。

9. 理解并评估心理护理类服务需求。

10. 理解并评估老年人中医护理服务需求。

11. 理解并评估依据长期护理险政策和能力评估结果，评估老年人对照护环境条件与照护环境需求对应关系判定。

12. 理解并评估老年人对社会支持网络的需求。

建立健全老年人照护需求评估制度，推进社会养老服务体系建设，提升养老服务水平，促进合理分配资源,保障老年人照护的合法权益。本章我们重点探讨老年人照护服务需求评估、社会参与服务需求评估、特殊照护服务需求评估及照护等级评定及应用四个方面。

第一节 照护服务需求评估

老年人照护是以照顾日常生活起居为基础,医疗、康复训练、照护等援助为辅助的老年人养老护理模式。因此,老年人照护需求评估是指通过对日常生活活动能力、认知功能、精神状态、感知觉与沟通能力、健康状况等影响老年人日常生活的核心指标及其他需求进行评估,进而确定老年人照护的需求及照护等级。

一、评估目的

通过对老年人照护服务需求评估,明确老年人目前存在的功能缺陷和缺陷程度,确定老年人照护的需求及照护等级,为老年人提供合适的、科学的、个性化的照护服务。

二、评估内容

失能失智老人基本生活服务需求(日常生活活动能力、认知功能、精神状态、感知觉与沟通能力、健康状况等);老年人能力康复服务需求;老年人对生活、康复辅具的需求;老年人(特别失能、失智老人)安全防护需求等进行评估。

三、评估准备

1. 评估环境应清洁、安静、光线明亮、空气清新、温度适宜。

2. 填写评估基本信息表[参阅中华人民共和国民政行业标准《老年人能力评估》(MZ/T 039—2013)附录 A 表]

四、评估方法

询问法、实际观察法、问卷调查法等。

五、评估标准

(一) 失能、失智老人基本生活服务需求评估

1. 相关概念

失能老人:丧失全部或部分生活自理能力的老年人。

失智老人:因脑部伤害或疾病所致渐进性的认知功能退化的老年人。

基本生活服务:老年人饮食、起居、清洁、卫生等日常生活的基本活动。

2. 评估方法　失能、失智老人基本生活服务需求评估核心指标是老年人的日常生活活动能力[评估量表参阅中华人民共和国民政行业标准《老年人能力评估》(MZ/T 039—2013)表 B.1]、认知功能、精神状态、感知觉与沟通能力及社会参与能力等。具体评估方法参见第十~十四章相关内容。

3. 老年人日常基本生活能力等级评定　参见第十五章相关内容。

（二）老年人能力康复服务及生活、康复辅具需求评估

1. 按照《老年人能力评估》标准，康复服务及辅具需求评估指标主要分为两部分：①能力康复，主要包括预防继发性残疾和并发症的发生、功能训练的护理、日常生活活动能力的康复训练；②生活、康复辅具使用，主要包括日常生活辅具、假肢、矫形器、自助器、步行器等的使用指导及训练。

2. 评估方法　评估人员通过询问、观察法从能力康复和生活康复器具使用两方面去评估。判断被评估者是自行独立完成或指导下完成或协助下完成或专业人员干预完成。

3. 评分标准及等级划分　见表17-1-1。

表 17-1-1　康复服务及辅具需求评估等级划分

分级	级别	评估标准
0	不依赖	可独立完成预防护理、康复训练及器具使用
1	轻度依赖	需在指导下完成预防护理、康复训练及器具使用
2	中度依赖	需在指导和协助下进行预防措施、康复锻炼及辅具使用
3	重度依赖	有专业人员进行专业护理干预及康复锻炼

（三）失能、失智老年人安全防护需求评估

1. 评估指标　评估失能、失智老年人安全防护需求从6个方面进行，分别是跌倒、坠床、压疮、走失、服药不当及噎食。

2. 评估方法　评估者可使用下列《失能、失智老年人健康安全需求评估表》进行，通过询问、观察等方法获取资料，对被评估者进行评估，见表17-1-2。

表 17-1-2　失能、失智老年人健康安全需求评估表

评估项目	评估标准	
跌倒	□无	□有（6个月内发生）
坠床	□无	□有（6个月内发生）
压疮	□无	□有（有压疮或压疮高危风险）
走失	□无	□有（6个月内发生）
服药不当	□无	□有（6个月内发生）
噎食	□无	□有（6个月内发生）

3. 评估判定　评估者依据上述评估表，判断表中6项指标是否近6个月存在或发生，若存在或发生，则存在健康安全的风险，需要实施适当的防护。

六、相关知识

（一）失能老人基本生活服务相关知识

失能、失智老人需要多层次专业服务，生活自理能力是维持个体正常生存的最基本需求。失能老年人由于机体各种疾病或其他原因而丧失或部分丧失自我照顾能力，依赖性强。据调查统计，我国约有一半的失能老年人在日常基本生活照料服务方面存在缺陷，以日常生活活动能力量表作为失能程度的评估工具，来了解失能老人的日常基本生活服务

需求。

1. 日常生活活动能力主要内容　包括基本日常生活活动(饮食、起居、清洁、卫生等)、运动、交流及家务活动等。

2. 精神护理　精神上的愉悦是保持老年人健康的最重要因素。由于年老和失能老年人很容易感到孤独无助,再加上现代生活方式,部分老人基本不常出家门,他们远离邻居,远离社会,其精神生活十分贫乏,对精神慰藉的需求很大。

3. 医疗服务需求　老年人的身体状况决定了他们对医疗服务的需求高于年轻人,看病手续繁杂、等候时间长、看病上下楼等,让老年人感到体力不支。因此,老年人特别是行动不便的失能老人非常希望所生活的社区能够开展针对老年患者的医疗咨询、健康指导、预防治疗、家庭病床、定期康复、定期检查等护理和医疗服务项目。

（二）老年人能力恢复服务相关知识

老年人能力恢复需有计划地进行康复治疗和康复功能锻炼后逐渐恢复,从老人的角度最好能够重建一部分功能,维持一个比较好的生活质量,而不是单纯的替代服务。因此,根据 Barthel 指数评定量表法或其他专业康复评估量表,评估老年人现存的能力状况,进行康复治疗。

1. 评估　首先对老年人现存各项能力进行评估,进行科学、合理的分析,参照前面章节所述的老年人各方面能力评估知识点及民政部《老年人能力评估标准》(MZ/T 039—2013),得出综合评估报告。

2. 制订能力恢复服务计划　根据老年人的能力综合评估报告,老年人实际生活情况分等级进行老年人能力恢复服务项目计划的制定。

3. 能力恢复服务计划实施　根据具体的能力康复项目实施。

（三）老年人生活辅具应用相关知识

老年人身体各项功能日渐退化,体力、视力、听力、协调性、反应速度等变差,日常的生活活动不能得心应手。特别是失能、失智老人日常的基本生活活动都需要依赖他人照护协助完成。能独立自主的生活是大多数老人的愿望,辅具的使用是实现愿望的重要手段。另外,辅具使用也是失能老人康复治疗的重要手段。因此,评估老人对生活或康复治疗的辅具使用需求是非常必要的。

1. 老年人能力评估　根据前面所学老年人各项能力评估知识点,评估老年人的现存能力状况,在专业人员的指导下选择合适的辅具。

2. 辅具的分类

（1）日常生活辅具:包括进食、穿衣、个人清洁、如厕、洗澡等每天都必须进行的日常生活活动所需的辅具。

1)进食方面:特制餐具,餐具防滑垫、缺口杯、可调式易握餐具、单向吸管等。

2)穿衣方面:穿袜辅助器、穿鞋辅助器、纽扣辅助器、拉链辅助器等。

3)个人清洁、如厕方面:马桶增高器、洗澡椅或如厕椅、洗头槽等。

（2）行动辅具

1)移行辅具:常见有手杖、拐杖、步行器、四脚拐、手推车、轮椅、电动代步车、电动轮椅等。

2)节省体力的辅具:电动代步车、遥控开关器、无线电呼救铃等。

（3）沟通辅具：因年龄增长，老年人在视觉与听觉上都会出现退化，因而会造成沟通上的困难，常用一些辅具来协助沟通。

1）视觉方面：可以使用老花眼镜、放大镜、多用途看书架、阅读书报放大字体辅具等。

2）听觉方面：如助听器等。

3）其他：如键盘语音输入辅助器、写字板、握笔器等都可以协助老人与周围环境、人物进行沟通。

（4）康复治疗辅具：主要目的是进行康复治疗，通过辅具的使用，使身体状况达到改善，维持或恢复身体功能。常用的有坐姿矫正器、手支架、足托板、上下肢矫形器，脊柱矫形器等。

（四）失能、失智老年人安全防护基本知识

老年人由于机体衰弱、身心功能退化、平衡失调、感觉减退或有不服老和不想麻烦别人的心态，常可影响安全，特别是失能、失智老年人。在日常生活照料、康复护理、娱乐活动过程中很容易发生跌倒、坠床、服药不当、走失、噎食、压疮等照护安全方面的事故。

1. 预防跌倒的相关知识

（1）常见原因

1）大脑反应迟缓：老年人视力下降、识别高低的能力差、大脑中枢对信息感受的过程减慢，对险情不能及时发现。

2）姿势控制力降低：人体衰老后，神经系统功能降低，肢体协调减弱，关节活动不利等造成生理性的姿势控制能力降低；如果患有中枢神经系统疾病（脑出血、脑血栓等）又可引起病理性姿势控制能力减弱，使姿势倾斜度增加，容易跌倒。

3）药物因素：部分老年人因为睡眠不良或心理障碍，长期服用安眠药或镇静药，这些药有损害精神运动性功能的副作用，使老年人站立或步态不稳，容易跌倒。

4）环境因素：居室、浴室、卫生间的布局和配置不合理，或老年人对环境不适应，也是造成老年人跌倒的危险因素。

（2）跌倒的预防

1）衣服合适：老年人穿的衣服、裤子、鞋子不宜过长、过大。腿裤太长会影响行走，尽量不穿拖鞋，应穿合脚的布鞋或鞋底带有花纹的防滑鞋。

2）环境适宜：老年人的住所应尽量减少台阶、门槛；家具陈设实用简单，靠墙放置，位置相对固定；活动场所，保持明亮，不堆放杂物；日常用品放在随手能拿到的地方；用淋浴洗澡时，让老年人坐在防滑椅子上进行；用澡盆洗澡，澡盆不易过高，盆口离地不应超过 50cm，盆底要放置胶垫。

3）行走训练：训练老年人在行走前先坐稳，然后站稳，最后进行起步行走。

4）陪伴活动：对关节不利、反应迟钝、有直立性低血压，或服用安眠、镇静类药物，进行降压治疗的老年人，夜间尽量不去厕所。如夜尿较频，照护员提前将排便所需物品放在老年人床边，以方便老年人就近使用，必要时需人搀扶或提供助行器。

2. 预防坠床的相关知识

（1）常见原因

1）意识障碍老年人，因为躁动不安，在自主或不自主的活动中易坠床。

2）在护理过程中，因翻身不当造成老年人坠床。

（2）坠床的预防

1）加强防范：对意识障碍老年人加床档，对翻身幅度较大的老年人，必要时在两侧床档上系安全保险带预防坠床。

2）加强巡视：老年人睡眠时，要经常巡视，发现睡眠中的老年人身体靠近床沿时，要及时挡护，必要时为老年人向床内侧翻身。

3）加强协作：对体重较大，身材较高的老年人进行翻身或者转移护理时，最好两人协作完成。

3. 预防服药不当的相关知识

（1）常见原因：主要发生在半失能老年人及失智老年人身上。

1）失智老年人、半失能老年人从护理人员手中拿到药物后忘记服用，导致自身疾病发作或失智老人错服其他老人的药物。

2）护理人员分发药物出错，导致服药不当事故发生。

（2）服药不当的预防：照护人员在照护过程中要认真负责、做好老年人信息核对的工作，杜绝药物错发、漏发现象；建立完善的失能、失智老年人的监管机制，防止老年人错服他人的药物。服药时，照护人员要陪在老人身边，直至老人服药完成，这是目前最有效的方法。

4. 预防走失的相关知识

（1）常见原因

1）能活动的老年痴呆患者因为智力和判断力减退而走失。

2）老年人与家庭成员或护理员发生矛盾，故意赌气离家或离院出走。

（2）走失的预防：护理员平时多与老人交流谈心，及时了解老年人的思想动态；为老年人制作身份卡，写明姓名、住址、联系电话，并缝制在老人的衣服上。

5. 预防噎食的相关知识

（1）常见原因

1）老年人常有牙齿部分或全部缺失，咀嚼功能不良，神经反射活动衰退，导致消化功能降低，唾液分泌减少，引起吞咽障碍而噎食。

2）进食大块食物，尤其是肉类或汤圆，未嚼碎/咀嚼不完全就吞咽而噎食。

3）进餐过快引起噎食。

（2）噎食的预防

1）体位合适：老年人进餐时尽量采取坐位或半卧位，胃部不受压迫，使食物由食管较快地进入胃内。

2）食物软烂：老年人食物宜少而精，软而烂。

3）老年人吃饭要细嚼慢咽，肉类、汤圆等食品要分割成小块慢慢进食，进食时每口食物不宜过多。

4）对咀嚼困难老年人，按流食饭菜的要求进行喂饭，床头摇起 45°，戴上围裙，喂饭前必须先喂温水 5~10 小勺，再喂饭，喂完以后，再给予 5~10 小勺温水，清理口腔内的食物残渣，起到对口腔护理的作用。

6. 预防压疮的相关知识

（1）常见原因：老年人皮肤较脆弱，再加之疾病需卧床，皮肤的受力处集中于一点，易出现局部皮肤淤青、瘀血、皮肤剥离等事故。

（2）防护知识:照护人员要评估好老人情况,根据评估结果照护老人,不可操之过急。

第二节　社会参与服务需求评估

社会参与是指社会各个方面如经济、政治、文化、社会工作等活动的意识参与和行为参与。老年人社会参与是个综合概念,其进行的活动具有社会性和互动性,就属于社会参与范畴。主要包括参与社会经济发展活动、社会文化活动、旅游活动、家庭内的娱乐活动等。良好的社会参与活动可使老年人身心健康,增强生活幸福感,有效提高其生活质量。

一、评估目的

社会参与是老年人日常生活活动之一,评估老年人社会参与服务的需求,充分了解老人生活中的社会参与需求情况和参与程度,以便于更好地提供社会参与所需的服务项目。

二、评估内容

老年人社会参与(包括生活能力、工作能力及社会交往能力等)和社会支持。

三、物品准备

评估量表、记录仪、笔和记录本。

四、评估方法

询问法、实际观察法、问卷调查法。

五、评估标准

（一）社会参与评估

1. 评估指标　按照《老年人能力评估》标准,老年人社会参与包含5个二级指标的评定,即生活能力、工作能力(生产性社会参与)、时间/空间定向、人物定向、社会交往能力。

2. 评估方法　评估者采取询问法和量表法对被评估者进行评估(具体量表参阅中华人民共和国民政行业标准《老年人能力评估》(MZ/T 039—2013)B. 4 表)。

3. 评分标准及等级划分

见表 17-2-1。

表 17-2-1　社会参与等级划分表

分级	分级名称	分级标准
0	能力完好	总分为 0~2 分
1	轻度受损	总分为 3~7 分
2	中度受损	总分为 8~13 分
3	重度受损	总分为 14~20 分

(二)社会支持评估

1. 评估指标　按照《老年人能力评估》标准,老年人的社会支持评估从 10 个方面进行,即①老年人的居住情况(独居还是与他人居住);②与朋友的交往程度;③与邻居的交往情况;④与同事的交往情况;⑤从家庭成员得到的支持和照顾情况;⑥遇到困难得到经济支持及解决问题的来源;⑦遇到情况得到的关心与安慰来源情况;⑧遇到困扰及烦恼时的倾诉方式;⑨遇到困扰及烦恼时的求助方式;⑩对于团体活动的参与情况。

2. 评估方法　通过询问法,利用社会支持评估表进行评估(表 17-2-2)。

表 17-2-2　社会支持评估表

评估内容	评估方法				评估计分原则
1. 您有多少关系密切,可以得到支持和帮助的朋友_____(只选一项)	(1)一个也没有				第 1~4,8~10 题,选择 1,2,3,4 项分别计 1,2,3,4 分;第 5 题分 A,B,C,D,E 五项计总分,每项从"无"到"全力支持"分别计 1 分~4 分;第 6、7 题分别如回答"无任何来源"则计 0 分,回答"下列来源"者,有几个来源就计几分
	(2)1~2 个				
	(3)3~5 个				
	(4)6 个或 6 个以上				
2. 近一年来您_____(只选一项)	(1)远离家人,且独居一室				
	(2)住处经常变动,多数时间和陌生人住在一起				
	(3)和同学、同事或朋友住在一起				
	(4)和家人住在一起				
3. 您与邻居_____(只选一项)	(1)相互不交往,只是点头之交				
	(2)遇到困难可能稍微关心				
	(3)有些邻居很关心您				
	(4)大多数邻居都很关心您				
4. 您与同事(/以往同事)_____(只选一项)	(1)相互不交往,只是点头之交				
	(2)遇到困难可能稍微关心				
	(3)有些同事很关心您				
	(4)大多数同事都很关心您				
5. 从家庭成员得到的支持和照顾_____(在合适的框内画"√")		①无	②极少	③一般	④全力支持
	A. 夫妻(恋人)				
	B. 父母				
	C. 儿女				
	D. 兄弟姐妹				
	E. 其他成员(如嫂子)				

评估内容	评估方法	评估计分原则
6. 过去,在您遇到急难情况时,曾经得到的经济支持或解决实际问题的帮助的来源有_____	(1)无任何来源	
	(2)下列来源(可选多项):A. 配偶;B. 其他家人;C. 朋友;D. 亲戚;E. 同事;F. 工作单位;G. 党团工会等官方或半官方组织;H. 宗教、社会团体等非官方组织;I. 其他(请列出)_____	
7. 过去,在您遇到急难情况时,曾经得到的安慰和关心的来源有_____	(1)无任何来源	
	(2)下列来源(可选多项):A. 配偶;B. 其他家人;C. 朋友;D. 亲戚;E. 同事;F. 工作单位;G. 党团工会等官方或半官方组织;H. 宗教、社会团体等非官方组织;I. 其他(请列出)_____	
8. 您遇到烦恼时的倾诉方式_____(只选一项)	(1)从不向任何人诉述	
	(2)只向关系极为密切的几个人诉述	
	(3)如果朋友主动询问您会说出来	
	(4)主动叙述自己的烦恼,以获得支持和理解	
9. 您遇到烦恼时的求助方式_____(只选一项)	(1)只靠自己,不接受别人帮助	
	(2)很少请求别人帮助	
	(3)有时请求别人帮助	
	(4)有困难时经常向家人、亲友、组织求援	
10. 对于团体(如党团组织、宗教组织、工会等)组织活动,您_____(只选一项)	(1)从不参加	
	(2)偶尔参加	
	(3)经常参加	
	(4)主动参加并积极活动	
评分总分	分	

3. 评估标准及等级划分 评分总分即为10个条目计分之和。按照总分高低分成三级,见表17-2-3。

表 17-2-3 社会支持评估标准及等级划分表

分级	级别	评估标准
1	低水平	评分≤22分
2	中等水平	评分23~44分
3	高水平	评分≥45分

六、相关知识

(一) 老年人社交活动服务相关知识

世界卫生组织对健康身心的最新标准,其中一条是"良好的人际关系,即社交活动"。良好的社交活动不仅可使老年人身心健康,增强生活幸福感,而且还可以提高老年人的免疫力,有效防止老年痴呆症和抑郁症的发生。常见的社交活动主要分四大类。

1. 信息交流性活动　单位组织老年联谊活动,老年俱乐部(毛笔字俱乐部、京剧俱乐部等)、聚会交流等,近年来,网络社交也起着非常重要的信息交流的作用。

2. 智力竞技性活动　如电台、电视台主持的各类老年人智力竞赛、智力测验、老年人桥牌邀请赛等。

3. 养生娱乐性活动　包括养生活动、体育运动、老年舞会、音乐欣赏会、文娱联谊会、网络视频娱乐等。

4. 社会生产性参与活动　包括返聘工作、社区志愿者活动、参与社会其他工作等。

(二) 老年人生产性社会参与相关知识

《中国老龄工作七年发展纲要(1994—2000 年)》提出了老龄工作"五个老有"(老有所养、老有所医、老有所为、老有所学、老有所乐)的目标,在这一文件中将"老有作为"具体定义为:"低龄和健康老人在自愿量力的前提下,参与社会发展,推动社会精神文明和物质文明建设。"这是我国政府在政策层面对老有所为内涵进行的解读。在老龄化社会背景下用全新的视角看待老年群体在社会中的地位和作用,认识到老年人不仅是一个依赖性、消费性的群体,同时还是一个具备独立性和生产性的群体,因此老年社会参与不仅仅指老年人所从事的活动对他人有益,以服务和商品提供为表现形式的活动;还包括老年人以发挥自身潜能,实现自我价值为目的各种活动,这是老年人独立价值的集中体现。主要的社会生产性参与形式有返聘工作、社区志愿者活动、参与社会其他工作等。

(三) 老年人社会关系状况分析相关知识

社会关系与社会支持是社会心理学中的一对相关联的概念,社会关系是个体社会支持中非正式支持的主要来源。老年人希望通过社会交往获得更高的亲密情感和生活满意度,以此来对抗衰老所产生的身心压力和适应环境所带来的负面情绪。因此,老年人一般倾向于通过缩小社会关系网络,有选择的处理社会关系,将与个人相关的正面情绪放在首位,而避免负面情绪和负面反馈的产生。

对老年人来说,情感亲密度高的社会关系,主要来自配偶、子女及家庭成员,较亲密的社会关系是来自朋友、邻居及亲属等。通过这些社会关系获得较高的情感支持,进而增加主观幸福感。然而,老年人的亲密度最高的社会关系具有天然属性和不可选择性,家庭互动中由于财产分配、赡养义务、养育后代、生活习惯等产生的负面情绪是难以避免的。据研究,老年人很多压力与烦恼主要来源于家庭成员。因此,帮助老年人更好地度过晚年生活,提高晚年生活质量,家庭晚辈应给予长辈更多的照料与关怀。

总之,社会支持与社会关系对老年人的健康及主观幸福感有促进作用。对于身体健康的老年人,良好的社会关系可以促进老年人保持社会角色,获得积极的情绪体验;对于有严重或慢性疾病的老年人,稳固及亲密的社会关系所形成的支持网络可以成为一种促使他们战胜疾病和维持心理健康的重要因素。

(四) 老年人社会支持度分析相关知识

社会支持是指个人与他人或群体为获取信息、安慰和保障而进行的正式或非正式的交流和联系。社会支持是人与人之间的相互作用,包括情感上的支持与认可、工具性援助、信息互通和有关自身环境的自我评价。情感支持涵盖表达爱意、尊敬和敬慕;认可支持包括表达同意和认可;工具性支持包括提供金钱、时间和生活服务等。老年人的社会支持来自老年人不同的社会关系,主要来自家庭、同伴和邻居。

社会支持对老年人健康的意义:

1. 社会支持对老年人身心健康有积极正向影响　社会支持水平越高,老年人的健康相关生命质量也越高。社会支持对老年人的行动及日常活动能力是保护因素。随着年龄的增长,老年人生理功能逐渐降低,慢病成为影响老年健康的重要因素。因此,从家庭层面,子女要尽量陪同老年人尤其是高龄老年人购买生活服务用品、一起外出散步,以降低老年人因行动不便而造成安全事故的发生率。从社会层面,养老服务机构应该注意老年人生活服务设施的合理设计,防止老年人摔跤、跌倒等意外事件发生。

2. 社会支持能降低老年人焦虑抑郁发生率　老年人随着年龄增加,生活应激事件不断增多,如丧偶或亲人患重病等,对老年人的身心健康造成重大的影响。同时,由于记忆力减退、孤独感、睡眠失调等都会对他们造成一定的心理压力。从而使得情绪低落、焦虑、抑郁等心理问题凸显。

社会支持既可以增加正性情绪体验,也可以在抑制负性情绪体验,缓解个体心理压力,消除个体心理障碍,增进个体心理健康等方面产生重要的影响。社会支持水平越高,社交孤独与情绪孤独体验越少,主观幸福感越高。

因此,为了提高老年人的心理健康状况,在家庭层面,子女应多陪老年人,尤其是与丧偶的老年人聊聊天、打打电话、增加与老年人的沟通交流、丰富老年人的精神闲暇生活。在社会层面,养老服务支持体系在提供老年人物质服务的同时,尽量提供娱乐、谈心等活动,及时满足老年人精神心理方面的需求,提高老年人的心理健康水平。

第三节　特殊照护服务需求

老年人因身体健康状况不同,在照护中需要不同的服务需求,为更好地对老年人进行照护,需对老年人进行特殊照护服务需求评估。

一、评估目的

通过对老年人进行特殊照护服务需求评估,更好了解老年人的需求,提升老年人照护服务水平。

二、评估内容

医疗护理、疾病状况、心理护理、中医护理等特殊服务需求。

三、物品准备

评估量表、记录仪、笔和记录本。

四、评估方法

询问法、实际观察法、问卷调查法、测验法等。

五、评估标准

(一)医疗护理服务需求评估

1. 评估指标 医疗护理服务需求评估包括基础护理、常规治疗护理、康复护理、特殊治疗护理 4 个评估指标。

2. 评估方法 评估者可采取询问法,利用医疗照护需求评估表对被评估者进行评估,见表 17-3-1。

表 17-3-1 医疗照护需求评估表

评估项目	评估内容	级别	评估标准
基础护理	包括晨间护理、晚间护理、协助翻身、呕吐清洁、排泄护理、压疮预防等	不依赖	能独立完成日常基础护理
		轻度依赖	部分基础护理需指导和协助下完成
		中度依赖	大部分护理由护理员协助完成
		重度依赖	由专业护理人员完成基础护理
常规治疗护理	包括生命体征监测、会阴护理、口服给药、物理降温、坐浴、鼻饲、血糖检测、吸氧、特殊口腔护理、压疮换药、静脉采血、肌内注射、灌肠、导尿、膀胱冲洗等	不依赖	能独立完成日常治疗护理
		轻度依赖	部分治疗护理工作需指导和协助下完成
		中度依赖	需专业护理指导,大部分护理由护士协助完成
		重度依赖	需专业护理指导,由护士完成护理工作
康复护理	包括预防继发性残疾和并发症的发生;功能训练的护理;日常生活活动能力的训练;假肢、矫形器、自助器、步行器等的使用指导及训练	不依赖	可独立完成预防护理、康复训练及辅具的使用
		轻度依赖	需在指导下掌握预防措施、康复锻炼及辅具使用
		中度依赖	需在指导和协助下进行预防措施、康复锻炼及辅具使用,大部分由照护人员协助完成
		重度依赖	需进行专业护理干预及康复锻炼
特殊治疗/护理	包括化学治疗;持续吸氧/吸痰;压疮Ⅲ~Ⅳ级;频繁伤口换药(大换药/特大换药);静脉营养;气管切开处理;透析	极重度依赖	过去 7 天内评估对象所接受的特殊治疗项目或状态,包括在家及医院门诊接受的治疗

3. 评估标准及等级划分 根据评估指标依赖程度分为 5 个等级。0 级(不依赖):基础护理为不依赖或轻度依赖,常规治疗护理、康复护理为不依赖;1 级(轻度依赖):基础护理为不依赖或轻、中度依赖,常规治疗护理或康复护理为轻度依赖;2 级(中度依赖):基础护理为中、重度依赖,常规治疗护理或康复护理为中度依赖;3 级(重度依赖):常规治疗护理或康复护理为重度依赖;4 级(极重度依赖):接受特殊治疗/护理。

（二）疾病状况评估

1. 评估指标　疾病状况评估包括一类疾病和二类疾病的评估。

2. 评估方法　评估者可采取询问法,利用疾病状况评估表对被评估者进行评估,见表 17-3-2。

表 17-3-2　疾病状况评估表

评估类别	评估项目 （二级指标）	评估内容
一类疾病	呼吸系统疾病	1. 慢性下呼吸道疾病:□慢性支气管炎 □未特指的慢性支气管炎 □肺气肿阻塞性肺疾病(慢性阻塞性肺疾病) □哮喘 □支气管扩张 2. 外部物质引起的肺部疾病:□含硅(矽)粉尘引起的肺尘埃沉着病 □未特指的肺尘埃沉着病 3. 呼吸系统的其他疾病:□呼吸衰竭,不可归类在他处者 4. 其他
	心血管系统疾病	1. 慢性风湿性心脏病:□风湿性二尖瓣疾病/主动脉瓣疾病/三尖瓣疾病 □多个瓣膜疾病 2. 高血压病:□原发性高血压病 □继发性高血压病 3. 缺血性心脏病:□冠状动脉粥样硬化性心脏病(心绞痛/心肌梗死/缺血性心肌病) 4. 肺源性心脏病和肺循环疾病:□肺源性心脏病 □其他肺源性心脏病(原发性/继发性肺动脉高压) □肺血管的其他疾病 5. 其他类型的心脏病:□非风湿性二尖瓣疾患/主动脉瓣膜疾患/三尖瓣疾患 □肺动脉瓣疾患 □心肌病 □室传导阻滞和左束支传导阻滞 □心脏停搏 □阵发性心动过速 □心房纤颤和扑动 6. 动脉、小动脉和毛细血管疾病:□主动脉瘤和主动脉壁夹层形成 □其他动脉瘤 7. 先天性心脏病:□先天性心肌病/先天性心脏畸形 8. 其他
	消化系统疾病	1. 食管、胃和十二指肠疾病:□胃食管反流性疾病 □胃溃疡 □十二指肠溃疡 □部位未特指的消化性溃疡 □慢性胃炎 2. 非感染性小肠炎和结肠炎:□克罗恩病 □溃疡性结肠炎 3. 肝疾病:□酒精性肝病 □肝衰竭,不可归类在其他处 □慢性肝炎,不可归类在其他处 □肝纤维化和肝硬化 4. 其他
	泌尿系统疾病	1. 肾小球疾病:□慢性肾炎综合征 □肾病综合征 2. 肾小管间质疾病:□慢性肾小管-间质肾炎 3. 肾衰竭:□慢性肾衰竭 □未特指的肾衰竭 4. 其他
	血液和造血 系统疾病	1. 营养性贫血:□缺铁性贫血 □维生素 B_{12} 缺乏性贫血 □叶酸缺乏性贫血 □其他营养性贫血 2. 再生障碍性及其他贫血: □后天性纯红细胞再生障碍(幼红细胞减少症) □其他再生障碍性贫血凝血缺陷,紫癜和其他出血性情况: □遗传性因子Ⅷ缺乏 其他凝血缺陷 3. 其他

续表

评估类别	评估项目 （二级指标）	评估内容
	内分泌、营养和 代谢疾病	1. 甲状腺疾患：□甲状腺功能亢进症 □甲状腺功能减退症 2. 糖尿病：□胰岛素依赖型糖尿病 □非胰岛素依赖型糖尿病 □其他特指的糖尿病（未特指的糖尿病） 3. 其他内分泌腺疾病：□垂体功能减退和其他疾患 □库欣综合征 □醛固酮增多症营养不良：□恶性营养不良病 □中度和轻度蛋白质—能量营养不良
	肌肉骨骼系统和 结缔组织疾病	1. 炎性多关节病：□血清反应阳性的类风湿性关节炎 □其他类风湿性关节炎 2. 关节炎：□痛风 3. 脊椎病：□强直性脊柱炎 4. 系统结缔组织疾患：□结节性多动脉炎和有关情况 □系统性红斑狼疮 5. 骨病和软骨病：□骨质疏松伴病理性骨折 □骨质疏松不伴病理性骨折 6. 其他
	神经系统疾病	1. 锥体束外和运动疾患：□帕金森病 □继发性帕金森综合征 2. 神经系统的其他变性病：□阿尔茨海默病（早期） 3. 肌神经接点和肌肉疾病：□重症肌无力和其他肌神经疾患 □其他疾病 4. 脑血管病：□脑内出血 □脑梗死 □脑卒中，未特指为出血或梗死 □脑血管病后遗症 5. 主要影响中枢神经系统的全身性萎缩：□亨廷顿病 □遗传性共济失调 6. 其他
	肿瘤	□恶性肿瘤（早期） □恶性肿瘤（中期）
二类疾病	其他：	1. 呼吸系统疾病：□慢性阻塞性肺疾病（肺心病心功能Ⅲ-Ⅳ级） □呼吸衰竭 2. 心血管系统疾病：□慢性心力衰竭（心功能Ⅲ～Ⅳ级） 3. 消化系统疾病：□肝硬化失代偿期 4. 泌尿系统疾病：□慢性肾衰竭（尿毒症期） 5. 神经系统疾病：□痴呆（中期/晚期） □脑血管意外合并重度吞咽障碍 6. 内分泌、营养和代谢疾病：□蛋白质—能量营养不足（重度） 7. 皮肤和皮下组织疾病：□褥疮（Ⅲ期及以上） 8. 肿瘤：□肿瘤（晚期） 9. 其他：□

3. **评估标准等级划分** 疾病状况评分标准如下：

0 级：无第一、第二类疾病；1 级：患有 1~2 种第一类疾病；2 级：患有 3 种以上第一类疾病；3 级：患有第二类疾病。

（三）心理护理需求评估

心理健康是心理活动和心理状态的健康。老年人的心理是否健康，会直接影响着老年人的自身健康和生活质量，同时也影响着老年人衰老的速度，老年人因为生活不良因素事件频发,如退休、身体功能衰退、疾病等,使得心理方面很难适应,故老年人心理护理是老年期护理的重要内容。正确评估老年人的心理护理需求,有助于维护和促进老年人的身心健康。

老年人心理护理需求评估主要包含老年人认知功能、行为异常以及精神状态等方面的评估。具体评估方法、评估工具参见第十二章相关内容。

(四)中医护理需求评估

1. 评估指标 中医护理需求评估指标包括中医特色技术、中医给药护理、中医饮食护理及中医情志 4 个评估指标。中医特色技术又包含刮痧、拔罐(包括留罐、闪罐、走罐、药罐)、艾灸、中药泡洗、穴位贴敷、中药外敷 6 个二级指标。

2. 评估方法 通过问卷调查法、访谈法等,评估者利用中医护理需求评估表对被评估者进行评估,见表表 17-3-3。

表 17-3-3 通信能力详细判定方法

评估类别	评估项目	评估内容		
中医护理	中医特色技术	1. 刮痧	是□	否□
		2. 拔罐(留罐、闪罐、走罐、药罐)	是□	否□
		3. 艾灸	是□	否□
		4. 中药泡洗	是□	否□
		5. 穴位贴敷	是□	否□
		6. 中药外敷	是□	否□
	中医给药护理	是□ 否□		
	中医饮食护理	是□ 否□		
	中医情志护理	是□ 否□		

3. 评分标准 根据中医护理需求评估表的结果,确定被评估者是否有中医护理的需求。

六、相关知识

(一)老年人医疗护理基本知识

据研究,我国老年人对于医疗护理服务需求存在一定特征。充分地了解这些特征,可以帮助我们评估老年人对于医疗护理服务等方面的需求。

老年人对医疗护理服务需求的特征:

1. 从性别来看,男性比女性老年人对医疗护理服务的需求程度更高。由于男性在社会工作中承担较多、压力较大,导致其身体损害程度较大,从而导致男性往往在步入老年后比女性需要更多的医疗护理服务。

2. 从年龄来看,越年长的老年人对医疗、护理服务的需求越大。

据有关研究数据分析,60~69 岁、70~79 岁、80 岁及以上这三个年龄阶段的老人其医疗费用和护理费用平均水平随着年龄增加而出现明显增长趋势。因此,高龄老人比一般老人需要更多的医疗护理服务。

3. 从居住地来看,城镇老人对医疗护理服务的需求要远远大于乡村老人。受收入、医保福利政策等因素的影响,居住在城镇的老人往往有更宽裕的经济条件和更优惠的医保政策,因此能够享受到较为便利的医疗、护理服务。与此相反的是,乡村老人的医疗、护理费用平均水平都低。

4. 从受教育程度来看,受教育程度越高的老年人对医疗护理服务的需求预期越大。

5. 从婚姻状况来看,未婚老人对于医疗护理服务的需求低。

未婚老人由于工作压力较小,身体损害较小,从而不需要过多的医疗护理服务需求。而丧偶、离异会影响到老年人的情绪和心理健康,从而进一步影响到老年人的生理健康,对医疗护理服务需求会增加。

6. 从失能角度来看,失能水平越高的老人护理服务需求越多,但对医疗服务的需求增加不明显。

失能老人由于丧失部分或全部的生活能力,需要家人或其他机构人员进行照顾,以完成日常行为,因此就产生了护理服务的需求。另一方面,老人的失能水平越高,其发病率就越高,产生的护理服务需求越多。但这些老人并不一定因为失能就需要额外的医疗服务。因此,对医疗服务需求不会明显增加。

老年人医疗护理主要内容包含基础护理、常规治疗护理、康复护理及化疗、造口等特殊护理,这些护理技能主要由相关专业人员来执行。

(二)老年人康复护理基础知识

康复就是运用各种功能训练方法以帮助残疾者、老年患者和慢病患者最大程度的恢复躯体、精神和社会功能,减轻残障,重建身心平衡、提高其生活自理能力。

老年人因各器官功能减退、认知、感知觉及肢体活动能力减弱或受到急慢性疾病的影响,容易发生意外,导致肢体残疾、生活自理能力下降,严重影响生活质量,并加速老化甚至死亡。因此,康复治疗与护理是老年人照护的重要组成部分。

1. 康复评估 正确、完整的评估,能全面掌握康复老人的身体状况和心理需求,是制定合理的、个性化的康复治疗与护理计划的前提。

老年康复评估主要了解老年人的发病史,身体状况、生活习惯、各项能力情况、康复影响因素、康复程度以及社会关系及社会支持等。除基本数据外,要特别重视循环、呼吸、神经、排泄系统等身体各系统以及老年人各项功能的评估,利用功能评估量表来系统地评估老人各项能力(参见第十~十四章相关内容)。

2. 康复治疗与护理问题的确立 将评估所得的资料进行分析与判断,形成准确的康复治疗与护理的问题。康复重视的是患者能否执行各项生活所需的功能,而非疾病的诊断。因此,确定康复治疗与护理问题时,尊重患者和家属的意见,确定康复问题的先后顺序,拟定合适的康复计划。

3. 康复计划 结合康复问题,确定符合患者需要的康复治疗与护理的目标,与老年人及其家属共同制定可行的康复计划。

4. 实施 根据计划选择时间、场地和康复用具等进行各项康复治疗与护理措施。强调康复目标是解决老人的独立生活能力,减少依赖他人。此阶段是能否取得康复效果的关键阶段,应尽早开始,循序渐进、安全第一、体现个性化和科学性的实施。本阶段注意以下问题:

(1)病情观察与记录:老年患者病情复杂,易出现并发症要密切观察病情并记录。

(2)功能障碍程度的评估:在康复过程中随时进行功能评估,残疾程度的变化和功能恢复的情况(运动功能、感知功能、语言功能等),一旦发现新问题或变化,应及时与其他专业人员沟通,及时调整康复治疗与护理的措施。

5. 康复评价 对康复效果进行整体、动态的评价,这有助于发现计划实施过程中的阻碍因素和存在的问题,改进康复治疗与护理计划,保证康复目标的实现。

(三) 老年人心理护理基础知识

现代的医学模式已经从生物医学模式转变为生物、心理、社会的医学模式。人作为一个统一的生命机体,其生命过程表现不仅由生理的因素所决定,也受精神因素及社会因素的影响。对老年人进行心理护理时,必须据其心理学上的特点进行相应的心理护理。

1. 老年人心理特点

(1)感觉减退:首先是视觉,四五十岁后视觉开始出现退化,随后听力、嗅觉、味觉、痛觉、触觉等出现不同程度的降低。

(2)智力减退:一般人在六十岁以后,智力明显减退,老年人智力的改变受许多因素的影响,如教育水平、某些生活经历、生活和家庭环境等。

(3)记忆力减退:记忆力减退通常最早出现,对远事记忆良好,对近事记忆不良好,对事物学习较年轻人困难,由于记忆力减退,老年人定向力常发生障碍。

(4)情绪改变:在老年人群中,情绪改变差异很大最常见是焦虑和抑郁,需根据个体情况进行相应护理。

(5)老年人性格改变:一般认为进入老年后有些人对自体功能过度关注,自尊心强、固执、易激动,对外界环境有一定的淡漠表现,缺乏兴趣,生活单调,刻板,常不愿改变过去有害健康的老习惯,不易适应新的环境。

(6)老年人行为改变:老年人由于大脑皮质的控制减弱,行为有些改变,如多疑、依赖、易激动等俗称老小孩行为改变。

2. 老年患者心理护理

(1)指导老年人培养健康的心理,做好心理调适。

心理压力即精神压力。据医学研究,心理压力过大会削弱人体免疫系统的功能,使外界致病因素乘虚而入,导致机体患病。故应指导老年人做到面对压力,正确认识,培养自身的健康心理。

1)保持积极乐观的情绪:老年人在日常生活中,善于发现事物美好的一面,理智地对待生活和工作中的挫折,培养广泛的兴趣爱好,广交朋友,多参加社会活动,养成良好的生活习惯,保持乐观的情绪。

2)培养稳定的心理,防止过于敏感或迟钝:对外界事物反应适度,是心理健康的重要标志。因此,老年人应提高自身修养,培养健全的性格,切忌感情用事。无论遇到什么困难与挫折,均能泰然处之,避免过激反应。

3)保持心理平衡:要做到与朋友能坦率交谈,对人要宽容谦让。遇到挫折与困难,学会暂时逃避,避免超乎寻常的行为等。

4)提高自信心,加强人际间交往:老年人应注重自己的仪表修饰,避免过分注意自身的缺陷,克服自卑心理,但应避免过分谦虚,与人交往要诚恳,不要过多的责难别人,使自己身陷不利的情景中。

5)学会并主动关心其他人:老年人要学会"换位思考",并在别人遇到挫折或困难时,真心实意地选择适当的方式给予帮助。

6)学会幽默,培养幽默:幽默是减轻压力的有效方法之一。老年人培养自身的幽默感,需要丰富自己的知识面,陶冶情操,具有审时度势、细致深刻的环境洞察力,才能以恰当的比喻、诙谐的语言,让人们产生轻松愉快的感觉。

(2)老年人心理健康的维护与增进

1)正确认识和对待老年人的心理保健:保持老年人心理平衡、维持身心健康的关键因素是正确认识和对待老年人的心理卫生保健。教育老年人要面对现实,树立正确的人生观,生老病死是人生的自然规律,而健康长寿是人类的追求目标。老年人须深刻理解这些规律,面对现实,用辩证唯物主义的观点看问题,做到正确认识和分析问题。只有这样,才能正确对待生活中的苦与乐,正确对待生活中的各种矛盾,抵制各种不健康的生活观念,热爱生活。

2)指导老年人妥善处理家庭关系:家庭是老年人晚年生活的主要场所。老年人需要家庭和睦与温馨,家庭成员的理解、支持和照料。所以妥善处理好夫妻与子女及亲属的关系,建立一个和睦的家庭环境非常重要。

3)教育老年人树立老有所为,老有所用的新观念:老年人随增龄,所带来的职业功能的下降,由原来的工作岗位退休,是一个自然的、不可避免的过程。理解新老交替的规律,过好离、退休关。离、退休后,老年人如何发挥作用,需根据自身的具体情况及客观条件而定。对于身体好、精力充沛、仍旧可以继续从事职业生活的离退休老人来说,应积极寻找适合自己的工作,干一些力所能及的事情。也可积极参加社会公益活动或社会福利事业,使老年人真正感到老有所为,老有所用,内心充实。

4)教育老年人充分认识老有所学的必要性:坚持适量、经常的脑力劳动,使脑细胞不断接受神经信息的刺激,而经常保持活跃状态,对于延缓脑的衰老和脑功能退化有着重要的意义。研究发现,对老年人的视、听、嗅、味、触的器官进行适当的刺激,可增进其感知觉功能,提高其记忆力、智力等认知能力。故老年人退出工作岗位后,仍然应坚持学习,活到老、学到老,经常关心国家大事,多看书看报,不断获取新知识。应指导老人根据自身的具体条件和兴趣学习和参加一些文化活动,如阅读、写作、绘画、书法等,既可开阔视野、陶冶情操,又减少孤独、空虚和消沉之感。

5)指导老年人充分体验老有所乐的情趣:愉快的情绪,对维护和促进身心健康起着积极的作用。因此,老年人要善于调整自己的情绪,保持愉快的心境。积极参加各种社会活动,培养广泛的兴趣爱好,如垂钓、种植、养花、弈棋等,既可丰富生活内容,激发老年人对生活的兴趣,又可协调平衡神经系统的功能活动,使神经系统更好地调节全身各系统、各器官的生理功能,故对延缓衰老具有积极的作用。

6)改善和加强社会的老年心理卫生服务,体现老有所养,老有所助:由于老龄化社会的到来,给社会带来很多问题。重视改善老年人的经济条件,保障老年人的经济自主权,使其具有足够的经济来源,以维持独立的生活。大力发展老人服务业,为老年人提供系统的、多元化的服务,如提供老龄服装、老龄食品,解决老年人因年老体衰所造成的生活不便。丰富老年人的精神生活,为老年人开辟娱乐场所,满足老年人的文化需求,为老年人提供良好的社会环境和心理环境,实现老年人"健康老龄化"的远景。

7)对老年期衰老与疾病的心理保健:老年人要正确对待衰老与疾病,增强与疾病作斗争的顽强意志,老年人除要积极配合医务人员进行诊治疾病外,还要充分发挥自己主观能动性,与医务人员协同合作,摸索出一套适合自己病情的治疗和休养方法。

8)心理治疗和心理咨询:心理治疗也称精神疗法,即运用心理学的方法来改变老年患者的认识、感受、情绪、态度、意志和行为。由专业人员通过言语、表情、姿势、态度和行为对老人施加影响,以减轻或消除老年人不良的心理因素,改善其适应能力。心理治疗的基本方法是对老年患者进行指导和教育,鼓舞老人战胜疾病或困难的信心和意志,采用暗示和疏泄等方法,给老人以安慰剂。

心理咨询,即通过人与人之间直接或间接的接触,由咨询工作人员与有心理创伤或心理冲突的"老人"进行对话、沟通,使其认识到不良的心理社会因素的影响,帮助解决问题,预防或减轻对身心的危害。心理咨询的方式包括门诊咨询、书信咨询、电话咨询、专题咨询等。

(四)老年人中医护理基础知识

随着医学模式和健康观念的改变,以整体观念和辨证施护为原则的中医护理优势逐渐突显,中医护理内容主要包括生活起居护理、饮食调护、情志护理和养生保健等方面的护理,具有"简、便、廉、效"的特点,其方法简单易行、贴近日常生活,更能满足老年人的护理照料需求。

1. 中医护理基本特点

(1)整体观念:中医把人体内脏和体表各组织、器官之间看成是一个有机的整体,它们在功能上相互协调,相互为用;在疾病的发生发展上又相互影响。中医既强调人体内部的协调、完整性,又重视人体和外界环境的统一性。

护理患者,不但要全面掌握病情,正确认识疾病,还应重视创造良好的休养环境,舒畅的情志,合理的饮食调养和必要的体育活动,以促使机体内外的环境统一平衡,增强抗病能力,促使疾病早日痊愈。

(2)辨证施护:辨证施护是按照中医的理论,通过四诊、八纲对疾病变化过程中出现的各种症状和体征进行分析综合,弄清疾病的原因、部位、性质和治疗原则,进而采取相应的护理措施。照护人员必须掌握辨证的方法,按照中医的理论,密切观察病情,才能认清证候,从而有效的采取正确的护理措施,更好地做好护理工作。

2. 中医护理原则 中医的护理原则是建立在整体观念的辨证施护基础上的,有"扶正祛邪""急则护标""缓则护本""同病异护""异病同护""三因制宜"及"预防为主"等护理原则。

(1)扶正祛邪:中医的疾病观,把疾病看作是"正""邪"矛盾双方对立统一的整体。《黄帝内经》说:"正气存内,邪不可干""邪之所凑,其气必虚"。这说明中医认识到疾病的发生,是以正气内虚为根据,而以病邪外侵为条件。在"正"与"邪"二者之中,中医尤重视正气。所谓扶正,就是扶助正气,提高人体抗病能力。第一,要鼓励适当的医疗体育运动。第二,随时注意情志变化,设法消除引起人体情绪波动的因素。第三,根据人体的具体情况,适当用一些补益的药物。所谓祛邪,就是消除病邪,达到祛除邪气,恢复正气的目的。在运用扶正祛邪法时,须注意扶正不留邪,祛邪不伤正的原则。

老年人因各项功能衰退,以正气虚弱为主,因此在护理老年人时主要以扶正为主,祛邪为辅。

(2)标本缓急:临床上应通过辨别病证主次、本末、轻重、缓急来确定护理法则。一般来说,治病必求其本,但如标病过急,则应采用"急者护其标,缓则护其本"的法则,先护其标后护其本,若标本并重,则应两者兼顾,采用"标本同护"的护理法则。

(3)同病异护,异病同护

1)同病异护:一般情况下,相同的病证,应该用相同的护理,但由于病因及病理发展阶段的不同,或由于个体反应的差异,同一种病也可出现不同的证候,因而护理也不同。例如感冒有风寒感冒与风热感冒的不同,在护理上也有辛温解表和辛凉解表的区别。

2)异病同护:一般情况下,异病异症应该用不同的护法。但有时几种不同的病,如具有同一证候,也可以用同一种护理方法,这就是"异病同护"。如脱肛、子宫脱垂是两种疾病。但它们同属中气下陷,故可用补中益气的方法来进行护理。

(4)三因制宜:三因制宜就是对于病证要按照季节、地区以及人的年龄、体质不同,而制定适宜的护理方法。

1)因时制宜:夏季气候炎热,人体腠理疏松,易于出汗,对于风寒感冒者,也不能过于辛温发散,以免出汗过多、损伤津液。冬季气候严寒,腠理致密,不易汗出,外感风寒者,必需重用辛温解表药,并多加衣被,服姜汤以助药力,使风寒从汗而解。

2)因地制宜:根据不同地区地理环境特点来考虑用药及护理原则。如南方地区炎热多雨,患者往往出现湿热证候,用药应多考虑清化而凉的药物,要注意室内空气流通,多吃利水去湿的食物或饮清凉饮料。北方干燥少雨,冬日易受风寒,老年人饮食、环境等护理上要注意室内保持一定温度,多饮生津透表饮料。

3)因人制宜:根据患者年龄、性别、体质、生活习惯、精神状态的不同来考虑护理原则,称之为因人制宜。如性别上有男女的不同,其生理特点亦有差异;年龄方面,小儿生机旺盛但气血未充,脏腑娇嫩,老年则气血衰少,患者多属虚证,各有其常见病;体质方面,每个人的先天禀赋和后天调养往往不同,因而身体素质有一定的差异,在护理上均应予以注意。

(5)预防为主:中医十分重视治未病,在护理上应做到"未病先防"和"既病防变"。

1)未病先防:未病先防,指在未发生疾病之前,做好预防工作,以防疾病发生。疾病的发生,关系到正邪两个方面,正气不足是疾病发生的内在条件,邪气只是致病的外在因素,外因是通过内因起作用。因此防病的要点是提高人体的内在正气,关键是增强体质。

增强体质,首先要注意调摄情志。情志活动与人体的生理活动和疾病的发生关系密切。情志舒畅则气血调和,正气旺盛,身体健康。其次,是加强身体锻炼。锻炼身体,能增强体质。所谓"流水不腐,户枢不蠹",通过运动可使气机调畅,血脉流通,关节滑利,所以平时老年人应多参加有益的体育活动,如做各种体操,打太极拳,做五禽戏等。最后,是讲究卫生,饮食有节,起居有常。

2)既病防变:在发生疾病之后,应采取一切措施使病情顺利好转,防止疾病的恶化和转变。一是严密观察病情,通过对证候表现的分析,及时发现其可能发生变故的早期症状,由于发现较早且治疗及时,常可防止疾病的恶化。二是掌握疾病传变的规律和途径,及早采取治疗和护理措施,如见肝之病,知肝木能乘克脾土,故护理上应先实脾,采取健脾和胃之法。饮食上宜清淡易消化,忌生冷油腻辛辣之品,可给苡仁粥、大枣粥等健脾益气和胃,并做好情志护理,以防肝气横逆犯脾,使脾气实而免受肝邪。

3. 老年中医护理主要内容

(1)情志护理:人的精神面貌、思想状态对疾病的发生、发展有很大影响,祖国医学重视人的精神活动,如喜、怒、忧、思、悲、恐、惊(中医称为七情)。在正常情况下,这七种情志是精神活动的外在表现,属生理范围。如超越人体生理活动可能调节的范围,即能引起人体阴阳失调,气血不和,经络阻塞,脏腑功能失调,使人体正气虚弱,导致外邪侵袭,容易发生疾病。所以,做好情志护理,消除其紧张、恐惧、忧虑、烦恼、愤怒等情志变化的因素,可促使疾患早日康复。

1)保持良好的情绪:老年人易患焦虑、忧郁等疾患。护理人员应满腔热忱,去关怀、体贴老人,从精神上给予安慰和鼓励。努力创造一个整齐、清洁、安静、舒适的环境,使患者心情愉快和身体舒适。对失能和需要特殊照护的老人,一般多产生悲观失望情绪,必须给予思想上的鼓励,使之感到温暖,增强战胜疾病的信心。

2)矫正老年人的不良情志:在了解和掌握老年人存在的不良情志之后,应及时予以矫正,移情法和疏导法是护理人员经常使用的情志护理方法,中医上应用较多的是相制法,相制是以一种情绪抑制另一种情绪达到消除不良情绪的一种方法,这是依照中医"五志过极、以其胜治之"的原理而制定的。祖国医学认为情志产生于五脏,五脏之间有着生克关系,故情志之间亦存在此种关系,在生理上人的情志变化有相互抑制的作用,故在临床上可能用情志的相互制约达到治疗的目的。如:悲为肺志属金,怒为肝志属木,金能克木,所以悲胜怒等五行相胜的情志治疗。

(2)药食护理:中医学认为人体是一个统一的整体,表现为机体功能失常的各种病态皆为阴阳,邪正互相消长的结果,如阴阳有偏胜、偏衰和邪正虚实等。故药物治病的作用主要是扶正祛邪,调节阴阳,恢复脏腑气机动能以维持人体正常生理活动。中药治疗主要是通过中药的性能起作用的,中药的性能主要包括中药的四气、五味、升降浮沉、归经等。

1)四气:"四气"又称四性,是指药物具有的寒、热、温、凉四种不同药性。这四种药性是从药物作用于机体所发生的反应概括而来的。凡属寒凉药物大多具有清热、泻火、解毒等功能,用于治疗阳盛热证,如石膏能清热,黄连泻火;银花能解毒等。凡具有温中散寒,回阳救逆和助阳功能的药属于热药,多用于阴盛寒证,如吴茱萸、干姜、桂枝、附子、肉桂等。

2)五味:"五味"是指中医所具有的辛、甘、酸、苦、咸五种不同的味,没有味的药称淡味药。其功效用途为:辛:有发散、行气、行血、润养通阳等作用。如麻黄辛温,发汗解表等。酸:能收、能涩,有敛汗、敛气、止泻、固精止遗等作用。如五味子收敛止汗;乌梅涩肠止泻。甘:有补益和中、缓急、生津等作用。如人参大补元气;熟地养血,滋阴等。苦:能泄、能降、能燥、能坚,具有清热、泻火、解毒、燥湿、降逆及坚阴作用,如大黄泻下;杏仁降气止咳,黄连泻火等。咸:能下,能软,有软坚散结及润肠、通便的作用。如芒硝泻下等。

3)升降浮沉:升降浮沉是指药物作用于人体后的四种不同趋向、性能。升为上升、升提举陷之意,降为下降、平抑之意,一般说药物质轻者多有升浮作用,如花、叶等。质重者具有沉降作用。升浮的药物一般具有升阳、解表、散寒、催吐等作用,如性质升浮的紫苏可以解表,防风可以解表止痛等。沉降的药物能治病位在里和病势上逆的病变,如便秘、肝阳上亢等症。如大黄性质沉降可治疗便秘、热结等症。

4)药食同源:饮食调护来源于中医传统的"药食同源"理论,是指许多食物即药物,食物不仅仅可以充饥调味还可因自身阴阳属性的不同而发挥调和阴阳和防病治病的作用,食物和药物之间并无绝对的分界线,使用得当可延年益寿。老年人食疗时要遵循整体思维辨证施膳、谨守四气五味、强调顾护脾胃、注意饮食宜忌搭配的原则。

(3)中医特色护理技术:主要包括推拿法、针灸法、拔罐法、贴药术、耳穴压豆、熏洗术、刮痧法等,这些疗法相对安全、操作简单、疗效好、见效快,因此在老年人康复治疗和护理中运用广泛。

第四节 老年人照护服务需求等级评估及应用

一、老年人照护服务需求等级评估

综合老年人能力、医疗照护、疾病状况 3 个主要参数指标确定老年人照护需求等级。在此基础上,结合社会支持的影响对照护需求等级进行修正,见表 17-4-1。

表 17-4-1　老年人照护需求等级评估标准表

照护等级	评估标准
0级	能力完好(0级),医疗照护0级,疾病状况0~2级
1级	能力完好(0级),医疗照护1级,疾病状况1~2级;或轻度失能(1级),医疗照护0级,疾病状况0级
2级	轻度失能(1级),医疗照护0~1级,疾病状况1级
3级	轻度失能(1级),医疗照护0~2级,疾病状况2级;或中度失能(2级),医疗照护0~1级,疾病状况0~1级
4级	中度失能(2级),医疗照护2级,疾病状况1~2级
5级	中度失能(2级),医疗照护3级,疾病状况1~2级;或重度失能(3级),医疗照护1~3级,疾病状况1~2级
6级	医疗照护4级或疾病状况3级

注:当社会支持评定为1级时,在相应的老年人照护需求等级上浮一级;当老年人照护需求等级为6级时,等级不变;当社会支持评定为2级和3级时,老年人照护需求等级不变。

二、评估等级结果应用

(一)根据老年人照护需求等级提出养老类型建议

老年人照护需求等级为0~2级宜安排为社区居家养老;3级宜安排为社区居家养老或机构养老;4~6级宜安排为机构养老。

(二)根据老年人照护需求等级评估结果,提出照护服务项目建议,见表17-4-2。

表 17-4-2　老年人照护等级、养老类型及照护服务项目表

分级	照护环境及养老类型	照护类别及项目
0级	社区居家养老	(一)直接生活照护 1. 穿衣;2. 修饰;3. 口腔清洁;4. 皮肤清洁;5. 喂食服务;6. 压疮预防;7. 排泄照料 (二)间接生活照顾护 8. 居室清洁;9. 更换洗涤;10. 上门维修;11. 定期探访;12. 膳食服务;13. 文化教育;14. 娱乐休闲;15. 室外休闲(户外);16. 紧急呼救;17. 定位搜寻;18. 转介服务;19. 法律援助;20. 咨询服务;21. 安全保护 (三)精神心理照顾 22. 危机干预;23. 沟通;24. 精神支持;25. 心理疏导;26. 心理健康咨询 (四)功能训练照顾 27. 定期翻身、活动肢体关节;28. 肢体保健、康复活动 (五)医疗护理照顾 29. 保康服务;30. 健康咨询;31. 医疗协助;32. 上门医疗;33. 基础医疗护理;34. 治疗护理;35. 健康管理;36. 健康教育;37. 感染控制;38. 临终关怀;39. 其他
1级		
2级		
3级	社区居家养老或机构养老	
4级	机构养老	
5级		
6级		

注:评估对象患有急性期传染病或严重精神障碍的,应由相应专业机构提供服务。

（三）根据老年人照护需求等级评估结果，出具老年人照护需求等级评估报告，见表 17-4-3。

表 17-4-3 老年人照护需求等级评估报告表

姓名		性别		出生日期	
区/街道(镇)			身份证号		
评估类别		评估时间		上次评估时间	
主要参数等级	老年人能力最终等级	□0级(能力完好) □1级(轻度失能) □2级(中度失能) □3级(重度失能)			
	疾病状况	□0级 □1级 □2级 □3级			
	医疗照护需求	□0级(正常) □1级(轻度依赖) □2级(中度依赖) □3级(重度依赖) □4级(极重度依赖)			
社会支持等级	□1级(低水平) □2级(中等水平) □3级(高水平)				
老年人照护需求等级	□照护0级 □照护1级 □照护2级 □照护3级 □照护4级 □照护5级 □照护6级				
养老意愿	□养老意愿 □家庭养老 □社区居家养老 □机构养老				
服务类型	□社区居家养老 □机构养老				
服务建议					
特殊情况描述					
评估员确认	签名 年 月 日 签名 年 月 日				
评估机构确认	(盖章) 年 月 日				

注：评估对象及其法定监护人对评估结论有异议时，可以提出复核评估申请；评估对象身体如有特殊情况，如失聪、失明、失能、需要辅助器具等可在"特殊情况描述"栏中说明；评估对象有疑似□精神病□传染性疾病的，应由相应专业机构提供服务。

（王翠香）

推荐阅读

1. 中华人民共和国人力资源与社会保障部.老年人能力评估师(4-14-02-05).［2022-10-15］.http://chinajob.mohrss.gov.cn/c/2021-01-05/244800.shtml.

2. 中华人民共和国民政部.老年人能力评估（MZ/T 039—2013）.［2022-10-15］.https：//www.spc.org.cn/online/3bc997d3fbda68e80ac09cbefada856d.html.

3. 天津市市场监督管理委员会.老年人照护需求评估（DB12/T 893—2019）.［2022-10-16］.http：//wap.csres.com/detail/333478.html.

4. 广州市市场监督管理局.老年人照顾需求等级评定规范（DB4401/T 1—2020）.［2022-10-18］.http：//smzt.gd.gov.cn/mzzx/mzyw/content/post_3026978.html.

5. 青岛市人力资源和社会保障局.青岛市长期照护需求等级评估实施办法（青人社规〔2018〕3 号）.［2022-10-18］.https：//www.yanglaocn.com/shtml/20180320/1521532104114317.html.

6. 北京中民福祉教育科技有限责任公司.失智老年人照护职业技能等级标准.［2022-10-18］.https：//zmfz.bcsa.edu.cn/info/1020/1178.htm.

第十八章

老年人能力康复建议

学习目标

认识与记忆：

1. 掌握老年人康复方案制定标准和要求的相关知识。

2. 掌握适老化产品应用和改造基础知识。

3. 掌握老年人长期护理险基础知识。

4. 掌握老年人能力等级与照护等级对应关系和匹配方法。

5. 掌握老年人照护效果评价基础知识。

理解与运用：

1. 理解并评估老年人对能力维护和恢复的需求。

2. 理解并评估老年人对康复辅具应用的需求。

3. 理解并评估老年人对适老化产品应用和改造服务的需求。

4. 理解并评估老年人对长期护理险服务的需求。

第一节　老年人康复潜力评估

一、老年人能力发展变化相关知识

（一）老年人日常生活活动能力发展变化趋势

随着年龄的增加，身体各个脏器功能逐渐减退，会出现一系列的功能障碍。据有关研究，不同特征老年人群随时间变化，其日常生活能力也发展变化。了解老年人生活能力发展变化特点，对评估老年人能力康复的潜力和老年人功能康复训练计划制定都非常重要。

老年人生活能力发展变化特点：

1. 中国老年人生活自理能力的发展呈现出明显的分化，不同群体功能发展不同

（1）女性老年人日常生活活动失能率高于男性，而且这一差距随着时间的推移进一步扩大。

（2）男性老年人工具性日常生活活动失能率略高于女性。

很多男性老年人并不是因为健康原因丧失了做家务的能力，而是因为做得少而不会做家务。

（3）少数民族老年人失能率始终高于汉族。

(4)老年人生活自理能力的下降速度随受教育程度的提高而明显减缓。

从老年人身份来看,老年农民和城市从未有过正式工作的老年人的失能率上升最快,与其他人群的健康差距日益拉大。研究表明,社会经济地位对老年人功能健康的影响是持续的、累积的。

2. 老年人残障动态变化特点　研究发现,具有 3~4 项日常生活活动残障的老年人,其日常生活活动进一步下降的可能性最大,同时能有所恢复的可能性也最大。

3. 中国老年人日常生活自理能力障碍发生存在一定顺序　老年人进入老年期后,其基本日常生活活动能力中最早出现失能的是洗澡和室内行走,然后是上厕所和上下床,最后是穿衣和吃饭。工具性日常生活活动能力中最早出现失能的是洗衣,然后是做饭,最后是扫地。

(二)老年人能力维护与康复的潜力的评估

老年人身体各个脏器功能逐渐减退后,出现一系列的功能障碍,许多老年人的功能水平是可以再次提高的,及时发现并评估老年人康复潜力,制定有效的有针对性的康复治疗与护理计划,对于老年人功能康复提高老年人生存和生活质量有非常重要的意义。

1. 评估内容　老年人的康复潜力评估主要是心、肺功能潜力的评估、肌肉耐力及心肺耐力的评估。

2. 评估方法

(1)心肺功能潜力评估

1)纽约心脏病协会(NYHA)心功能分级:心功能分级可以用于评价老年人的心功能,并指导老年人日常活动和康复治疗。

Ⅰ级:患者有心脏病,但体力活动不受限制。一般体力活动不引起过度疲劳、心悸、气喘或心绞痛。

Ⅱ级:患者有心脏病,以致体力活动轻度受限制。休息时无症状,一般体力活动引起过度疲劳、心悸、气喘或心绞痛。

Ⅲ级:患者有心脏病,以致体力活动明显受限制。休息时无症状,但小于一般体力活动即可引起过度疲劳、心悸、气喘或心绞痛。

Ⅳ级:患者有心脏病,休息时也有心功能不全或心绞痛症状,进行任何体力活动均使不适增加。

2)6 分钟步行试验:6 分钟步行试验是一种简便、易行、安全有效的方法,测定六分钟内步行距离。可用于评定老年人心脏储备能力,评价药物治疗和康复治疗的效果。

6 分钟内,若步行距离<150m,表明心衰程度严重;150~425m 为中度心衰;426~550m 为轻度心衰。

3)国内常用呼吸困难分级法具体内容(主要是日常生活能力评估)

0 级　虽存在不同程度的肺气肿,但活动如常人,对日常生活无影响,无气短。

1 级　一般劳动时出现气短。

2 级　平地步行不气短,速度较快或登楼、上坡时,同行的同龄健康人不觉气短而自己气短。

3 级　慢走不到百步即有气短。

4 级　讲话或穿衣等轻微活动亦有气短。

5 级 安静时出现气短,无法平卧。

(2)肌肉耐力评定

耐力是指持续进行活动的能力,是衡量体力和健康状况的尺度。测定动态或静态耐力取决于患者工作的功能目标及其心肺功能状态。如果患者的工作和爱好需要肌肉等张收缩,那么就要测定动态耐力。如果一个心肺功能正常的患者希望从事的工作或娱乐活动需要持续抓握或承受负荷,则可以测定静态耐力。

1)动态耐力的测定:动态耐力测定是测定肌肉反复收缩持续时间和一定时间内收缩的次数。由于负荷、收缩速度、频率、关节运动的范围不同,运动停止时收缩的次数和时间也不同。

测试时,规定关节活动范围的角度为30°,把收缩速度定为60次/min,30次/min,负荷量定为相当于最大随意收缩时肌力的1/2和2/3。将这些数据组合起来,测定停止运动前收缩的次数。表18-1-1为一般人群的近似正常值,引自《运动生理学概论》。

表18-1-1 不同负荷量和频率下的肌肉收缩次数表

负荷量	收缩速度/(次·min^{-1})	收缩次数/次
1/2MVC	30	30
2/3MVC	30	15
	60	10

应用等速运动肌力测试仪可分别测定上肢和下肢的动态耐力,方法参见《肌力的仪器评定》;表面肌电图评估肌肉耐力或疲劳可参见《表面肌电图》。

2)静态耐力的测定:可通过记录在一定水平的最大随意收缩下,受试者所能持续的时间来测定。例如受试者能持续抓握物体的时间,抗阻力保持膝关节伸直的时间等。一个正常人可以保持25% MVC 5~10分钟,50% MVC 1~2分钟,100 MVC 仅一瞬间。

等长收缩可以使血压升高,增加心肺工作负荷,尤其在持续收缩并屏住呼吸时更加明显。因此,受试者在进行等长收缩时应该说话(如数数或唱歌)以免憋气。等长收缩还可导致心律失常,所以有心脏病或心功能异常的患者在接受此测试时应检测心电图和血压。等长收缩的结果不能用来替代等张收缩和有氧运动能力的测定。

(3)心肺耐力的评定:在康复训练开始前和训练过程中,需要了解心肺供氧能力,评定心肺耐力,以便指导制定运动处方和估计疗效。工作中常用的指标有:最大摄氧量、无氧阈、代谢当量和心率,其中心率是临床中最简单、最直接的指标。

心率:心率可量化活动时的生理需求。正常个体的最大心率可由公式计算:HRmax = 220-年龄,心率随着耗氧量的增加而增快——心率和最大摄氧量呈线性相关(除外最大容量的上限:80%~90%)。心率亦可通过测定每分钟脉搏来确定。侧足一分钟是最准确的,但训练时的心率只能测10~15s,因为训练停止后心率很快恢复到休息状态,这样的数据可乘以倍数来得到每分钟的脉搏。

在80%~90%最大摄氧量以下的运动强度范围内,心率随着耗氧量的增加而增快,与最大摄氧量呈线性相关。心率在进行定量负荷的运动中达到稳定时提示摄氧和耗氧达到平衡。一般来讲,老年人进行训练时的心率增快应控制在10~20次/min。运动时增加少于

10 次/min,提示可增加运动强度;运动时心率增加超过 20 次/min 或心率不随工作强度的增加而加快甚至减慢时,应停止当前的训练。

提示训练量超老年人的心肺功能极限的症状有:呼吸困难,虚弱无力,感觉改变,心绞痛,增加负荷后心率下降,增多的室性心律失常,面色苍白,发绀。作业治疗中进行耐力测定不应达到这种水平。一旦观察到上述症状或由老年人主诉,作业强度应立即降低到一个合适的水平。

如果随着训练效果的出现,训练时的心率比以前做同等量工作时降低,就说明患者的心率储备增加,测试活动的强度及训练强度可以逐渐增加,一直到满足老年人期望恢复的需求。

二、老年人能力维护与恢复相关知识

(一)肌力训练

肌力增强训练有 3 种基本的方法:等张训练、等长训练和等速训练。

1. 等张训练

(1)基本抗阻方法:①举哑铃、沙袋等;②通过滑轮及绳索提起重物;③拉长橡皮条、弹簧等弹性物;④专门的训练器械通过摩擦或磁电效应等原理提供可调节的阻力;⑤自身体重作为负荷,进行俯卧撑、下蹲起立等练习。

(2)渐进抗阻方法:通过最大负荷量(10RM)的方法进行训练,训练分为 3 组,第一组最大负荷量的 50%,重复 10 次;第二组为 75%,重复 10 次;第三组为 100%,重复 10 次。

2. 等长训练

(1)等长训练是指肌肉静态收缩,不引起关节活动,是一种简单而有效的肌力增强训练方法。

基本方法:使肌肉对抗阻力进行无关节运动而仅维持其固定姿势收缩的训练,这种训练不能使肌肉缩短,但可使其内部张力增加。"tens"法则:训练中每次等长收缩 10s,休息 10s,重复 10 次为一组训练,每天训练做 10 组训练。

(2)多点等长训练:在整个关节活动范围内,每隔 20~30 分钟做一组等长练习。

(3)短促最大练习:抗阻等张收缩后,维持最大等长收缩 5~10s,然后放松,重复 5 次,每次增加负荷 0.5kg。

3. 等速训练　等速练习是一种保持恒定运动速度的肌力抗阻训练方法。由专用仪器如等速运动仪预先设定和控制运动速度,使肌肉自始至终在适宜的速度下进行训练。利用等速运动设备进行抗阻训练是大肌群肌力训练的最佳方式。等速训练除了可以提高肌力、治疗和预防肌肉萎缩及保持关节的稳定性外,还具有改善和扩大关节活动度的治疗作用。

(二)耐力训练

1. 原则　使肌肉对抗 30%~40%最大阻力做收缩练习,逐渐延长训练时间或重复次数。

2. 方法　常以等张训练方式进行,也可以等长等速方式进行。①等张耐力训练:以 10RM 的 60%为负荷,做 20 次运动为 1 组,每次练习可重复 3 组,每日训练 1~2 次;②等长耐力训练:以 20%~30%最大等长收缩力为负荷,逐步延长持续时间至肌肉疲劳,每日 1 次。

此外,等速耐力训练的方法,可用于增强肌肉的耐力。

（三）协调性训练

双侧上肢的交替运动；双下肢的交替运动,如蹬自行车等；定位方向性活动,如投篮等；全身协调性运动,如太极拳、游泳等。

（四）平衡训练

1. 坐位下平衡训练　坐位下躯干旋转,屈伸,坐在平衡气垫上的训练。

2. 站位平衡训练　双脚前后或左右分开,重心前后左右移动；在平衡板上进行重心转移训练；单侧腿站立训练等。

（五）有氧训练

日常活动中的有氧运动有很多,如游泳、慢跑、太极拳、骑自行车等。

（六）呼吸的调整

1. 横膈肌阻力训练

（1）患者仰卧位,头稍抬高的姿势。

（2）首先让患者掌握横膈肌吸气。

（3）在患者上腹部放置 1~2kg 的沙袋。

（4）让患者深吸气同时保持上胸廓平静,沙袋重量必须以不妨碍膈肌活动及上腹部鼓起为宜。

2. 吸气阻力训练

（1）患者经手握式阻力训练器吸气。

（2）每天进行阻力吸气数次,每次训练时间逐渐增加到 20 分钟、30 分钟,以增加吸气耐力。

（3）当患者的吸气肌力或耐力有改善时,逐渐将训练器的管子直径减小。

3. 腹式呼吸训练

（1）患者处于舒适放松姿势、斜躺坐姿势。

（2）治疗师将手放置于前肋骨下方的腹直肌上。

（3）让患者用鼻缓慢吸气,患者的肩部及胸廓保持平静,只有腹部鼓起。

（4）然后让患者有控制的呼气,将空气缓慢地排出体外。

（5）重复上述动作 3~4 次后休息,不要让患者换气过度。

（6）让患者将手置于腹直肌上,体会腹部的运动,吸气时手上升,呼气时手下降。

（7）当患者学会膈肌呼吸后,让患者用鼻吸气,以口呼气。

（8）让患者在各种体位下练习腹式呼吸。

注意事项:

1. 训练符合老年人身体特点。

2. 训练具有针对性。

3. 结合实际家庭环境制定训练方法。

第二节　老年人康复建议

一、建议方案制订标准和要求相关知识

在我国,目前有多种形式的康复治疗机构适合于老年人,如康复中心、综合医院内的康

复医学科和社区康复机构等。对老年人而言,社区康复方便、快捷,而且价廉,并有利于他们回归家庭和社会,是普及康复服务的基础和主要形式。

(一) 老年人康复流程

康复流程的制订:在充分询问病史、既往史、职业史、个人生活史、心理史、家庭状况和体格检查的基础上,掌握患者病前的功能状况、目前的功能水平和预期达到的功能水平,同时进行相应的康复评定,确定现实的康复目标。为实现这一目标制订合理的康复治疗方案,选择合适的康复治疗技术。并及时、准确把握患者疾病转归情况和康复治疗效果,明确下一步的治疗目标和方案。其程序可归纳如下:接诊患者、体格检查、初期康复评定、制订康复目标和计划、按康复处方进行康复治疗、再次康复评定、继续康复治疗、完成康复目标、末期康复评定、结束治疗。

(二) 老年人康复的主要目标

老年人康复的主要目标是老年人尽可能地功能独立,提高其生活质量,满足他们的家庭和社会生活。老年社区康复治疗应从两方面考虑,一方面要采取措施延缓或减轻生理功能的衰退,另一方面要预防、减轻或逆转疾病造成的残疾。

(三) 老年人的康复原则

1. 根据老年人的健康需求实施全面康复。
2. 在疾病早期开始实施康复治疗。
3. 重视预防性康复。
4. 进行科学的康复功能评定。
5. 康复训练应按照一定的阶段和程序进行。

(四) 指导训练

老年障碍者在康复医疗机构里进行治疗和训练的时间是短暂的,绝大部分时间将要在家庭度过,有的甚至带着不同程度的残疾回归社会。

老年障碍者的治疗有别于其他障碍者,我们必须要考虑老年障碍者的特点,防治老年障碍者以长期卧床导致的身体、认知方面的障碍,维持其现有的身体功能和日常生活能力。在这里我们介绍三种比较容易开展的康复训练。

1. 功能训练 老年障碍者每天维持一定量的运动功能,对保持自身的自发性活动和认知能力有着很重要的作用。对有认知障碍的老年障碍者,进行运动功能维持性活动时,要考虑以下几点:①动作简单;②每天要有相同的内容;③选用适当的工具;④活动时间不宜过长,一般在 20 分钟左右比较安全。

(1)运动时间和频率:老年人开始运动的时间要短,经过 6 周左右的适应阶段,过渡到每次 20~60 分钟,每周 3~4 次。由于老年人身体个体差异较大,每次运动时间要根据身体状况、对运动的耐受程度、主观强度来定,以感受到"稍感费力"为宜。老年人运动可分准备活动期 5~10 分钟、持续活动期 20~60 分钟、放松活动期 5~10 分钟。

(2)运动强度:美国运动医学会推荐,老年人训练强度阈值是 60%的最大心率(50%最大摄氧量),适宜心率为 110~130 次/min,主观运动强度稍感费力,每周 3 次,20~60 次/min为佳。

(3)运动方式:运动方式以有氧运动和个人兴趣为主,如太极拳、健身操、游泳等。对年老体弱、神经肌肉功能障碍者可做助动运动。做助动运动时要以主动运动为主,辅助运动为辅。

（4）常见病运动处方

①糖尿病运动处方：选择心率为130次/min左右的运动强度，每次总时间60分钟，分3次完成，每周3次，可选择游泳、太极拳、跑步等有节奏的全身运动。不要空腹进行，以免发生低血糖，宜在饭后50分钟进行。

②高血压运动处方：选择心率为120次/min左右运动强度，每次60分钟，每周3次。运动方式宜有节奏、较轻松，如快走、太极拳等，避免激烈运动。

2. 健康体操 以提高肌力、提高身体柔韧性为目的的健康体操处方（1小时左右）。

（1）首先是体操的实施标准主要有以下几点：①刚开始时一次10~15分钟，一周2次；②适应一段时间后，可增加至一次20~30分钟，一周3次；③当体力足够时，可增加至一次60分钟，一周4~5次。

（2）其次是体操的注意要点：①在身体条件不是太好时不要勉强；②与运动的次数相比，多考虑运动的方向以及慢慢的、到位的运动更具效果；③与一次大量的运动相比，运动量一点点的增加以及保持运动的持续性更为重要。

3. 小组集体活动 老年障碍者由于年事已高或者是功能障碍，使得活动范围受到一定程度的限制，从而和社会联系不多，生活单调，使开展小组活动就会非常有效。

情绪比较低落以及自我比较封闭、不善于交流的老年障碍者，可以通过参加集体活动，和大家一起分享快乐，互相鼓励。

（1）小组活动主要的作用：①提高人际关系；②发挥积极的能力；③维持功能。

（2）小组活动的种类：①娱乐活动，是指那些让老年障碍者热爱生活、健康的个人活动和集体活动；②小组工作，是指一种具有一定目标的活动，如打扫社区卫生等；③音乐活动，音乐活动是大家在一起唱歌和演奏乐器的活动。

二、康复辅具应用基础知识

（一）概念

辅助器具是指能够有效地弥补或代偿因残疾造成的身体功能减弱或丧失的器具，是残疾人提高生存质量、增强社会参与能力最直接、最有效的手段之一，是残疾人实现就业和社会康复的重要条件。

（二）辅助器具的分类

1. 按国家残疾人标准分类 国家将残疾人辅助器具分为11个主类，分别是：个人医疗辅助器具，技能训练辅助器具，矫形器和假肢，生活自理和防护辅助器具，个人移动辅助器具，家务管理辅助器具，家庭和其他场所使用的家具及其适配件，通信、信息和讯号辅助器具，产品和物品管理辅助器具，用于环境改善的辅助器具和设备、工具和机器，休闲娱乐辅助器具。

2. 按使用人群分类 包括肢体残疾人辅助器具、听力残疾人辅助器具、言语残疾人辅助器具、视力残疾人辅助器具、精神残疾人辅助器具、智力残疾人辅助器具。

3. 按使用用途分类 包括移动类辅助器具、生活类辅助器具、信息类辅助器具、训练类辅助器具、教育类辅助器具、就业类辅助器具和娱乐类辅助器具。

（三）作用及适配的基本原则

老年人应用辅助器具,不仅在一定程度上消除或补偿了身体功能上存在的缺陷或不足,还促进了老年人发挥潜能、树立信心,最大限度地实现了生活自理和参与社会,提高了生存质量,获得了人生的价值。

1. 辅助器具的作用包括如下几项

(1)代偿或补偿丧失的身体功能。

(2)提高保护和支持。

(3)提高生活自理能力。

(4)提高学习交流能力。

(5)节省能量,保存体力。

(6)减轻社会、家庭负担。

(7)改善心理状况。

(8)节约资源提高生活质量。

2. 辅助器具适配的基本原则　要适合自身需要,有利于残存功能的发挥和改善。

（四）代表性辅助器具的使用方法

1. 轮椅的使用　普通轮椅适合于下列疾病:脊髓损伤、下肢伤残、颅脑疾患、年老、体弱、多病者。在选择轮椅时,要考虑到患者的认知功能以及至少有一侧上肢功能正常,能比较熟悉的操作轮椅。

(1)打开与收起:打开轮椅时,双手掌分别放在轮椅两边的横杆上,同时向下用力即可打开。收起时,先将脚踏板翻起,然后双手握住坐垫两边,同时向上提拉。

(2)自己操作轮椅:向前推时,先将轮椅刹车松开,身体向后坐下,眼看前方,双手向后伸,稍屈肘,双手紧握轮环的后半部分。推动时,上身前倾,双上肢同时向前推,并伸直肘关节,当肘完全伸直后,放开轮环,如此重复进行。对一侧肢体功能正常,另一侧功能障碍、一侧上下肢骨折等,可利用健侧上下肢同时操作轮椅。方法如下:先将健侧脚踏板翻起,健足放在地上,健手握住手轮。推动时,健足在地上向前踏步,与健手配合,将轮椅向前移动。上斜坡时,保持上身前倾,重心前移,其他方法同平地推轮椅。如果上坡时轮椅后倾,很容易发生轮椅后翻。

2. 拐杖的使用　拐杖的类型有手杖、腋杖、肘杖、前臂杖等。在平坦地面用多脚杖走路平稳,训练稳定后,在台阶等处用单脚杖方便。

(1)使用方法包括:二点步行、三点步行,常用的三点步行,患者使用手杖时先伸出手杖,再迈患侧足,最后迈健侧足的步行方式。

(2)注意事项:①行走训练时,要提供安全、无障碍的环境及减少不必要的困扰;衣着长度不可及地,以防绊倒;穿着合适的鞋及袜,鞋带须系牢,不可赤足练习行走;②高度调整:手柄与股骨大转子持平。手杖的手柄高度与腋拐的手柄高度相同,平股骨大转子。

3. 助行器的使用　由于助行器的支撑面较宽,能够更有效地支撑体重,减轻下肢的负荷,保持身体平衡,所以可以完成较稳定的步行,来更好地来提高使用者的站立和行走能力。

4. 坐便器的使用　便携式坐便器可以方便移动上有困难的残疾人,不必移动到卫生间就能进行排泄动作,对提高残疾人的排泄动作自理非常有效。根据残疾人的平衡的保持能力,决定其是否有必要使用带有靠背的或带有扶手的坐便器,并以此为依据决定坐便器的高度,一般最高不要超过 48.5cm。

5. 交流用辅助具的使用 ①无线小型呼叫铃,可随时安装在辅助者所需要去的房间内;②可以将辅助残疾人时常用的日常用语如"吃饭""喝水""上厕所""冷""热"等预先写在硬纸板或白纸上;③电话机有只操作单键就可以通话的残疾人专用电话,即使不拿起听筒,也可以利用内置式麦克进行通话。

6. 洗浴用具的使用 ①洗手池池底最低处应>68cm,水龙头采用长手柄式,镜子中心应在距离地面 105~115cm 处,以便于乘坐轮椅者使用。地面要为防滑材料。②浴盆内安装的扶手不是在残疾人向浴盆能转移使用的,而是残疾人洗浴过程中有不安全因素发生时使用的。③浴室台是为了方便残疾人(尤其是截瘫患者)洗浴时的移乘动作而在浴盆周围安装的一种操作台。

三、适老化产品应用和适老化改造基础知识

(一)门厅

如果门厅与室外地面高度差在 2cm 以内,一般不需要特别改造,只需将门槛拆除即可。如果患者能拄拐杖行走,也可以保留门槛或将门槛的高度进行适当调整,如果高度差在 2~10cm,需根据老年障碍者移动能力和移动方式来决定改造方案,对于拄拐杖者可能仍不需要做特别改造,但对于坐轮椅者则需要在门口建坡道。客厅的改造与门厅的改造要求相同。

(二)卧室

卧室与客厅有高度差时应设法消除。应保证最低限度的通风保暖条件。床的高度调整很重要,床和床垫加在一起的高度应该与轮椅和轮椅垫加在一起的高度一样,以方便老年障碍者完成转移动作。必要时还可以在床边适当位置安装扶手,供老年障碍者做起立动作或转移动作时使用。

(三)厨房

厨房灶具的高度要调低,灶台下方应留有适当供轮椅足踏板进入的空间,使老年障碍者坐在轮椅上能够够得着炒锅炒菜,并能看见锅底部。洗手池和洗菜池台面也要降低,方便老年障碍者操作。水龙头的开关要求改造为长柄、易开关、容易够着。

(四)厕所

由于一般住房的厕所面积较小,轮椅进出非常困难,最低要求是:家庭厕所门口的宽度不能<0.8m,坐便器与门口间距离不<1.2m,老年障碍者转移到坐便器上后,脸朝里完成排便动作。在大便器、小便器邻近的墙上,应安装能承受身体重量的安全抓杆,抓杆直径为 30~40mm,高度为 0.7m。

(五)浴室

浴室内的轮椅活动面积不能小于 1.2m×0.8m,在浴盆或是邻近的墙面上应安装安全抓杆,抓杆直径为 30~40mm,抓杆共两个,高度为 0.6m 和 0.9m。

(六)通信设备

随着信息技术的成熟发展,通信设备越来越普及。为了适应老年人群的需要,通信设备的设计应符合老年人的功能特点。老年人的视力和听力均下降,为了方便老年人与他人的沟通、呼救等应把通信设备设计的简便操作,字体清晰且大,声音响度明显,触键简单等基本特点。

（七）室外设备

室外应安装方便老年人活动的基础设施,如健身器材、楼梯扶手、坡道、休息长椅等。

（八）其他

根据老年障碍者 ADL 障碍特点,必要时可在床边、厨房、沙发、餐桌旁边安装扶手,以利于患者完成转移或站起动作。如果是四肢瘫,可安装、使用环境控制系统,使患者能够独立完成开关电灯、电视、电扇、窗帘及打电话动作。对于有认知功能障碍的偏瘫者,家庭住宅门口应做一个特殊显眼的标志,以免患者走失。同时住宅内的各个房间门口做一些特殊装饰,帮助患者记忆和辨别各个房间的位置。有条件时,还应安排一处患者在家训练的场地。

（杜国英）

推 荐 阅 读

1. 付克礼.社区康复学.2 版.北京:华夏出版社,2013.

2. 葛均波,徐永健,王辰.内科学.9 版.北京:人民卫生出版社,2018.

3. 关骅,张光铂.中国骨科康复学.北京:人民军医出版社,2011.

4. 纪树荣.运动疗法技术学.北京:华夏出版社,2004.

5. 励建安,黄晓琳.康复医学.北京:人民卫生出版社,2016.

6. 南登崑.康复医学.5 版.北京:人民卫生出版社,2013.

7. 恽晓平.康复疗法评定学.2 版.北京:华夏出版社,2014.

8. 郑彩娥,李秀云.实用康复护理学.北京:人民卫生出版社,2012.

9. 钟南山,刘又宁.呼吸病学.2 版.北京:人民卫生出版社,2018.

10. 周士枋,丁伯坦.运动学.北京:华夏出版社,2004.

第十九章

老年人健康与风险教育

学习目标

认识与记忆：

1. 掌握老年人健康教育与科普相关知识。

2. 掌握生活习惯健康教育相关知识。

3. 掌握老年人健康教育基础知识。

4. 掌握能力维护与改善相关知识。

5. 掌握健康教育评价相关知识。

6. 掌握能力受损风险预防相关知识。

7. 掌握安全风险教育基础知识。

8. 掌握健康常见风险教育相关知识。

9. 掌握风险教育方案制订相关知识。

10. 掌握照护风险和预防基础知识。

理解与运用：

1. 理解并利用家庭、社区、社会资源对公众普及老年人能力维护方面的健康教育。

2. 理解并对老年人作息、饮食、卫生等生活习惯进行健康引导教育。

3. 理解并对照护者进行老年人认知能力健康教育及早期干预。

4. 理解并对老年人和照护者进行能力维护、改善教育与指导,提高功能障碍者素质和能力。

5. 理解并根据老年人个体或群体能力健康状况和需求,制订能力维护与提高教育计划。

6. 理解并制订老年人能力健康风险防范和应急处置宣传教育方案。

7. 理解并对老年人及其照护者进行防跌倒、走失、噎食、坠床、烫伤和外伤等照护风险教育和预防指导。

8. 理解并对老年人能力健康教育效果进行评价并提出改进建议。

9. 理解并对老年人及其照护者进行老年人能力受损风险预防性教育。

10. 理解并对老年人及其照护者进行安全风险防范指导。

11. 理解并针对老年人个体或群体需求进行健康风险教育。

12. 理解并对照护者进行照护风险教育,提高风险防范能力。

第一节　老年人健康教育

健康教育是有计划、有组织、有系统的社会和教育活动,通过信息传播和行为干预,帮助个人和群体掌握卫生保健知识,树立健康观念,自愿采纳有益于健康的行为和生活方式的教育活动与过程。其目的是消除或降低影响健康的危险因素,预防疾病,促进健康和提高生活质量。如何对老年人实施健康教育,已成为老年人能力康复工作的重要组成部分,也是评价老年服务质量的重要依据。

一、健康教育相关知识

(一)老年人健康教育目标要求

1. 有计划地经常开展健康教育工作,每次健康教育活动有明确的计划目标和实施方案,健康教育计划存档。

2. 健康教育对象覆盖率达到80%以上。

3. 健康教育对象对教育内容的知晓率达到50%以上,并能促进健康行为的建立。

(二)老年人健康教育内容

老年人健康教育主要内容有:老年人运动、饮食指导,老年人常见病发病危险因素及预防知识,老年人重要器官功能的常见退行性变化与防护,老年人常见意外损伤与自我防护,老年人常见慢病的自我管理,老年人心理健康维护等。

(三)老年人健康教育方式

健康教育方式有:个别辅导、集体讲座、实践、技能培训或应用图片、影像、宣传栏、图书资料等形式展开。老年人健康教育应根据老年人的记忆特点,宜采用生动活泼、老年人共同参与的形式展开,以促进内化为老年人自身的意识和行为,同时也注意发挥部分老年人的榜样作用,提高健康教育的效果。

(四)老年人健康教育的管理

1. 专人管理　根据老年人的健康状况与需求,需有相对固定人员负责制订计划和组织实施,确保健康教育的效果。

2. 做好计划、实施和效果评价管理　健康教育应有总体计划与阶段目标,有具体实施的过程和实施后效果的测评记录。健康教育管理专职人员根据机构总体情况和年度计划,明确本年度、季度及月目标,组织不同层面的健康教育活动,制订相应的测评表,组织对有关健康教育活动的效果进行测评,及时反馈信息,做好健康教育质量管理。

3. 提高养老护理员的健康教育能力　加强养老护理队伍的岗位培训和继续教育工作,提升养老护理队伍的素质,有意识地在实际工作中培养健康教育骨干力量,使健康教育工作贯穿于日常的照护工作中。

4. 提供健康咨询服务　可由医护人员或机构内高级、技师层次的养老护理员定期提供咨询服务,养老护理员帮助老年人建立获得健康信息、倾诉身心需求与感受的渠道,提高老年人的自护能力。

5. 建立电子健康档案　老年人进行健康测量后,数据自动上传到爱普雷德信息化平台,形成老年人个人健康档案,当老年人数据异常时系统自动警报,提醒老年人及时就医,平时医生可观测老年人健康数据对老年人进行慢病管理,为老年人提供更优质的健康服务。

二、健康生活方式管理相关知识

健康生活方式是需要培养的,培养的主动性在于老年人自己,生活方式管理的观念就是强调个体对自己的健康负责。世界卫生组织对影响健康的因素进行过如下总结:健康=60%生活方式+15%遗传因素+10%社会因素+8%医疗因素+7%气候因素。由此可见健康的生活方式管理对于老年人更为重要。健康生活方式的内容主要包括:

(一)科学的锻炼

老年人体育锻炼的原则:由于老年人身体器官已经出现了退行性变化,各器官系统功能也有所下降。因此,老年人在参加体育锻炼时要科学谨慎,遵守一定的原则。

1. 循序渐进原则 开始锻炼时的负荷量和强度要小,以后随身体适应能力的提高而逐渐加大,老年人最合适的运动强度一般用最高心率的60%来表示。最高心率随年龄增大而减少。也有人提出,老年人慢跑时心率是180减去年龄,或者比安静时心率增加50%~60%为宜。如果采用2.5km/h步行,以后逐渐增加步数和速度,最高可到120~140步/min;若采用行进5.6~6km/h,可在120~140步/min基础上转为慢跑或走跑交替。开始跑速要慢,距离要短,适应1~2周后,再逐渐增加运动负荷和锻炼时间。

2. 经常性原则 由于中老年人心血管系统适应能力较差,突然剧烈的运动容易引起心血管意外。只有经常坚持运动,才能收到应有的效果。一旦间断,心肺功能、体力和工作能力即将随之下降。日本学者曾观察到,让受试者每周3次进行步行锻炼,15周后最大摄氧量增大12%,然后中止运动6个月,最大摄氧量减少7%。因此,坚持经常锻炼是非常重要的。

3. 个别对待原则 要根据老年人的年龄、性别和体力特点、健康状况及运动史等来决定最适宜的运动项目,并制订合理的锻炼计划。老年人选择锻炼方法应以能使全身得到活动而运动又较缓慢柔和的练习为宜,如步行、跑步、有氧健身操、太极拳、游泳、门球、爬山及骑自行车等,不宜进行快速冲刺跑及负重和肌肉过分紧张、用力的练习。练习内容要力求简单易学,身体位置变化不宜太复杂,不宜做过分弯腰低头的动作。锻炼时运动量的选择要根据个人具体情况而定。老年人个体差异极大,60岁以上的人,最大心率有高达200次/min以上,也有低至105次/min,所以老年人的最高心率宜进行测定,而不能简单地用预测值。在锻炼中如果感到心胸舒畅、精神饱满、有轻度疲劳但无气喘、无心悸现象;锻炼后食欲增加、睡眠改善、晨脉稳定、血压正常和体重正常,这表示运动负荷适宜。如果锻炼后有头痛、恶心、食欲下降、睡眠不好、晨脉加快、疲劳不能消除、体重下降等,表示运动负荷过大,需要调整或暂停活动。

(二)合理的膳食

配制合理、平衡的营养膳食,供给充足的热量来维持人体的标准体重。若过量进食对任何年龄都有损害,对中老年人危害更大。控制热能摄入量的同时,还应有充足的优质蛋白、钙、铁等矿物质和各种维生素。

1. 饮食选择应多样化 使不同的食物所含的营养成分能互相补充,发挥更大的生物效用。如鱼、肉、乳、蛋是优质蛋白来源,但它们是含胆固醇高的食物,对心血管不利,应多用豆制蛋白、低碳水化合物食品。还要注意酸碱性食物的多样化选择。中老年人还应多用含有不饱和脂肪酸的植物油,现在建议有条件的家庭应食用一些橄榄油。无论粗粮、杂粮、薯类,还是蔬菜、水果当中都含有丰富的无机盐、维生素和纤维素,水果内还含有果胶,它是可溶性的食物纤维,有利于消化道生理功能,有利于脂质代谢,可减少高脂血症和便秘。

2. 烹调加工要适合于中老年人的需要 应易于咀嚼、消化,做到色、香、味俱全,促进食欲。在加工过程中,应注意维生素的保存。禁食油腻或油炸食物。不食或少食糯米等黏性大而不易消化的食物。中老年人膳食应以清淡、可口为准则。不要吃过咸,口味过重的食物,以避免诱发高血压。

3. 每日膳食,应少量多餐 少量多餐可使血糖、血脂在饭前和饭后的变化不大,有利于中老年人的身体健康。

4. 避免吃刺激性的食物。

5. 少吃粗纤维的蔬菜和坚硬的坚果类,以免损伤牙齿并且避免食物难以消化。

6. 在吃多刺的鱼和带骨的禽类时应加以注意。

7. 少喝烈性酒,切不要酗酒,以免发生脂肪肝、肝硬化和脑血管病。

8. 晚上最好能喝一杯热牛奶,这样有利于中老年人的睡眠。

(三) 充足的休息

睡眠和休息是保证每日正常生活的基本要求,充足的睡眠和休息,可以解除老年人的疲劳,缓解老年人精神上的压力,使老年人精力充沛。

1. 生活规律 很多的老年人总是忙忙碌碌,或者作息不规律,错过了睡眠的最佳时间,因此,老年人要注意劳逸结合,自行掌握最佳的睡眠和休息时间,虽说睡眠要充足,但是也不能整日的卧于床上,适度有规律的活动可以促进睡眠。

2. 合理休息 老年人需要较多的睡眠时间,但是要注意睡眠的质量,比如看电视是一种可调节的休息,但是不宜时间过长,如果时间过长,不仅达不到休息的目的,反而增加疲劳感,因此,合理的休息要穿插于一整天,不能集合在一段时间内。

3. 睡眠卫生 注意良好的睡眠环境,卧室要清洁安全,光线适宜,温湿度适宜,被褥、枕头、床铺整洁并符合老年人的要求,睡觉之前不要喝咖啡、浓茶,养成睡前泡脚的好习惯。

4. 睡眠环境 保持睡眠环境安静,调节卧室的光线尽量暗淡,最适宜的室温是 24~28℃,使之适合老年人睡眠。睡前不看带刺激性的电视、书、报纸等,使思想平静,以利于睡眠。

三、健康教育评价相关知识

(一) 能力健康教育总体要求

1. 健康教育应当分发挥政府—高校—社区"共建共享"作用,促进优质教学资源在社会服务方面的渗透和辐射,配合社区的互动,让老年人能够持续不断地接受不同的健康教育项目的培训,满足他们对健康教育知识和技能的需求,提升健康素养,帮助其预防疾病,促进健康。通过对健康教育效果的反馈,不断更新和完善健康教育项目的主题和内容,可借助信息技术扩大课程的普及面,使社区老年人健康教育项目得到持续发展。

2. 健康教育需要强调社区老年人健康教育项目的实用性 健康教育应当提供更实用和更贴近老年人生活的健康教育项目,以满足他们的需求。人口老龄化导致慢病的患病率急剧增加。健康教育项目培训中可增加对老年人慢病的健康教育、健康指导、居家护理等,提升健康教育项目的实用性,帮助老年人对慢病的预防、控制和康复。

3. 健康教育需要倡导社区老年人健康教育培训模式的多元性　针对老年人文化水平普遍不高的情况,可选择多元化的健康教育模式。除了多媒体讲座以外,还可以使用板报、模拟表演、现场咨询、一对一指导等方式,让老年人更快、更准确地接收信息。帮助他们学习、领会和掌握健康教育项目的知识和技能,便于他们能灵活运用于实践中,促进其康复。

4. 健康教育尽可能结合社区老年人的自身特点完善相应的健康教育内容和形式　对社区老年人的健康教育培训课程可以拓宽主题选择面,丰富授课内容,采取不同的授课方式。针对不同类型、不同个体的不同心理状态和健康需求进行教育。

(1) 身体健康型老年人:

心理特点:心情开朗、能理智接受老年期的到来。生理特点:各系统功能开始减弱,但体检未发生阳性体征。健康需求:保健知识、老年常见病知识、急救技能等。

(2) 患慢性疾病型老年人:

心理特点:情绪低沉,对治疗丧失信心。生理特点:患一种或多种疾病,适应力、抵抗力均降低。健康需求:认识所患疾病,了解治疗效果、掌握一些简单的自我护理、监测技能、康复知识、技能等。

(3) 生活不能自理型老年人:

心理特点:烦躁易怒。生理特点:丧失自理能力。健康需求:给予心理支持、需要家属掌握康复护理、并发症预防及护理知识、技能。

(二)影响健康教育效果的因素

1. 方法得当才能使健康教育达到最佳效果　老年人年龄越大,经历越多,相似性越小。各方面的差异也就越突出,加之患病不同,心理特点和健康需求也就不同。根据其特点,将老年人分为不同类型在认真分析了他们的心理、生理特点及健康需求这后,根据他们的文化程度,接受能力进行教育,才能收到良好的效果。

2. 社会支持程度对健康教育效果有较大影响　在对老年人进行健康教育的过程中,发现个人受教育程度、家庭关系、经济状况、居住条件等直接影响着健康教育的效果。受教育程度高、和睦、经济状况较好、居住条件较好的家庭,往往重视生活质量、意识到健康对家庭的意义,因而对他们施教效果显著。然而对那些受教育程度低,家庭成员关系紧张、经济状况一般、居住条件差的老年人他们仅满足于一般的衣食住行,较少注意到生活质量的提高,自我保健意识淡漠,按受教育的主动性较差,因而直接影响健康教育的效果。对这一类老年人从最基本的卫生习惯入手,讲述不良卫生习惯与疾病的关系,循序渐进,帮助其改变卫生习惯,建立有益健康的行为。

3. 评估人员健康教育的能力直接影响健康教育的效果　老年人能力评估师是健康教育的主力军,健康教育的能力则直接影响着健康教育的效果。老年人能力评估师需具有丰富的专业知识,较强的语言表达能力和较高的交流技巧,能够随时解决老年人的健康问题。

4. 老年人对健康需求的心理和程度影响健康教育的效果　在对老年人进行健康教育中发现,效果的好坏一方面取决于教育方法、医护水平、社会支持等,但更重要的一方面都是来自老年人本身的心理状态,如心理健康水平高、对健康知识的需求程度高,则教育效果十分好。反之,则不然。因此,要改善老年人的心理状态,让他们面对衰老有一个正常、平静、积极的心态,是老年人健康教育中不可忽视的一个因素。

第二节　老年人风险教育

一、老年人风险教育基础知识

老年人因各器官功能减退,感觉认知迟钝,或者由于各种原因导致环境的突然改变,容易发生摔倒、跌伤等意外损伤,因此加强老年人风险教育,提高其风险抵御能力尤为重要。

(一)老年患者安全风险相关因素分析

1. 生理性因素　随着年龄增长,老年人喉腔黏膜萎缩、变薄、喉感觉减退,咽缩肌活动作用减弱,咳嗽反射与喉反射减弱可导致误吸、易噎、易呛,造成窒息或吸入性肺炎。研究显示高龄、活动无耐力占老年患者跌倒比例最高。老年人各系统功能衰减,消化、吸收能力较弱,长时间食量不足会致低钾,从而引起肌肉活动无力,活动中易发生跌倒。研究显示,高龄活动无耐力占老年患者跌倒比例最高。

2. 病理因素　老年人患脑血管病后,肢体活动感觉障碍,行动迟缓,平衡能力差、导致身体应急适应性、协调性欠缺,易发生跌倒。疾病会导致机体对药物的吸收、排泄、转化能力减退,加上药物的副作用等会诱发跌倒。如抗震颤麻痹药会引起直立性低血压,抗癫痫药会引起共济失调,某些镇静安眠类药物可产生呼吸抑制。老年人患病多、身体营养差,活动少,长时间卧床易导致皮肤压疮、坠积性肺炎、尿路感染等并发症。

3. 心理因素　抑郁症、强迫症、睡眠障碍等是老年人常见的心理精神问题。现今社会常见的空巢现象,离退休综合征,使得老年人缺少社会支持,孤独感增加。肿瘤等慢性消耗性的躯体疾病会让老年患者心生绝望,如果未及时干预,则可能出现自杀自伤等意外情况。

4. 药物因素　老年人由于生理功能的退行性变化,其理解力及记忆力减退,再加上药物种类又多,使得老年人不能准确地服药,造成少服、多服、错服、漏服等潜在多种危险的发生。

5. 环境因素　由于衰老和各器官功能减退,老年人常有视力模糊,步态不稳,对新环境的适应性差等情况。环境因素常常是导致老年人发生跌倒、损伤的重要因素。

(二)风险教育方案制订

1. 建立老年人风险管理体系　老年人风险管理体系是一种识别老年人生活风险的程序,能够对老年人的居住环境进行评估,并对养老风险进行识别和处理,从而减少老年人的养老风险。老年人风险体系管理流程:

(1)目标设定:风险评估首先需要制定目标,才能识别影响目标实现的潜在事项。确保所选定的目标支持和切合该主体的使命,并且与它的风险容量相符。

(2)风险识别:识别可能影响老年人居家安全的潜在事项,包括潜在发生的风险、事项和机会。然而影响老年人安全的因素较多,评估的过程比较困难,可以通过访谈和调查,发现已经暴露出的安全问题,并整理出了老人的风险清单。

(3)风险分析:风险管理的重要环节就是要对识别到的老年人居家风险进行分析,以便于确定调整依据。居家风险可能与目标有关联,因此既要对风险本身进行评估,也要评估风险发生的可能性。

(4)风险应对:识别和评价老年人已存在的风险,并对风险等级进行判定,设置控制目标,并对风险管理流程进行梳理,制订风险应对策略。

2. 建立老年人风险预警系统　所谓风险预警系统就是指通过相关数据信息,监控风险因素的变动趋势,并根据风险指标偏离的程度,提前采取相应的应变策略。首先,明确老年人的主要照顾者和家庭成员的责任分工。其次,建立预警指标,例如每天对老年人的血压、血糖、用药、膳食、如厕等基本资料进行收集,当老年人某项指标持续超出范围时,应及时提醒老年人优化生活习惯,对于严重的情况要及时安排就医。

二、照护风险和预防基础知识

老年人常见安全风险主要包括跌倒、坠床、烫伤、压疮、误吸、走失五类。评估人员首先应早期识别老年人常见风险的危险因素,并及时告知老年人或家属可能发生的风险、不良后果及预防措施。

(一)跌倒坠床

跌倒(fall down)是老年人常见的健康问题。据报道,每年约有30%的65岁以上的老年人发生跌倒,而且跌倒的发生比例随着年龄的增长而增加,80岁以上的老年人跌倒的年发生率可高达50%。随着全球人口老年化程度逐步加深,跌倒已成为我国一个影响老年人生活的重要健康问题。来自中国疾病监测系统的数据显示,跌倒已经成为我国65岁以上老年人因伤致死的首位原因。

坠床(falling bed)是指从床上掉落在地上。坠床是老年人常见的安全问题之一,国内研究发现坠床的发生率为3.9%。以75~85岁年龄组发生率最高。坠床可造成肌肉、韧带损伤或骨折,也是造成老年人死亡的因素之一。因此,预防老年人坠床的发生尤为重要。

1. 危险因素

(1)生理因素:老年人的视觉、触觉能力下降、本体感觉和前庭感觉功能减退,反应时间延长,步态不稳,神经传导和中枢整合能力明显下降,平衡功能减弱。老年人下肢肌肉力量下降,导致下肢抬高的程度降低,行走时拖拉。对于半自理的老年人在搬运过程中,由于方法不正确,也易导致跌倒。

(2)疾病因素:脑血管疾病、心血管疾病、骨关节疾病、直立性低血压、糖尿病、帕金森病等急、慢性疾病均可导致老年人头晕、步态不稳、平衡功能失调、虚弱、视觉或意识障碍诱发跌倒。

(3)心理因素:由于老年人大多患有慢性疾病或独居生活,易产生抑郁、焦虑、恐惧等心理障碍,表现为注意力不集中,不服老、不愿麻烦他人等,导致跌倒的危险性明显增加。

(4)环境因素:地面潮湿有水、不平,地毯松脱,地板打蜡过滑。室内空间狭小,物品摆放不当,光线过暗或过强。台阶高度不合适,边界不清或破损。座椅、床过高、过低或过轻。浴室、坐便器无安全扶手,无防滑垫。衣着不合适,裤腿过长或过肥,鞋的尺寸不合适,鞋底滑,穿拖鞋走路等都是易造成老年人跌倒的重要环境因素。

(5)药物因素:研究发现,50%的老年人跌倒与用药有关。由于对药物敏感性和耐受性的改变,老年人服用镇静药、精神科用药、降压药、血管扩张药、降糖药等,易导致神志、精神、血压的改变,从而影响平衡功能而发生跌倒,其中以抗抑郁药引起跌倒的危险性最大。此外,饮酒过量也是老年人跌倒的常见诱因。

2. 预防措施

(1)增强防跌倒意识:加强防跌倒知识和技能学习,评估老年人存在发生坠床的危险因素,有针对性地进行防护。

(2)坚持参加规律的体育锻炼:体育锻炼可以增强肌肉力量、柔韧性、协调性、平衡能力、步态稳定性和灵活性,从而减少跌倒的发生。适合老年人的运动包括太极拳、散步等。

(3)合理用药:请医生检查自己服用的所有药物,按医嘱正确服药,不要随意乱用药,更要避免同时服用多种药物,并且尽可能减少用药的剂量,了解药物的副作用且注意用药后的反应,用药后动作宜缓慢,以预防跌倒坠床的发生。

(4)选择适当的辅助工具:使用合适长度、顶部面积较大的拐杖,将拐杖、助行器及经常使用的物件等放在触手可及的位置。给床安装护栏,加装床头呼叫器,特别是对于痴呆、脑血管后遗症者、头晕者可用床档或椅子护档,老年人起夜、起床时应遵守 3 个半分钟,即醒后在床上躺半分钟,坐起来后再坐半分钟,两条腿垂在床沿再等半分钟以防发生意外。对于体胖、翻身幅度大的老年人,睡床应加宽,以防翻身时坠床摔伤。

(5)衣服要舒适:尽量穿合身宽松的衣服。鞋子要合适,尽量避免穿高跟鞋、拖鞋、鞋底过于柔软以及穿着时易于滑倒的鞋。

(6)调整生活方式:放慢起身、下床的速度,避免睡前饮水过多以致夜间多次起床;晚上床旁尽量放置小便器;避免在他人看不到的地方独自活动。

(7)有视、听及其他感知障碍的老年人应佩戴视力补偿设施、助听器及其他补偿设施。

(8)防治骨质疏松:老年人要加强膳食营养,保持均衡的饮食,适当补充维生素 D 和钙剂。绝经期老年女性必要时应进行激素替代治疗,增强骨骼强度,降低坠床后的损伤严重程度。

(二)压疮

压疮(pressure sores)是指由于某种原因,局部组织长时间受压,血液循环障碍,造成皮肤及皮下组织持续缺血、缺氧、营养不良而导致的软组织溃烂和坏死。一般表现为局部症状,但严重压疮伴继发感染致严重败血症也可产生全身症状,甚至危及生命。长期卧床或局部肢体活动不便的老年患者,是压疮的高危人群,老年人一旦发生压疮,其死亡率将提高 40%;如果压疮迁延不愈,死亡率更将提高 60%。已成为老年人残疾和死亡的一个重要原因。

1. 危险因素

(1)力学、摩擦力、剪切力因素:持续性垂直压力是引起压疮的最主要原因,如手术中、医源性限制、卧床及坐轮椅的老年人。使用石膏绷带、夹板或牵引时,松紧不适宜,衬垫不当,致使局部组织承受超过毛细血管压的压力过久,组织缺血坏死而形成压疮。单位面积内所受的压力越大,组织发生坏死所需的时间越短。压力虽小,但长时间的压迫,仍然可以形成压疮。临床上床面皱褶不平,存有渣屑或搬动时拖、拽、扯、拉患者,均可产生较大摩擦力,增加对压疮的易感性。剪切力是由两层组织相邻表面间的滑行而产生的进行性的相对移动所引起的,是由摩擦力与压力综合而成。与体位有密切的关系,最常发生于半坐卧位患者的骶尾部。

(2)环境理化因素:潮湿的皮肤有利于微生物的滋生,还可使皮肤浸润、变软,易因摩擦而破损。造成潮湿的情况有出汗、伤口引流液外渗、大小便失禁等。体温每升高 1℃,组织代谢的氧需要量增加 10%,持续压力引起组织缺血时,温度升高将增加压疮的易发性。

(3)生理及病理因素:老年人皮肤老化、变薄,弹性变差,干燥粗糙,血运减少。其皮肤的结构及功能改变,排泄功能、调节体温功能降低,对冷、热、痛感觉迟钝,这些易使老年人发生压疮;肥胖老年人,脂肪组织的血液供应相对较少,影响局部血液循环,加之活动困难,床上转身等容易受拖拉,易导致压疮的发生;患有心血管系统疾病、糖尿病、神经系统疾病、骨折和风湿性疾病的老年人,可增加发生压疮的危险;全身营养不良的老年人,受压处缺乏肌肉和脂肪组织的保护,引起血液循环障碍,易发生压疮。水肿的老年人,皮肤较薄,抵抗力弱,受压后皮肤易破损而发生压疮。

2. 预防措施

(1)减少或消除对局部组织的压力,避免摩擦力和剪切力:经常更换体位可以减少组织的压力,鼓励和协助老年人定时更换体位,每 2~3 小时翻身一次,必要时 1 小时翻身一次。应用提单式翻身法,即将透气好、棉制的翻身单铺于卧床老年人身下,为其翻身时将翻身单四角提起移动,避免推、拖、拉动作。注意翻身体位,无论是侧卧,还是半卧位,受压部位与床面均应保持 30°角,而不是直角受压。半卧位时,注意老年人的膝下或足下垫楔形垫,防治老年人身体下滑产生的剪切力而造成的压疮;保护骨隆突处和支持身体空隙处,对易发生压疮的老年人,体位安置妥当后,可在身体空隙处垫软垫等。长期卧床老年人可使用充气式床垫。但仍需经常为患者更换体位。要经常检查气垫床的功能状态,充气程度。正确使用石膏、绷带、夹板、牵引或其他矫正器械及氧气面罩等所有引起对皮肤压迫的医疗用品,衬垫应松紧适度,平整柔软,尤其要注意骨骼突起部位的衬垫。应仔细观察局部和肢端皮肤的颜色、温度的变化情况,重视患者的主诉,如发现石膏绷带过紧或凹凸不平,应立即通知医生,及时调整。

(2)避免物理因素的刺激:保持床铺清洁、平整、无皱褶、干燥、无碎屑。不可让老年人直接卧于橡胶单上。有大小便失禁、呕吐、出汗者,应及时擦洗干净;被服及时更换;伤口若有分泌物,要及时更换敷料。使用便器时,应选择无破损便器,抬起患者腰骶部,不要强塞硬拉。必要时在便器边缘垫上纸或布垫,以防擦伤皮肤。

(3)促进血液循环:鼓励老年人活动,促进血液循环对长期卧床的老年人,定期检查受压部位。可每日进行全身关节运动,维持关节的活动性和肌肉的张力,经常进行温水擦浴,以促进血液循环。

(4)改善机体营养状况:给予高热量、高蛋白、富含维生素的饮食。不能进食者给予鼻饲,必要时需加支持疗法,如补液、静脉高营养等,以增强抵抗力及组织修复能力。对于多脏器衰竭、低蛋白血症的住院老年人,应遵医嘱静脉给予白蛋白。

(5)积极治疗原发病:压疮的发生常常是在许多原发病的基础上而并发的,应积极治疗原发病。

(6)加强对老年人及照顾者的预防宣教:宣教内容包括预防压疮的重要性、压疮形成的因素、预防压疮的措施,并能正确实施相关措施。

(7)加强压疮的管理:应建立对老年人皮肤评估的制度,对易发生压疮的老年人制定预防措施,并督导措施的落实,加强交接班管理。对已发生压疮的老年人,执行上报制度,建立压力伤观察表,进行动态的跟踪评价,根据压疮的分期,实施有效的治疗措施。

(三) 误吸

误吸(aspiration)是指进食或非进食时在吞咽过程中有数量不一的液体或固体食物(甚至还可包括分泌物或血液等)进入到声门以下的呼吸道,而不是像通常一样的全部食团随着吞咽动作顺利地进入到食管。误吸分显性误吸与隐性误吸两类,伴有咳嗽的误吸称为显性误吸,不伴咳嗽的误吸称隐性误吸。隐性误吸可以是毫无知觉地发生,50%~70%的患者多是在无症状的情况下发生。而显性误吸轻者可致呛咳,重者可引起肺部感染、完全性或不完全性呼吸梗阻道、急性左侧心力衰竭、急性呼吸衰竭,并可直接引起窒息甚至死亡。

1. 危险因素

(1)组织结构衰老及功能减退性因素:老年人的口腔、咽、喉与食管等部位的组织结构发生退行性改变,黏膜萎缩变薄,神经末梢感受器的反射功能逐渐趋迟钝,肌肉变性,咽及食管的蠕动能力减弱。这些衰老性退行性变化,容易导致老年人的吞咽功能障碍,易发生误吸。老年人消化吸收功能减退,使得其可排空延迟,加之老人长期卧床,腹胀、咳嗽时引起呕吐而发生食物反流误吸。

(2)疾病因素:脑血管疾病、老年痴呆症、帕金森病、颅内肿瘤、颅脑外伤、脑干损害、控制吞咽反射的神经障碍等而出现吞咽困难。另外,上述疾病还可造成颅内压增高、喷射性呕吐而反流误吸;肺功能减退、慢性阻塞性肺疾病老年患者由于喘息、咳嗽、多痰而增加误吸的可能,易引起吸入性肺炎。

(3)意识状态:意识与误吸有明显的相关性,尤其是意识不清的老年患者。因张口反射下降、咳嗽反射减弱、胃排空延迟、贲门括约肌阀门作用下降、体位调节功能丧失,以及抵御咽喉分泌物及胃内容物反流入呼吸道的能力下降。

(4)医源性因素:持续的后仰位可增加食管反流和误吸的可能性。机械通气患者水平仰卧位,反流的胃内容物较易积聚咽喉部,尽管保持适当的气囊内压,因为长时间保持水平仰卧位,误吸同样发生;气管切开与气管插管是误吸的危险因素。气管插管时,由于咳嗽、上呼吸道抵御能力下降、咽肌萎缩、吞咽功能障碍等易诱发误吸。机械通气中一些药物的使用抑制了食管的功能,如支气管扩张药、肾上腺素能制剂、镇静药和肌肉松弛药等,增强了反流的机会;机械通气可增加腹压,也是造成误吸的原因;置入鼻胃管使食管下括约肌关闭受阻,引起胃食管反流后而误吸。鼻饲液输注的速度过快和容量过多明显影响胃内压力,导致胃食管反流,极易发生误吸。

2. 预防措施

(1)正确、及时、动态地评价老年人进食情况。

(2)避免刺激咽喉部:老年人进食后应尽量避免刺激咽喉部,如口腔护理、口腔检查、吸痰等操作,以免引起恶心而致误吸。

(3)保持正确的体位:意识清楚者进食时,应保持体位舒适,尽量取坐位或半卧位,颈部轻度屈曲;进食后,不要立即躺下,如果病情不允许抬高床头时,可采取患侧卧位,有助于健侧功能的代偿。意识障碍的老年人在餐中和餐后1小时保持半卧位,或者取侧卧位,保持呼吸道通畅或头偏向一侧,以免误吸。

(4)经口进食的喂养护理:老年人进食应在安定的状态下缓慢进行,精力集中,不要与人谈话及思索与进食无关的问题,以免精力分散引起呛咳。对于刚睡醒或意识障碍转清醒的老年人,应给予适当的刺激,使其在良好的觉醒状态下进餐,防止因味觉、运动能力迟钝,咽下反射减弱引起误吸。喂饭时,态度要和蔼亲切、不急不躁;给视觉障碍的老年人喂食时,每喂一口都要先用餐具或食物碰老年人的嘴唇,以刺激知觉,促进舌的运动,然后将食物送进口腔。给一侧面舌肌瘫痪的老年人喂食时,食物放在口腔健侧,每勺饭量不要太多,速度不要太快,要给老年人充足的时间进行咀嚼和吞咽,不要催促老年人,动作要轻,鼓励老年人进食时要细嚼慢咽,出现恶心、呕吐反应时,要暂停进食,必要时用吸引器吸出。脑血管病、老年痴呆等轻度吞咽困难,能经口进食的老年人,应选择合适的食物,避免进食流质及干硬食物,因汤和水类食物易引起呛咳、误吸,而干饭类则难以吞咽。故食物应以半流质为宜,如蛋羹、粥类、菜泥、酸牛奶等。

(5) 鼻饲喂养预防误吸的护理:对于严重吞咽困难、不能经口进食、呛咳及昏迷的危重老年人,应及早给予鼻饲饮食,避免误吸发生。经鼻饲管进行营养时应先排痰,以免咳嗽引起胃内容物反流,而在鼻饲中及鼻饲后 30 分钟内尽量不吸痰,以避免吸痰的刺激而引起呕吐。喂养时,喂养后 1 小时床头抬高 30°～45°角,或取右侧卧位。如在滴注营养液的过程中必须吸痰时,应暂停营养液的滴注。鼻饲食物的量每餐不宜过多,一般在 350～400ml 为宜,滴注的速度不宜过快,最初输注速度为 30～50ml/h,匀速输注,待无不良反应发生后再调制 80～100ml/h 匀速输注。连续输注者应每 4 小时抽吸胃内残留量,胃内残留量在 50～100ml 时继续喂养,但须减慢速度(30～50ml/h),胃内残留量≥100ml,停止营养液输注。营养液温度在 40℃左右较合适,以免冷热刺激而致胃痉挛造成呕吐。

(四) 烫伤

烫伤(scald)是指由于热液(如沸汤、沸水、沸油)、蒸汽等所引起的组织损伤,是热力烧伤的一种。据北京市 10 个城区的医院、养老机构、社区 2 895 名老年人的调查结果显示,烫伤的发生率为 3.59%。烫伤不仅给老年人机体组织带来损伤,还易发生伤口感染,伤口不愈,影响其生活质量,同时增加医药费用和家庭负担。因此,降低危险因素,减少烫伤的发生十分重要。

1. 危险因素

(1)生理老化因素:老年人因神经系统生理的老化而导致痛温觉减退。视力下降,皮肤组织衰老,末梢循环差,对热的耐受力降低,受热以后,易导致皮肤红肿、水疱、破溃等不同程度的烫伤。

(2)热应用因素:随着保暖产品的不断开发,老年人应用热水袋、电热毯、电护手宝等用物增加,在使用中,因温度过高、外表无包裹直接接触皮肤等造成烫伤。还有一些药物性热疗,没有遵医嘱或说明书应用,而导致烫伤。在临床皮肤护理中,由于皮肤淹红或破溃,须应用烤灯,保持干燥,由于温度、距离调节不当而易导致烫伤。

(3)生活中的热应用:老年人生活活动能力下降,做饭时的热蒸汽、热油等易导致烫伤。脑血管病及过度衰弱等使得老年人痛温觉减退,老年人沐浴或泡脚时,水温过高也可致烫伤。

2. 预防措施

(1)确定高危人群,患有糖尿病、下肢动脉闭塞、肢体感觉障碍、卧床、视力障碍、曾发生过烫伤的老年人应视为高危人群。

(2)烫伤可以发生在任何季节,对于视力障碍的老年人,倒热水应由照顾者来做,或应用压力水瓶倒水。处理滚油、热水和热汤最好由照顾者操作。

（3）沐浴时要先注入冷水,再注入热水,试过水温后再洗澡。泡脚、坐浴、大便后洗涤肛周的温水,也要先用手试过再用。

（4）尽量不用热水袋、电热毯、电护手宝等物品,如必须用,应注意温度低于 50℃,外表用布包裹。

（5）临床应用红外线烤灯,家庭应用电暖气时,应注意与老年人皮肤的距离应>30cm。

（6）应用药物热疗时,应了解药物的作用和注意事项,注意观察皮肤的颜色和反应状况,如有明显红肿应停止应用,及时就医。

（7）加强热应用的管理:提高防范烫伤的意识,对易发生烫伤的老年人加强热应用的管理,加强临床巡视和观察,确保防护措施的到位,加强交接班管理。

（8）加强相关知识宣传教育:烫伤是突发事件,应普及烫伤预防、急救知识,提高应急能力。注意与老年人和照顾者的沟通,确保安全措施落实到位。

（五）走失

走失（get lost）是指因视觉空间功能损害,有的伴随地点定向力障碍和时间定向力障碍,在离家稍远的地方迷失方向,导致走失。患有老年痴呆、脑血管病、精神疾病的老年人,由于记忆力障碍或丧失,易发生走失。我国老年痴呆人群中的走失发生率为 5%～7%。据北京市 10 个城区的医院、养老机构、社区 2 895 名老年人的调查结果显示,走失的发生率为1.21%。走失事件的发生,不仅给老年人造成身心伤害,也给家庭带来很大压力和负担。老年人走失已经成为社会关注的问题。

1. 危险因素

（1）疾病因素:痴呆是老年人走失最常见的原因。由于定向力障碍而导致走失,是近年来都市老年痴呆症最突出的首发症状。头部外伤或其他疾病直接或间接对大脑造成损害,如头颅外伤、脑肿瘤、脑膜炎、铝中毒等。长期吸烟、饮酒可直接损害大脑,导致认知障碍,易发生走失。精神疾病也是老年人走失的危险因素之一,如老年精神分裂症等。

（2）认知不足:对老年期痴呆早期症状认识不足,特别是"空巢"家庭对痴呆早期症状缺乏了解,缺乏预见性的安全管理措施。

（3）生活环境改变:老年人尤其早期痴呆者对长期居住的周围环境很熟悉,不会走失。一旦改变居住地,对周围环境不熟悉,外出离家较远、时间较长、容易发生走失。

2. 预防措施

（1）准确、动态评估老年人的认知能力。

（2）随身携带安全卡,对有痴呆症、精神症状的老年人应制作一个精致的卡片,卡片背面填写老人的身份证号码、家庭成员的联系电话等,便于接受他人的救助。

（3）对于中、晚期痴呆症、严重精神症状的老年人要有专人看护,外出活动时要有陪伴,避免过多的迁居。

（4）加强健康教育,积极开展健康教育讲课,普及相关知识,加强科普宣教力度,提高对走失的认知程度。老年人及其家属、照顾者要了解所用药物的副作用,监督老年人服用药物,并将药品保管好。

（5）营造良好的生活环境,无论家庭还是社区,应为老年人营造一个积极、安全和温馨的居住环境。

（6）加强老年人的功能训练，如智力康复训练、自理能力的训练，做到循序渐进，持之以恒。

（7）对居住的房间门口，做特殊、容易记忆的标识，以便老年人辨认。带老年人反复熟悉周围环境，强化记忆。

（周　强）

推 荐 阅 读

1. 张建华.老年人护理安全风险管理及急救指南.北京：人民军医出版社，2008.

2. 葛丽萍，梁燕，王君俏，龚芸.上海市社区老年人健康教育课程设置及效果评价.护士进修杂志，2019，34（10）：895-897.

3. 栾桂茹，翟凌云.老年健康教育的方法及效果评价.山西职工医学院学报，2001（04）：30-31.

第二十章

培训指导与研究

学习目标

认识与记忆：

1. 掌握教学设计及讲义课件编写相关知识。

2. 掌握工作督导相关知识。

3. 掌握人才培养理论相关知识。

4. 掌握教学效果评价相关知识。

5. 掌握人才测评技术和职业规划相关知识。

6. 掌握科学文献检索、综述与学术论文(著)撰写相关知识。

7. 掌握职业发展研究理论相关知识。

理解与运用：

1. 理解并能制订培训计划,编写培训讲义和课件。

2. 理解并能指导二级、三级评估师进行理论学习和技能培训。

3. 理解并能对培训实施效果进行评价,并提出优化方案。

4. 理解并能对二级、三级评估师开展职业生涯规划辅导。

5. 理解并能督导二级、三级评估师开展工作。

6. 理解并能分析老龄事业发展趋势,撰写老年人能力评估科普文章。

7. 运用调查研究和实践成果,撰写老年人能力评估师职业发展研究报告。

第一节 培训和指导

一、教学设计及讲义课件编写相关知识

(一)教学设计

教学设计是根据教学对象和教学目标,确定合适的教学起点与终点,将教学诸要素有序、优化地安排,形成教学方案的过程。它是一门运用系统方法科学解决教学问题的学问,它以教学效果最优化为目的,以解决教学问题为宗旨。有效的教学设计包括以下几个主要环节:

1. 明确教学内容 这里应写明版本、学科、单元、课时及课题。

2. 确定合理的教学目标 这里应该是三维目标,即知识与技能;过程与方法;情感态度

与价值观。目标就是任务,教学目标应该是可以预测的,这是教师确定教学目标的出发点,可测的目标才能给学生指出明确的学习方向。

3. 确定教学的重点难点　这是教学设计中比较重要的一个环节,确定是一定不能偏离主干知识,学生学不会的,应该设计教学方法让学生学会。

4. 教法　即教师如何"教"。不同的教师,"教法"是不同的,但教师个人教学的艺术特点是确定教学实施策略的基础。教师如何的"教",创设什么样的教学情境,采用什么样的教学用具,才能更有利于学生的"学",使学生主动发展,全面发展,这是进行教学设计时要考虑的问题。

5. 学法　即学生如何学,采取怎样的"学"的策略,才会保证学习效果的最大化。

6. 教学准备　与本节教学相关的工具,如课本、挂图、多媒体等。

7. 教学过程

(1)激趣导入:一节课的导入,不仅作为教师讲授新课的铺垫,即为进入新课学习提供背景,还应具有引发学生学习本课内容的兴趣,激发他们积极主动学习的功能和作用。

(2)探究新知:是课堂教学的主干部分,也是一节课的核心。

(3)体验发现:对所学的知识进行体验发现,巩固提高。

(4)拓展延伸:由课内迁移到课外,拓展学生的知识视野,发展学生的人文素质。

(5)课堂小结:是对一节课所学知识的系统归纳和总结。教师也应根据学生的认知能力,学习的水平,通过积极的引导,将教学的这个环节交由学生完成。使他们既重现和复习了刚刚学过的知识,又在方法和技能方面得到一次训练的机会。

8. 板书设计　依据教学大纲和教材要求,力求以尽可能简练的文字、符号、线条、图形、图表等表现手法,真实、全面、准确地反映丰富而复杂的教学内容,最大限度地概括教学内容,增强课堂教学的吸引力,激发学生兴趣,提高课堂效率。

9. 课后反思　教学反思是教学设计的延伸,也是教学设计的必要环节。客观公正的教学反思不仅能矫正教学行为,还能提高教学能力,也是教师专业发展和自我成长的核心因素。

(二)讲义课件编写

教案编写的要求:结合工作案例、工作经验与成果根据成人学习特点安排课程内容,突出教案的"导学"作用,确保学员通过自主学习达到理解、掌握、应用课程知识与技能的目的。完整的培训教案编写由课程设计、培训教材、测试题目、演示课件(PPT 格式)四个部分组成。

1. 课程设计是提供培训项目的基本信息,具体包括课程名称、目标学员、课程目的、课程提纲、课程时间等。

2. 培训教材要根据成人学习特点,能体现出本培训项目的课程目标、课程结构与课程详细内容。

3. 测试题目是根据课程目标与课程内容要求,选择学员评估方式,设计适量的课堂练习题与课程测试题,检验和巩固学员的学习效果。

4. 演示课件要发挥演示文稿的特点,即按课程结构设计页面、添加文字、编制图表、加载案例等体现知识要点与难点的内容把教材知识点呈现在 PPT 中。

5. 教案的具体结构

二、人才培养理论相关知识

关于能力评估的人才培养应紧密结合行业发展需求调整课程设置、能力培养和就业引导。通过市场调研分析获取信息,指导老年人能力评估人才培养策略:

1. 做好"评估+X"的多元化人才培养　结合医院与养老机构实际需求,形成以能力评估为主、能力康复、能力指导相结合的格局。因此,在人才培养过程中将能力评估、能力康复、能力指导作为老年人能力评估人才培养的三大核心能力与目标,以满足不同区域、不同层级、不同形式的养老服务的人才需求。

2. 建立基于任务导向的模块化课程体系,在课程设计方面,老年沟通技巧、老年心理护理、老年照护技术、能力评估技术、评估机构运营管理、老年评估活动策划等课程都是非常重要的专业课程,培训机构可以将专业课程模块化,在人文基础课和专业基础课上,建立基于工作过程任务导向的课程体系。

3. 注重对评估人员的非专业能力培养　培训机构要加强学员在人际沟通、人文关怀、共情、组织协作、心理疏导、写作等方面素质和能力的培养,以全面提升员工综合能力。

4. 引导学员树立正确的职业观　老年人能力评估的培养目标是培养有爱心、有社会责任感和职业道德、有扎实专业功底和国际视野的复合型老年能力评估人才,教学中注重培养学员的服务精神和养老服务的社会责任意识,要将职业道德教育贯穿始终,引导学员及时了解养老服务行业发展趋势,找准职业定位,及早做好职业生涯规划。

目前老年人能力评估人才的培养模式还是探索阶段,与传统护理学、临床医学专业的培养理念与模式有所不同,这一模式应该体现多学科交叉与融合,作为探索性实验要及时总结和完善。

三、教学效果评价相关知识

教学效果评价方式分为理论知识考试、技能考核以及综合评审。理论知识考试以笔试、机考等方式为主,主要考核从业人员从事本职业应掌握的基本要求和相关知识要求;技能考核主要采用现场操作、模拟操作等方式进行,主要考核从业人员从事本职业应具备的技能水平;综合评审主要针对二级/技师和一级/高级技师,通常采取审阅申报材料、答辩等方式进行全面评议和审查。理论知识考试、技能考核和综合评审均实行百分制,成绩皆达 60 分(含)以上者为合格。

四、人才测评技术和职业规划相关知识

老年人能力评估师是人力资源和社会保障部公布的新职业,通过老年人能力评估,真正掌握老年人各方面的照护需求,可以合理分配有限的资源,科学地规划市场供给,有针对性地进行养老服务机构建设,使老年人照护更加专业化、精细化,更好地保障老年人的权益。随着人口老龄化进程的快速发展及养老产业的规模化、规范化及多样化发展,老年人能力评估师有广阔的就业前景及发展空间。

1. 养老服务产业市场紧缺　截至 2022 年第一季度,全国已有近 36 万个养老服务机构,按照一个机构配备至少 5 名老年人能力评估师计算,全国需求老年人能力评估师至少 180 万人。另外,目前在全国多个城市试行的长期护理险,同样需要老年人能力评估师,依据评

估师提交的评估报告作为发放标准。在医养结合养老的模式中,第一步就是进行老年人身体状况评估,然后确定护理等级,建立健康档案,制定护理等工作流程,每个节点都离不开评估师。

2. 养老行业发展的需求　随着信息化和智能化的发展,精准、客观地评估老年人的照护需求,为老年人制定老年人照护等级及老年人评价资料的收集、分析也成为政府和社会制定政策、合理分配有限资源,科学规划市场供给等有效指标。通过评估,明确养老服务市场的供需情况,指导建立长效的养老服务监督机制,实现科学管理的有序进行,改善医疗服务质量,保障老年人的权益。

3. 就业方向呈多元化发展　养老机构、医疗服务机构、体检中心、医疗保健中心、社区卫生、健康管理公司、健康咨询中心、康复保健用品等行业都需要老年人能力评估师的参与。

五、工作督导相关知识

(一)评估人员行为规范

1. 遵守职业道德,保证评估资料的真实有效和可靠。

2. 规范着装佩戴有自己身份标识的文件,态度和蔼,使用礼貌用语。

3. 评估前应首先表明自己身份,向老人及其担保人说明评估的目的、程序并征得老人同意。

4. 评估应使用老人可以理解的语言,并随时解释和澄清老人的疑问。

5. 评估结束后应及时报告老人及其担保人评估结果,并说明该结果作为制定照顾计划的依据。

6. 评估结束后记录结果并签字负责,评估员对同一老人分阶段进行都要分别签字负责。

(二)评估质量检查与改进

1. 评估中心审验　定期组织案例抽查进行质量评定,定期组织模拟评估,严格审核评估员的资质,并责成有关机构组织业务培训。

2. 自查与改进　应对健康评估所提供的各种数据进行分析,并提出持续改进方案,不定时的就健康评估服务的开展情况等与住院老人以座谈会和问卷形式进行沟通交流,对出现的问题及时解决。养老服务机构应对健康评估服务质量进行持续改进,并进行严格的监督管理,保障评估工作顺利进行。

(三)评估技能规范

1. 评估前　不管是居家养老社区,日照养老机构,医院康复还是长期护理险评估需求,评估员接到任务后在与被评估者见面之前应该了解被评估人的文化、工作、宗教信仰、家庭支持系统等相关内容,如果是申请长期照顾保险的评估工作,评估员必须向申请方和陪同人员出示全省或全市统一的评估员证,已显示评估的合法性和规范性,并说明此次评估的目的、大致的流程、评估所需的时间、双方协作的关键点、申请方的权利责任、评估员的责任和义务等,并主动告知评估员对申请方涉及家庭隐私等问题的工作要求和态度。到达现场后,评估员在开始评估前要对评估环境、评估工具、备用物品等进行再次的确认,包括类别、项目数目、替代物性能和安全性。

2. 评估中　确认被评估人的身份,基本情况,疾病状况等信息准确无误。有条件时可要求老人提供其他参考资料,如门诊病历、出院诊断书、常服用药等,以便安全顺利地进行评估,同时更好地完成评估报告。在保证老人安全的前提下,尽量让老人当场自主完成评估项目,如上下楼梯、床椅转移等动作,如果出现条件不允许老人当场完成评估项目动作的情况或评估员根据经验认为老年人当场示范的结果与平常实际情况有出入时,需在特殊事项记录单中详细地写明实际情况。判断理由和通常状态。应尽量直接对老年人居住的周边环境进行观察,对老年人。和陪同人员进行直接询问,如果老年人能够完全自主交流,可分别与老年人及其主要照顾者进行个别沟通交流,尽量避免当众讨论,以免发成局面混乱。如果照顾家属对同一问题回答不一致,评估员需按常识或经验进行综合判断,得出结论,也可以进行第 2 次访谈,必要时在特殊事项记录单中如实备注。若使用老年人能力评估软件评估时,系统会自动按电子化进程逐条完成,但是各级指标之间往往会涉及逻辑错误,这时候软件可以启动逻辑校正功能。当遇到逻辑错误时,评估员应重新复核,复核时应对相关的指标同时进行评估,而不是单独复核其中一个项目,必要时重新进行评估,以确保评估结果的准确性和有效性。

3. 评估后　评估工作完成后,按评估实际结果如实填写老年人评估能力报告单,并给予相关意见,对特殊事项记录单中记录的内容进行讨论后得出准确结论。

第二节　文献检索及科普文章撰写

一、文献检索

文献检索(information retrieval)是指根据学习和工作的需要获取文献的过程。近代认为,文献是指具有历史价值的文章和图书或与某一学科有关的重要图书资料,随着现代网络技术的发展,文献检索更多是通过计算机技术来完成。

1. 文献等级分类

(1)零次文献:指未经正式发表或未形成正规载体的一种文献形式。如书信、手稿、会议记录、笔记等。特点:客观性,零散性,不成熟性。一般是通过口头交谈、参观展览、参加报告会等途径获取,不仅在内容上有一定的价值,而且能弥补一般公开文献从信息的客观形成到公开传播之间费时甚多的弊病。它是指未经过任何加工的原始文献,如实验记录、手稿、原始录音、原始录像、谈话记录等。零次文献在原始文献的保存、原始数据的核对、原始构思的核定(权利人)等方面有着重要的作用。

(2)一次文献:是指作者以本人的研究成果为基本素材而创作或撰写的文献,不管创作时是否参考或引用了他人的著作,也不管该文献以何种物质形式出现,均属一次文献。大部分期刊上发表的文章和在科技会议上发表的论文均属一次文献。

(3)二次文献:是指文献工作者对一次文献进行加工、提炼和压缩之后所得到的产物,是为了便于管理和利用一次文献而编辑、出版和累积起来的工具性文献。检索工具书和网上检索引擎是典型的二次文献。

(4)三次文献:是指对有关的一次文献和二次文献进行广泛深入的分析研究综合概括而成的产物。如大百科全书、辞典、电子百科等。

2. 检索　狭义的检索(retrieval)是指依据一定的方法,从已经组织好的大量有关文献集合中,查找并获取特定的相关文献的过程。这里的文献集合,不是通常所指的文献本身,而是关于文献的信息或文献的线索。广义的检索包括信息的存储和检索两个过程。信息存储是将大量无序的信息集中起来,根据信息源的外表特征和内容特征,经过整理、分类、浓缩、标引等处理,使其系统化、有序化,并按一定的技术要求建成一个具有检索功能的数据库或检索系统,供人们检索和利用。而检索是指运用编制好的检索工具或检索系统,查找出满足用户要求的特定信息。计算机检索是以计算机技术为手段,通过光盘和联机等现代检索方式进行文献检索的方法。与手工检索一样,计算机信息检索应作为未来科技人员的一项基本功,这一能力的训练和培养对科技人员适应未来社会和跨世纪科研都极其重要,一个善于从电子信息系统中获取文献的科研人员,必定比不具备这一能力的人有更多的成功机会。

3. 文献检索语言 文献检索语言是一种人工语言,用于各种检索工具的编制和使用、并为检索系统提供一种统一的、作为基准的、用于信息交流的一种符号化或语词化的专用语言。因其使用的场合不同,检索语言也有不同的叫法。例如在存储文献的过程中用来标引文献,叫标引语言;用来索引文献则叫索引语言;在检索文献过程中则为检索语言。检索语言按原理可分为3大类。

(1)分类语言:它是将表达文献信息内容和检索课题的大量概念,按其所属的学科性质进行分类和排列,成为基本反映通常科学知识分类体系的逻辑系统,并用号码(分类号)来表示概念及其在系统中的位置,甚至还表示概念与概念之间关系的检索语言。《中国图书馆图书分类法》是我国图书分类法的基础,中图法把一切知识门类按"五分法"分为马列、毛泽东思想;哲学;社会科学;自然科学;综合性图书这五大部类。在此基础上建成由22个大类组成的体系系列。

(2)主题语言:是指经过控制的,表达文献信息内容的语词。主题词需规范,主题词表是主题词语言的体现,词表中的词作为文献内容的标识和查找文献的依据。

(3)关键词语言:指从文献内容中抽出来的关键的词,这些词作为文献内容的标识和查找目录索引的依据关键词不需要规范化,也不需要关键词表作为标引和查找图书资料的工具。

(4)自然语言:指文献中出现的任意词。

4. 检索途径

(1)著者途径:许多检索系统备有著者索引、机构(机构著者或著者所在机构)索引,专利文献检索系统有专利权人索引,利用这些索引从著者、编者、译者、专利权人的姓名或机关团体名称字顺进行检索的途径统称为著者途径。

(2)题名途径:一些检索系统中提供按题名字顺检索的途径,如书名目录和刊名目录。

(3)分类途径:按学科分类体系来检索文献。这一途径是以知识体系为中心分类排检的,因此,比较能体现学科系统性,反映学科与事物的隶属、派生与平行的关系,便于我们从学科所属范围来查找文献资料,并且可以起到"触类旁通"的作用。从分类途经检索文献资料,主要是利用分类目录和分类索引。

(4)主题途径:通过反映文献资料内容的主题词来检索文献。由于主题法能集中反映一个主题的各方面文献资料,因而便于读者对某一问题、某一事物和对象作全面系统的专题性研究。我们通过主题目录或索引,即可查到同一主题的各方面文献资料。

(5)引文途径:文献所附参考文献或引用文献,是文献的外表特征之一。利用这种引文而编制的索引系统,称为引文索引系统,它提供从被引论文去检索引用论文的一种途径,称为引文途径。

(6)序号途径:有些文献有特定的序号,如专利号、报告号、合同号、标准号、国际标准书号和刊号等。文献序号对于识别一定的文献,具有明确、简短、唯一性特点。依此编成的各种序号索引可以提供按序号自身顺序检索文献信息的途径。

(7)代码途径:利用事物的某种代码编成的索引,如分子式索引、环系索引等,可以从特定代码顺序进行检索。

(8)专门项目途径:从文献信息所包含的或有关的名词术语、地名、人名、机构名、商品名、生物属名、年代等的特定顺序进行检索,可以解决某些特别的问题。

二、科普文章撰写

科普文章是采用大众容易理解、接受和参与的途径,学习正确的科学知识、思想和精神,借助科学观察、实验等手段,最后形成一种成果的书面总结。它的表现形式是多种多样的:可以是对某一事物或对某地区进行考察后经细致观察和深入思考后得出的结论,也可以是通过实验对研究结果的总结,也可以通过一定的逻辑推理得出的结论。

1. 科普文章特点

(1)科学性:科学性是科学小论文有别于其他各类体裁文章的重要特点之一,是科普论文的生命。它要求选题科学,研究的方法正确,论据确凿,论证合理且符合逻辑,文字简洁准确。

(2)创造性:科普文章的选题、主要观点要有自己新的发现、独特的见解,而且对人们的生产生活等有一定的实际意义,可以是之前没有发表过的观点,也可以是在别人研究基础上的进一步延伸,或提出更加新颖和独到的论据。

(3)实践性:科普文章的选题来源自现实生活中的实际问题,通过对这些问题的深入剖析,借助实验和理论研究的手段得出研究结论,并应用到实际生产生活中。因此实践性是高质量科普文章的重要特点。

2. 科普论文的写作流程　科普论文的写作流程一般为:提出问题—查阅资料—现场调查(或实验)—撰写论文四部分。

(1)提出问题:科学问题的提出依赖于我们对周围事物的细心观察和真实的生活体验,提出的问题应具有科学性、创新性。

(2)查阅资料:查阅资料就是带着问题去阅读大量的文献资料和书籍,不同于一般的阅读,它具有很强的目的性和针对性,在阅读过程中还有注意知识的整理和总结,为下一步的观察和实验研究做好充足的理论基础。

(3)调查和实验:在确定选题和充分查阅相关领域的资料后,就可进行实地的调查与实验分析,具体内容为制订研究计划,收集整理资料,从中选出可以作为论据的材料,还要根据论点进行去粗取精,去伪存真,按照科学的态度进行整理分析,并得出自己的论点和看法。

(4)撰写论文:科普论文的写作一般采用平铺直叙的方法,不需要华丽的辞藻、优美的语言,用朴素的言辞把你要表达的内容写清楚、写通顺就可以了。语言力求严谨、规范、生动。

第三节 职业发展研究理论相关知识

一、能力评估量表的发展

老年人综合评估工具可客观、多维度地评估老年人的风险和不良结局,从而为医护人员更好地制订照护方案和进行资源分配提供依据,同时也可以保证对有需要的老年人提供尽早干预,延缓失能进程,提高养老机构护理质量。通过评估收集临床数据是我们认识老年人服务需求的重要手段。20 世纪 60 年代开始,北美和欧洲国家相继开始开发照护需求评估工具。早期的工具通常是从某个特定目的出发,测量某个特定功能表现的量表。例如这个领域的人们熟知的"巴氏日常活动能力量表"(1965)、"简易精神状态量表"(1975)等。这些量表在各自领域显示了良好的效度与信度,至今还常被许多国家的临床工作者们使用。在此基础上,研究者们整合了多个临床领域,开发出了多维度的评估工具。这使得评估不仅能够记录特定维度的功能状态,而且支持整体照护计划的制订,并且通过对多维度数据整合来计算成本、显示服务质量和确定获得服务资格。目前,最先进的评估工具已经能够帮助我们整合老年人对不同类别照护服务需求之间的转换,实现了以人为本的服务提供。总之,对于身体、认知和社会功能状态的全面评估是鉴别老年人需求、为老年人提供高质量服务的基石。目前,国内外已开发的老年人综合评估工具更多例如:interRAI、世界卫生组织生活质量简明量表(WHOQOL-BREF)、健康生活质量量表(SF-36 HRQOL)、诺丁汉健康量表(NHP)、长期照护机构老年人综合评估表(LTC-CGA)持续评估记录和评价条目集(CARE)、医院-养老机构-社区通用老年人健康综合评估量表(BGA)、老年人能力评估问卷、老年人健康功能综合评价量表。随着老年人评估工作的开展,这些量表在临床上的应用更加广泛。

二、国内外老年人能力评估研究现状

西方发达国家较早进入老龄化社会,在人口老龄化问题上积累了丰富的经验,通过理论与实践的不断探索,许多国家已经建立了较为完善、成熟的老年人能力评估服务体系,强调客观、科学地对养老机构老年人的功能状态与照护需求进行评估,为老年人提供个性化的专业照护。

在美国,康复医疗实行分级转诊制度,专业康复护理机构或长期照料机构为生活不能自理的老年人提供康复护理服务。美国的养老机构分为三大类,包括一般照顾型养老机构、中级护理照顾养老机构和技术护理照顾型养老机构,入住养老机构的老年人需经过多学科团队的专业评估,不同类别的老年人被分配到不同类型的养老机构,以提供不同程度的养老服务。最小数据集(the minimum data set,MDS)作为标准化评估工具,用来评估老年人的需求,目前 MDS 已由 MDS1.0 逐渐改进发展成 MDS3.0。MDS3.0 的评估内容包括身份信息、视听觉与沟通、认知功能、情绪、行为、日常生活习惯与活动偏好、身体功能、大小便控制、疾病诊断、健康状况、进食与营养、口腔与牙齿状况、皮肤状况、用药情况、特殊治疗、身体约束、参与评估与目标设定人员、补充治疗等,在全方位评估的基础上为老年人提供专业康复护理服务。经过 CMS 认证的养老机构需每季度对老年人评估一次,以动态掌握老年人需求满足与未满足情况,定期调整康复护理计划。

在日本,1997 年制定了《长期护理保险法》,并于 2000 年实施了公共的、强制性的长期护理保险(long-term care insurance,LTCI)制度,也被称为介护保险制度。介护保险制度下的被保险人分为两类,一类是 65 岁以上的老年人,另一类是健康保险覆盖下的 40~64 岁的人群,当 65 岁及以上的老年人因任何原因需要照护时,以及当 40~64 岁的人群患有特定疾病需要照护时,被保险人可申请护理评估。专业评估团队根据要介护认定调查表对老年人进行需求评估,评估结果分为自理、要援助 1~2 级、要介护 1~5 级。护理认定结果为"要介护"级别的人群,可入住护理机构,日本的护理机构主要包括特别养护老人院、护理老人保健设施及护理疗养型医疗设施,介护保险制度强调以康复服务为中心,在长期护理机构中,康复医师为老年人制订康复计划,提供康复护理综合服务,有针对性地满足老年人的需求。

澳大利亚于 1940 年步入老龄社会,但早在 1910 年就已开始实行社会保障制度。至今,澳大利亚已经拥有比较完善的养老体系和老龄产业。一旦老年人有养老服务需求时,老年服务评估小组(aged care assessment team,ACAT)会上门对老年人进行评估。一般情况下,老年服务评估小组由老年病专家、注册护士、社会工作者、理疗医师、职业理疗师、心理学家等组成,对老年人及其环境进行全方位的评估,包括老年人、照顾者和家人,以及老年人的医疗状况、身体状况、认知/行为能力、社会因素、物理环境因素和个人选择等方面。除此之外,澳大利亚还采用老年照护资金测算工具(aged care funding instrument,ACFI),主要目的是配置养老服务资源和发放养老服务补贴。在完成养老机构中所有老年人评估程序后,通过测量老年人长期招呼环境下的平均护理费用,ACFI 将提供足够准确的数额来确定相关的全面护理需求和随之而来的资金需求。

从 20 世纪 70 年代至今,瑞典已形成了完善的老年社会保障制度。在瑞典丰富的老年社会福利资源背景下,养老服务评估制度的建立,确保了资源分配的公公正与相对合理。1982 年颁发的《社会服务法》,为养老服务评估提供了法律依据,保证了评估工作的可靠性与稳定性,确保照料服务体系给予持续支持,促使相关工作不断完善发展。按照有关法律规定,瑞典在各级政府均依法设有独立的养老服务评估部门,根据《社会服务法》的要求,制订评估工作的具体目标、流程及相应配套的政策规定,遵循公开、公平、公正原则,保障评估工作有序进行。按照规定,由老年人本人提出评估申请,评估机构接到评估申请后,会派出评估员开展评估工作。评估项目内容包括:本人健康状况;日常生活能力,如穿衣、吃饭、洗澡、清洁、睡觉、外出等;社会交往情况,如有无老伴、是否独居、与周边关系等。上门评估工作结束后,评估员会将评估对象的基本情况、评估表格、评估员初步判断等书面材料上报待批。评估对象的服务项目;对评估未通过审批的,将评估结果告诉申请人。政府有关部门也会根据评估结果,明确老年人每天的服务时间与服务类别,如机构照料、居家照料、短时居住等。机构养老由老年人自己选择养老机构,居家照料由政府根据老年人的具体情况、如区域、服务项目等,帮其选择合适的家居服务组织。对一些较复杂的个案,评估机构内会组织相关人员进行讨论,对一些老年人提出要去区域外接受服务或外区老年人要到本区接受服务的,则需逐级上报上一级主管部门予以审批。

西班牙则使用 ICF 和 WHO 研发的失能老年人评估表(The world health organization disability assessment schedule 2.0,WHODAS-2)筛查入住机构的老年人,划分等级并给予个性化分级护理。结果显示,WHODAS-2 可以更多维度、宽领域地评估老年人的能力,其应用价值优于 ADL,并可为老年人提供综合、匹配的服务。而 ICF 是一个从健康和健康相关状况的整体观视角出发,将健康状况中的疾病、功能及残疾等结合在一起考虑的多层面、跨学科的"生物—心理—社会"理论框架和综合模式,该量表共包含 6 个维度,1 424 个条目,除可以用作统计、社会政策及效果评定工具外,更适合作为研究工具测量健康状态,可与不同测量工具项目相融合,是优秀的评估工具研发框架,并已被意大利、澳大利亚、葡萄牙等国家广泛应用于机构护理、家庭护理、老年人保健、特殊教育、失能人支持等领域。

随着我国人口老龄化的到来,老年人对日常生活照料、医疗护理、精神慰藉等服务的需求越来越迫切,如何让应对快速增长的养老服务需求成为我国必须解决的难题之一。"十三五"规划中强调开展应对人口老龄化行动,加强顶层设计,构建以养老服务、社保体系、健康保障、社会参与等为支撑的人口老龄化应对体系,统筹规划建设公益性养老服务设施,支持面向失能老年人的老年养护院,社区日间照料中心等设施建立。最近国务院发布的《"十四五"国家老龄事业发展和养老服务体系规划》,围绕推动老龄事业和产业协同发展、推动养老服务体系高质量发展,明确了"十四五"时期的总体要求、主要目标和工作任务。因此,对养老服务业老年人服务需求评估势在必行。

三、长期护理险政策研究相关知识

所谓长期护理险(被称为社保"第六险"),主要是为被保险人在丧失日常生活能力、年老患病或身故时,侧重于提供护理保障和经济补偿的制度安排。2016 年,长期护理险开始试点,以长期处于失能状态的参保人群为保障对象,重点解决重度失能人员基本生活照料和医疗护理所需费用。2020 年 9 月,经国务院同意,国家医疗保障局会同财政部印发《关于扩大长期护理保险制度试点的指导意见》,将长期护理保险试点城市增至 49 个。2020 年 11 月 8 日,深圳市人大常委会发布《深圳经济特区养老服务条例》,明确长期护理保险将于 2021 年 3 月 1 日起实施。

(一)定义

长期护理保险是指对个体由于年老、疾病或伤残导致生活不能自理,需要在家中或疗养院治病医疗由专人陪护所产生的费用进行支付的保险。长期护理保险属于健康保险范畴,标的物为个体的身体健康状况。通常护理期限较长,可能为半年、一年、几年甚至十几年,护理的意义在于尽可能长的维持个体身体功能而不是以治愈为主要目的,长期护理保险可以作为对护理费用的经济补偿。长期护理险保障主要是支付老年人的日常照顾费用,或者由于疾病或伤残引起的日常照顾费用。一般分为家庭照料和机构照料。与医疗险的区别在于医疗险主要保障医疗治疗所需要的费用,而长期护理险主要用于保障一般生活照料所支付的费用,一般不包含医疗介入。

(二)提出背景

长期护理保险大约 20 年前在美国开始,德国和法国的长期护理保险发展势头一直很好,在美国长期护理保险日益成为广大家庭最受欢迎的险种,已占美国人寿保险市场 30% 的份额。

2022 年 9 月 20 号国家卫生健康委员会召开新闻发布会:截至 2021 年底,全国 60 岁及以上老年人口达 2.67 亿,占总人口的 18.9%;65 岁及以上老年人口达 2 亿以上,占总人口的14.2%。我国人口老龄化进入了一个新的阶段,独生子女的赡养负担加重,年轻人工作繁忙使得照顾老年人的时间减少,长期护理保险很有市场前景。

(三)发展历程

2016 年 6 月,人力资源和社会保障部印发《人力资源社会保障部办公厅关于开展长期护理保险制度试点的指导意见》,提出开展长期护理保险制度试点工作的原则性要求,明确河北省承德市、吉林省长春市、黑龙江省齐齐哈尔市等 15 个城市作为试点城市,标志着国家层面推进全民护理保险制度建设与发展的启动。截至 2019 年 6 月底,青岛等 15 个首批试点城市和吉林、山东两个重点联系省的参保人数达 8 854 万人,42.6 万人享受待遇。2020 年5 月,国家医疗保障局发布的《关于扩大长期护理保险制度试点的指导意见》(征求意见稿)提出扩大试点范围,拟在原来 15 个试点城市的基础上,按照每省 1 个试点城市的原则,将试点范围扩充为 29 个城市,试点期限两年。9 月,经国务院同意,国家医疗保障局会同财政部印发《关于扩大长期护理保险制度试点的指导意见》,将长期护理保险试点城市增至 49 个。

(四) 给付条件标准编辑

1. 日常活动能力失败　包括:起床和睡觉,或起居活动、穿衣和脱衣等。

2. 医学上的必要性与住院治疗　保险公司要求被保险人住进护理院时与住进医院一样,要有医学上的必要性。

3. 认知能力障碍　通常,如果被保险人被诊断为在某方面有认知能力障碍,就认为需要长期护理。

(五) 保险责任编辑

各保险公司不一样,一般有以下内容:

1. 长期护理保险金　由意外伤害等原因造成被保险人丧失生活能力。

2. 癌症保险金　保险责任范围内的初次发生特定的癌症。

3. 身故保险金　被保险人死亡可获得。

4. 老年护理保险金　被保险人 60 岁后按规定领取。

5. 老年疾病保险金　初次发生合同约定的疾病。

四、公共政策研究相关知识

在我国健康中国背景下"医养结合型养老机构"作为提供医疗与养老服务的新模式,备受专家学者关注。为了推动医养结合型养老机构建设,2013 年国务院发布了《关于加快发展养老服务业的若干意见》《关于促进健康服务业发展的若干意见》,强调加强医养结合型养老机构的建设,支持社会力量举办养老机构,促进养老服务持续健康发展。《"十三五"国家老龄事业发展和养老体系建设规划》《"十三五"健康老龄化规划》《"十四五"国家老龄事业发展和养老服务体系规划》等提出继续推进医养结合,支持养老机构开展医疗康复服务,加强养老服务专业人员队伍建设,提高队伍专业化、职业化水平。医养结合型养老机构能够顺应人口老龄化趋势,实现医疗、康复、护理等服务资源的整合与共享,是解决养老服务需求不断增加的合理选择。目前,我国医养结合型养老机构服务模式可以概括为三种:一是在养老机构中开设医疗机构,设置综合科、康复科等基础科室并配备专业医疗康复护理人员,提供综合的养老服务,即养中设医的整合照料模式;二是在医疗机构中成立老年科或转型为专门的老年病医院,提供托老、康复、长期护理等服务,即医中设养的整合照料模式;三是养老机构与医疗机构开展合作,养老功能与医疗功能互为补充,共同实现医养结合,即医养合作联合运行模式。

(一) 老年人能力评估的标准化

在国外的养老机构康复服务中,康复需求评估是康复服务的前提,而我国尚没有信效度较高、能够准确反映老年人康复需求的评估工具,研发科学、合理的康复需求标准化评估工具,促进能力评估全国化的普及,扩大基于老年人能力评估的养老机构,以满足老年人康复需求。是未来我国能力康复研究的主要关注点和重要研究方向。

（二）老年人能力评估的信息化发展

随着信息技术的发展,老年人能力评估系统软件,逐渐取代了纸质问卷的形式的得到广泛应用,基于 UML 的老年人能力评估系统开发为老年人能力评估信息化发展提供了方向。

为了更好地满足失能及半失能老年人的康复需求,"智慧养老"服务平台在越来越多的地区逐渐推广。社区智慧养老服务平台是一座桥梁,沟通养老服务提供者与老年人,服务与需求高效无缝对接。老人及其家庭通过社区网上便民服务平台的养老服务内容可以自测,给自身一个评估,对自己的需求,有一个大概的了解,明确自己的养老等级,需要的服务内容,服务的价格。除免费服务外,每一个服务内容,根据服务的工时和护理的强度量化指标,明确价格,便于老人知晓。老年人把自己的需求提交到社区养老服务平台,平台汇总分析,把老人需求的服务种类数量等情况反馈发给养老机构,社工组织,志愿者;根据老年人的现实需求,做好服务的开发,服务的提升和服务的供给工作。

在信息技术发展日新月异的今天,国家陆续出台了"互联网+健康养老"等一系列关键政策。信息化作为养老服务创新发展的重要支撑,合理应用与时俱进的信息化技术手段,整合科技创新资源,建立智能、长效的老年人能力评估机制是实现养老服务评估科学化、专业化进程中至关重要的战略部署之一。

建立老年人能力评估软件的系统架构,老年人能力评估软件以云计算平台的形式,向各养老服务机构、第三方社会组织、专业评估机构提供老年人能力评估服务。这不仅有效减少运营和维护成本投入,而且支持多方同时在线查看。便于整合多方资源后,进行科学、准确的统计分析工作,为政府部门、养老服务机构今后的决策工作提供支持。

（三）老年人能力评估结果的再利用

老年人能力评估数据是了解老年人服务需求的重要途径之一,也是关键的第一步。如何利用先进的数据分析方法去挖掘它的价值,促使它为助力优化养老资源配置,激发养老市场活力,完善养老政策作出贡献。

利用老年人能力评估中所得到的信息,明确地域特征与所在地老年人的需求特征之间的关系,比如某城市北部地区重度受损老年人较多,但所在辐射范围却只有一家接收可自理老年人的养老服务机构。明确供给不足后,根据老年人能力评估的各项一级指标的结果将重度受损老年人的需求细化分类。

政府可借助准确的评估数据量化各类具体需求,更科学地编制养老服务设施的建设,增加建设不同档次、满足不同层次养老需求的养老服务设施。而且,各类养老企业也以此为风向标,明确自己的客户目标群,结合自身的业务发掘潜在商机,有针对性地发展业务,领先对手占领市场。

（周　强）

推荐阅读

1. 田兰宁.老年人能力评估基础操作指南[M].北京:中国社会出版社,2016.

2. 宋岳涛.老年综合评估(2版)[M].北京:中国和协医科大学出版社,2016.

3. 河北省人力资源和社会保障厅,河北省卫生健康委员会.老年人能力评估师行业企业评价规范[S].2020.

4. 本刊编辑部.国务院:"立柱架梁"力推老龄事业和养老服务体系高质量发展——聚焦国务院发布《"十四五"国家老龄事业发展和养老服务体系规划》.社会福利,2022,598(02):6-9.

第二十一章

评估质量监控与管理

学习目标

认识与记忆：

1. 掌握质量管理体系设计相关知识。

2. 掌握质量管理基本知识。

3. 掌握质量评价相关知识。

4. 掌握评估质量管控相关知识。

5. 掌握意外事件应急预案制订原则和要求。

6. 掌握疾病应急处置相关知识和注意事项。

7. 掌握矛盾冲突处理相关知识。

理解与运用：

1. 依据国家、行业和地方标准制订评估机构和老年照护机构的老年人能力评估质量管理体系和管理计划。

2. 组织实施质量管理计划。

3. 分析、评价评估机构、照护机构及其评估人员的评估服务质量，提出整改意见。

4. 对老年人能力评估"特殊事项"和"易混淆"及"逻辑矫正"等易错项目进行复核，进行纠偏校正。

5. 制订评估过程意外事件应急预案和处置方案。

6. 应急处置评估过程中老年人突发疾病、跌倒、噎食等意外事件。

7. 应急处置评估过程中意外冲突事件。

第一节 质量管理

一、质量管理体系设计相关知识

（一）质量管理体系设计定义

质量管理体系（quality management system，QMS）是指在质量方面指挥和控制组织的管理体系。质量管理体系是组织内部建立的、为实现质量目标所必需的、系统的质量管理模式，是组织的一项战略决策。它将资源与过程结合，以过程管理方法进行的系统管理，根据企业特点选用若干体系要素加以组合,一般包括管理活动、资源提供、产品实现以及测量、分析与改进活动相关的过程组成。

(二)老年人能力评估质量管理体系设计

老年人能力评估工作由市民政局、国家卫生健康委员会委托有关机构建立评估质量督导体系,设立市、县(市、区)评估质量督导中心,对社会单位开展老年人能力评估情况进行监督和管理。县(市、区)评估质量督导中心按评估量的5%对社会评估机构评估结果进行抽查,可采取调阅评估过程资料、评估报告、上门查验等方式;发现存在评估质量问题的,抽查比例可扩大到总量的20%。对存在争议的评估结果组织相关专业人员对复核申请另行组织评估,并对申请人出具复核结果。市评估质量督导中心指导各区评估质量督导中心开展对评估结果的抽查和审核,汇总对各评估单位的抽查结果,对评估质量存在严重问题的机构提出处理建议,并指导区评估质量督导中心督促评估单位进行整改。对经区评估质量督导中心复核后再次向市评估质量督导中心申请复核的,组织专业人员进行评估,并出具最终评估结果。

二、质量管理基本知识

(一)质量管理定义

质量管理是指确定质量方针、目标和职责,并通过质量体系中的质量策划、控制、保证和改进来使其实现的全部活动。国际标准和国家标准的定义:质量管理是"在质量方面指挥和控制组织的协调的活动"。

(二)老年人能力评估质量管理

1. 实施老年人能力评估工作质量管理,制订管理计划,是评估工作顺利有效开展的重要前提:对管理模式进行优化,全面评估医疗及养老机构能力评估管理现状,有效解决和完善能力评估工作中存在的问题及薄弱环节,制定科学的评估管理制度,促使评估人员按照优化的流程方式对患者进行有效评估,提升评估人员的责任感,指导医疗及养老机构分配护理资源,同时指导老年人能力康复。

2. 加强能力评估风险管理 在评估工作中,规范操作,熟练掌握各种突发意外的应急处理流程,并定期进行应急演练,保障评估人员能熟练的处理评估过程中可能出现的各种风险意外问题。保障老年人的安全。

3. 加强对评估人员的培训 定期组织评估人员参加操作技巧及职业素养教育培训,并对培训结果进行评估,组织量化考核。

4. 要求评估人员按照规范化操作方式加强对患者的有效评估 充分掌握老年人的一般资料和既往病史,根据实际需求客观公正的进行评估,评估过程进行全程监督,评估结果需经认证后方可生效。

5. 关注老年人身心健康 在评估过程加强对患者心理的疏导,给予患者人文关怀,消除患者的负性情绪,鼓励患者积极配合评估,提升评估效率,保证评估结果的真实性。

三、质量评价相关知识

(一)质量评价定义

质量评价是提高服务质量的基础。建立完善的质量评价制度,可以预测宏观质量水平发展的趋势,提高企业的市场竞争力,预防威胁人类健康、安全和生存环境的潜在危险,使人们可以在相互交换产品、服务和资源的市场经济中充分合理地进行选择。

（二）质量评价应遵循的原则

1. 权益优先,平等自愿　坚持老年人权益优先,把推进养老服务评估工作与保障老年人合法权益、更好地享受社会服务和社会优待结合起来。坚持平等自愿,尊重受评估老年人意愿,切实加强隐私保护。

2. 政府指导,社会参与　充分发挥政府在推动养老服务评估工作中的主导作用,进一步明确部门职责、理顺关系,建立完善资金人才保障机制。充分发挥和依托专业机构、养老机构、第三方社会组织的技术优势,强化社会监督,提升评估工作的社会参与度和公信力。

3. 客观公正,科学规范　以评估标准为工具,逐步统一工作规程和操作要求,保证结果真实准确。逐步扩大持续评估项目范围,努力提升评估质量。坚持中立公正立场,客观真实地反映老年人能力水平和服务需求。

4. 试点推进,统筹兼顾　试点先行,不断完善工作步骤和推进方案,建立符合本地区养老服务发展特点和水平的评估制度,并逐步扩大试点范围。要把推进养老服务评估工作与做好居家社区养老服务、机构养老等工作紧密结合,建立衔接紧密、信息互联共享的合作机制。

培训根据《老年人能力评估基础操作指南》行业标准进行深入剖析。并结合中华人民共和国民政行业标准《老年人能力评估》（MZ/T 039—2013）制定培养方案。确定开展评估地区范围,做好组织准备工作,落实评估机构和人员队伍。根据进展情况逐步扩大覆盖范围。力争建立起科学合理、运转高效的长效评估机制,基本实现养老服务评估科学化、常态化和专业化。

四、评估质量管控相关知识

在老年人能力评估工作中常见问题:

1. 人员类别　①城镇"三无"人员;②农村"五保"人员;③低保老年人;④低保边缘老年人;⑤经济困难老年人;⑥70 岁及以上的计划生育特别扶助老年人;⑦百岁老年人。存在问题:填写时发现以上 7 个选项难确定,低保边缘老年人和经济困难老年人的标准不明确,计划生育特别扶助老年人的界限不清晰。需要对这些类别的人员进行具体说明。

2. 收入来源　①机关事业单位离休金;②机关事业单位退休金;③养老金;④"三无"下放人员补贴;⑤三线老军工补贴;⑥城乡居民养老保险;⑦供养人员补贴;⑧低保金;⑨拆迁补助（元/月）;⑩失地农民补贴;⑪其他。存在问题:这些选项太多,很容易遗漏一些选项;在拆迁补助后加了"（元/月）"不妥。

3. 心理状况　①正常;②偶尔有孤独感;③经常觉得很孤独。存在问题:难确定,评估结果分歧较大。孤独为一种心理表现,孤独感产生后可出现情绪低落、忧郁、焦虑、失眠等不健康状态。评估方法可以通过交谈直接得到老年人的答复,也可以通过观察老年人的行为来确定,如老年人缺少他人的探访或虽有定期探访,老年人仍经常表达希望获得更多社会交流的状态。本条目在能够正常交流的老年人中会得到比较准确的结果,但对老年痴呆、意识淡漠或失语的老年人进行评估较为困难,有的老年人甚至没有是否孤独的表现。

4. 社会活动情况　①经常;②偶尔;③从不。存在问题:理解偏差,选项难定。老年人参与的社会活动一般包括参加感兴趣的社交活动、探访亲朋好友、采用其他方式与亲朋好友保持联系等。这个条目的填写中4位评估员的理解差异比较大。一方面对经常、偶尔、从不3个层级的认识不一致。另一方面,有些评估者对社会活动的认识有偏差,认为社会活动类型只包括文艺类、健身类、宗教类等文体活动,诸如走亲访友、棋牌活动、网络交流等就不认为是参加社会性活动了,这应该是对社会活动的一种误解。故建议对参加活动频次加以具体化,如经常是指每周3天以上,偶尔是每周1~2天,而从不是指没有参加。同时,引导评估员对社会活动的形式有正确认识。

5. 失能程度参数评估中的认知能力和情绪行为模块　认知能力模块包括近期记忆、程序记忆、定向记忆、判断记忆4个方面;情绪行为模块包括情绪、行为、沟通3个方面。这部分内容的评估是评估员最难下定论的条目。

第二节　应急管理

应急管理是指公共机构或部门在突发事件的事前预防、事发应对、事中处置和善后恢复过程中,通过建立必要的应对机制,采取一系列必要措施,应用科学、技术、规划与管理等手段,保障公众生命、健康和财产安全;促进社会和谐健康发展的有关活动。

一、意外事件应急预案制订原则和要求

当评估过程发生意外事件时,要做到及时发现、及时报告、及时处理,最大限度保障老年人安全。

(一) 主要处置原则

(1)在评估过程突发意外事件后,应立即启动安全应急预案。

(2)当老年人身体受到意外伤害时,应及时送受伤害者到医院诊治,稳定老年人情绪,并通知其家属。

(3)评估机构要及时成立事件调查小组,确定专人组织调查,保留第一手资料(原始记录),保护现场或保留物样,不擅自为事故定性,并写出事故报告。

(4)评估机构工作人员必须坚守各自岗位,未经允许,不得擅自发布误导信息,共同做好维护稳定工作。

(5)评估机构应认真分析事故发生的原因、责任以及所产生的后果,进行必要的整改,避免类似事件的再次发生。

(6)对缓报、瞒报、延误有效抢救时间的将予以纪律处分,造成严重后果的将移交司法机关追究其刑事责任。

(二) 常见问题应急预案

1. 火灾事故应急预案

(1)立即向119消防指挥中心报警,并报所在乡镇政府、街道办事处及区民政局。

(2)迅速切断有关电源。

(3)迅速疏散人员,撤离到安全区域。

(4)积极配合消防人员灭火。

(5)在进行灭火的同时,应采取有效的隔离措施,防止火势蔓延。火灾事故中的"四懂、

三会"。

四懂:

1)懂得消防法律法规,消防安全制度及安全操作规范。

2)懂得本单位、本岗位的危险性和防火措施。

3)懂得消防设施器材的性能和使用方法。

4)懂得疏散及自救逃生的知识技能。

三会:

1)会报警。

2)会使用灭火器材。

3)会组织人员逃生。

灭火器使用方法:"拔销子、握管子、压把子、左右喷。"

2. 触电事故应急预案

(1)发现有人触电应马上赶到现场并切断电源。

(2)在未切断电源之前,切不可用人体接触伤者,应用绝缘的物体挑开线头。

(3)立即进行人工急救,并通知医务人员马上进行抢救或送医院急救。

(4)查明事故原因并记录。

3. 外来暴力侵害应急预案

(1)养老机构要加强门卫值班制度,严禁陌生人员入内,人员进出必须进行登记,未经允许不得入内。

(2)如有未经允许强行闯入者,应及时联系公安人员将闯入者驱逐出住处。

(3)发现不良分子袭击、行凶等暴力侵害时,应及时报警110、120请求援助,并积极组织老人、职工到相对安全的地方躲避。

(4)对受伤在院老人、职工及时进行救治。

4. 老人意外事故应急预案

(1)最快时间赶到突发意外老人所在现场,判断老年人的实时状态,做第一时间的救护和保护,避免老年人受到二次伤害。

(2)立即通知医务人员赶赴现场,视情况紧急处理。

(3)尽快通知老年人家属。

(4)若情况危急速打急救电话120。

(5)及时对此事件进行分析,如有养老机构自身原因,应立即进行整改,避免造成类似事件的再次发生。

二、疾病应急处置相关知识和注意事项

(一)糖尿病患者意外表现及处理方法

1. 低血糖 如果正常人的血糖低于2.8mmol/L,或糖尿病患者在治疗期间的空腹血糖、随机血糖<3.9mmol/L,就要考虑患者存在低血糖,低血糖的表现:心慌、手抖、出汗、浑身乏力等交感神经兴奋等。血糖过低会影响大脑,导致中枢神经系统异常,患者甚至会出现昏迷、惊厥、抽搐等症状。

处理方案:对于轻度低血糖,口服糖水或者糖果,含糖的饮料、饼干都可以迅速改善。当

发生重度低血糖或者怀疑低血糖昏迷,这种患者要迅速查血糖,当确认是低血糖导致的昏迷时立即拨打 120 急救电话。低血糖的紧急治疗原则:可以通过静脉推注 50% 的葡萄糖 60~100ml,再继续使用 5%~10% 的葡萄糖静脉点滴来维持血糖。对于特别严重的低血糖患者,还可以使用激素治疗,例如使用氢化可的松或者是胰高血糖素,0.5~1mg 的肌肉注射,可改善低血糖的症状。

2. 糖尿病酮症酸中毒　糖尿病酮症酸中毒(DKA)指糖尿病患者在各种诱因的作用下,胰岛素明显不足,升糖激素不适当升高,造成的高血糖、高血酮、酮尿、脱水、电解质紊乱、代谢性酸中毒等病理改变的症候群,是老年糖尿病患者常见的因血糖过高导致的意外情况。主要临床表现:DKA 代偿期,患者表现为原有糖尿病症状,如多尿、口渴等症状加重,明显乏力,体重减轻;随 DKA 病情进展,逐渐出现食欲减退、恶心、呕吐,乃至不能进食进水,同时出现 Kussmaul 呼吸,呼吸频率增快,呼吸深大。重度 DKA,部分患者呼吸中可有类似烂苹果味的酮臭味。中、重度 DKA 患者会出现脱水、意识障碍甚至发生休克。

处理方案:怀疑发生糖尿病酮症酸中毒应立即拨打 120 急救电话,其治疗原则包括去除诱发因素(如感染等)、药物治疗、补液治疗补钾等。

(1)胰岛素治疗:胰岛素是治疗糖尿病酮症酸中毒的关键,合理的补充胰岛素可以促进机体利用葡萄糖,减少脂肪的分解,从根源上减少酸性酮体的产生,改善症状。通常采用短效胰岛素持续静脉滴注的方式进行治疗,胰岛素的使用需要维持到血酮<0.3mmol/L 或尿酮稳定阴性时,再恢复到平时的皮下注射治疗。

(2)补钾治疗:经胰岛素和补液治疗后可能出现低钾血症。在开始胰岛素和补液治疗后若患者血钾<5.5mmol/L 即可进行静脉补钾,从而避免低钾血症的发生。定时检测血钾,决定补钾量和速度。

(3)补碱治疗:当血 pH 低至 6.9~7.0 时,可使用碳酸氢钠来纠正酸中毒。需注意的是补碱不可过多过快。

(4)补充磷酸盐:血磷过低(<0.3mmol/L),但血钙正常,可以补充血磷,注意监测血钙,避免发生低血钙。

(5)葡萄糖补充治疗:当血糖降低到一定程度(<13.9mmol/L)且血尿酮体仍然增高时,可适当同时补充 5% 葡萄糖液和胰岛素以快速降低酮体的产生。如果患者已非常可能发生酮症或酮症酸中毒,但一时来不及就诊,则应立即采用一些简易的方法处理,如给患者多饮水,包括饮淡盐水(1 000ml 水加 9g 食盐),每 2~3 小时深部肌内注射短效胰岛素 10~20 单位等,并设法及时送至医院处理。

(二)心脏病意外表现及处理方案

心脏病意外的临床症状早期以疼痛为主,常为突然发作,胸口压榨样疼痛,口服硝酸甘油无效。也可表现为全身症状、胃肠道症状、心律失常、低血压和休克、心力衰竭。心脏浊音可正常也可增大,心尖区还可以闻及心脏杂音,含化硝酸甘油不缓解。

处理方案:怀疑心肌梗死时需紧急处理,首先应该立刻停止所有体力活动包括上厕所,立即呼叫 120 急救车。对老人进行心理安慰使老人保持镇定,防止情绪激动。在医生的指导下使用速效救心丸、阿司匹林、硝酸甘油等抢救药物,紧急情况下,可以立即口服速效救心丸 10~15 粒,或嚼服 300mg 的阿司匹林片,或者硝酸甘油片嚼碎后舌下含服,有条件也可迅速吸氧。当判断老人发生呼吸心跳骤停后,立即进行心肺复苏。

心肺复苏的具体步骤：

1. 首先观察周围环境,迅速用各种方法刺激患者,确定是否意识丧失,心跳、呼吸停止。传统判断法:一看、二听、三感觉。看:胸部或腹部有无起伏;听:口、鼻有无呼吸声音;感觉:口鼻有无气流溢出。现在多用一喊二拍快速判断法。

2. 判断是否有颈动脉搏动　用右手的中指和示指从气管正中环状软骨划向近侧颈动脉搏动处,告之无搏动(数 1001,1002,1003,1004,1005……判断五秒以上 10 秒以下)。

3. 胸外按压　将患者安置在平硬的地面上或在背后垫上一块硬板,解开衣扣及腰带。抢救者左手掌根放在患者的胸骨中下 1/3 处,右手掌叠放在左手背上。手指抬起不触及胸壁,肘关节伸直,借助身体重力垂直下压胸壁使胸骨下陷 5~6cm,然后立即放松。放松时掌根不离开按压部位,(按压要平稳、有规则,不能冲击猛压)频率为每分钟 100~120 次。

4. 开放气道　用纱布或手帕清除患者口鼻分泌物及异物。一只手置于患者前额轻压患者头部使后仰,另一手的示指和中指指尖置于患者下颌骨下方,提起下颌开放气道,使下颌和耳垂连线与地面垂直。

5. 人工呼吸　一般多采用口对口呼吸,一手捏住患者鼻孔两侧,另一手托起患者下颌,平静吸气后,用口对准患者的口且把患者的嘴完全包住,深而快地向患者口内吹气,时间持续 1s 以上。吹气停止后放松鼻孔,让患者从鼻孔出气。这是心肺复苏的步骤。依此反复进行,每次吹气量约 500~600ml,同时要注意观察患者的胸部,操作正确应能看到胸部有起伏,并感到有气流逸出。

在实施胸外心脏按压的同时交替进行人工呼吸　心脏按压与人工呼吸的比例:按国际急救新标准,无论单人或双人抢救均为 30∶2,即先按压 30 下,再口对口吹 2 口气,再按压 30 下,以此类推。

(三) 脑卒中的表现及意外处理方案

脑卒中的最常见症状为一侧脸部、手臂或腿部突然感到无力,猝然昏扑、不省人事,其他症状包括,突然出现一侧脸部、手臂或腿麻木或突然发生口眼歪斜、半身不遂;神志迷茫、说话或理解困难;单眼或双眼视物困难;行路困难、眩晕、失去平衡或协调能力;无原因的严重头痛;昏厥等。

1. 脑卒中预兆　早期识别脑卒中的先兆症状从而做到早发现、早治疗对改善患者预后,降低死亡率尤为重要。脑卒中常见的预兆症状有以下几点:

(1)头晕,特别是突然感到眩晕。

(2)肢体麻木,突然感到一侧面部或手脚麻木,有的为舌麻、唇麻。

(3)暂时性吐字不清或讲话不灵。

(4)肢体无力或活动不灵。

(5)与平时不同的头痛。

(6)不明原因突然跌倒或晕倒。

(7)短暂意识丧失或个性和智力的突然变化。

(8)全身明显乏力,肢体软弱无力。

(9)恶心呕吐或血压波动。

(10)整天昏昏欲睡,处于嗜睡状态。

(11)一侧或某一侧肢体不自主地抽动。

（12）双眼突感一时看不清眼前出现的事物。

2. 处理方案　如果出现上述脑卒中临床表现，首先保持冷静，同时安慰患者避免其过度紧张，不要摇晃其身体，也不可将患者扶起。应2~3人同时将患者抬起，一人托住患者的头与肩，保持头部不受到震动，一人托住患者的背部或臀部，另一人托住患者臀部或腿部，同时将患者抬起，轻轻放在床上或环境安全的地方，头部略抬高，稍向后倾，并偏向一侧。采取上述措施后，应立即拨打"120"，在等待救护车过程中保证老人的安全。①保持呼吸道通畅，解开患者衣领，如有义齿应设法取出，为防止舌后坠，用纱布或手帕把手指垫好，将患者舌头向前下方拉出口腔，以保持气道通畅；如痰液阻塞喉腔可用塑料管吸出，或口对口将痰液吸出。若患者呕吐，及时清除口内呕吐物，防止窒息或呕吐物吸入气管；②保暖，注意室内温度，要适当给患者保暖，通风不宜直吹患者；③湿敷头部，可用湿毛巾敷于患者头部，可减轻头痛和脑损伤；④防舌咬伤，若患者抽搐，可用筷子裹上纱布或棉花垫在上下牙之间，防止咬伤舌头。

（四）发生噎食、误吸的应急预案

由于生理功能的退化或某些疾病因素，老人在进食、饮水时经常会发生噎食、误吸等意外事故。评估过程尽量避免在刷牙、漱口、进食、饮水时进行。一旦发生意外，评估人员应沉着应对，利用自己掌握的救助办法，科学快速的抢救老人。

1. 拍背法（咽喉部急救法）　食物阻塞在了咽喉的位置，导致呼吸困难。遇到这类情况，应先轻拍老人的背部肩胛区脊柱，同时让老人的头部保持在胸部水平或低于胸部水平，充分利用重力的作用使异物排出，必要时可以应用呕吐反射，促使食物排出体外。

2. 立位腹部冲击法　食物阻塞食道，老人处于清醒状态，可以通过立位腹部冲击法来急救。双手环绕老人腰间，左手握拳并用拇指突起部顶住腹部正中线脐上部分，另一手手掌压在拳头上，连续快速向内向上推压6~10次，查看口腔有无异物排出，若有异物用手指抠出。

3. 卧式腹部冲击法　噎食的情况较重而昏迷，或者抢救者身材过于矮小，难以环腰立的老人取仰卧位，抢救者骑跨其双腿上，右手掌根压在老人腹脐上2cm，左手压在右手上，两手分指扣紧，两臂伸直，用力向上、向内冲击压迫6~10次，然后查看口腔，如有异物排出，可用手指抠出。

此外，在对老人进行抢救时，应沉着冷静，避免慌乱，同时应注意安慰老人，避免其过度紧张。此外，操作时动作力度适度，以免造成肋骨骨折或内脏损伤。

三、矛盾冲突处理相关知识

近年来医疗纠纷呈逐年上升趋势，医患矛盾日趋激烈，严重影响了医疗机构在人民群众中的形象。不断加剧的医患纠纷既困扰着医疗的发展，又影响着社会的和谐和稳定。医疗纠纷、医患矛盾的解决方法恰当合理显得尤为重要。

老年人能力评估的矛盾冲突大部分都是因为服务而引发的，为此，必须通过两种方法加以解决，一要加强评估人员的职业道德教育，二要建章立制来规范和约束评估人员的服务行为，以控制因服务不周而导致的纠纷。职业道德教育是转变评估人员服务理念，增强服务意识的有效方法。开展评估机构文化建设活动，岗位明星评比活动，以及社会主义荣辱观教育活动等，能极大地调动广大评估人员的积极性，使老年人的满意度不断提高。

处理评估过程中的纠纷要认真、冷静、坚持原则。应本着认真负责的精神,实事求是的态度,及时查明真相,分清责任。对有争议的专业问题,可申请专家咨询,并充分利用各种法律法规文件,形成比较缜密严谨的书面意见。对于评估人员过失导致的冲突问题,不袒护、不遮掩,责令当事人给患方道歉,取得其谅解,并采取及时的补救措施;对情节严重、导致一定的不良后果者,视情况给患方一定的经济补偿,并按规定对责任人进行处罚,甚至追究法律责任。如属患方医疗知识缺乏而引发的纠纷,工作人员可把机构调查情况及专家的有关意见书面送达患方,并积极与患方沟通,耐心地向患方宣传相关的医学知识,争取患方的理解。另外,对医疗纠纷处理的结果最好进行公证,以增加法律效力。当多次接待双方仍不能达成一致协议时,当患方坚持索要高额赔偿时,当患方一直无理取闹干扰正常工作时,一定要坚持原则,对其不合理要求予以坚决回绝,不能让其抱有任何希望。必要时可通过法律途径解决。对此,评估机构应准备好各种证据及相关材料,做好与代理律师的沟通工作,并积极配合司法机关的调查取证工作,做好应诉准备。

(付　钊)

推 荐 阅 读

1. 田兰宁.老年人能力评估基础操作指南.北京:中国社会出版社,2016.

2. 宋岳涛.老年综合评估.2 版.北京:中国和协医科大学出版社,2016.

3. 河北省人力资源和社会保障厅,河北省卫生健康委员会.老年人能力评估师行业企业评价规范.2020.

索 引